呼吸器疾患
−最新の薬物療法−
2

感染症
免疫アレルギー
びまん性肺疾患ほか

編集:川名 明彦　江口 研二
編集協力:副島 研造　関 順彦

執筆者一覧

編集
川名明彦　防衛医科大学校感染症・呼吸器内科
江口研二　帝京大学医学部難治疾患支援学講座

編集協力
副島研造　慶應義塾大学病院臨床研究推進センター
関　順彦　帝京大学医学部内科学講座腫瘍内科

執筆者（執筆順）
石田　直　大原記念倉敷中央医療機構倉敷中央病院呼吸器内科
三橋善哉　東北大学大学院医学系研究科内科病態学講座呼吸器内科学分野
渡辺　彰　東北大学加齢医学研究所抗感染症薬開発寄附研究部門
舘田一博　東邦大学医学部微生物・感染症学講座
中原義夫　名古屋大学医学部呼吸器内科学
小川賢二　国立病院機構東名古屋病院呼吸器内科
吉山　崇　結核予防会複十字病院呼吸器センター内科
鈴木翔二　慶應義塾大学医学部呼吸器内科
長谷川直樹　慶應義塾大学医学部感染制御センター
田代将人　長崎大学大学院医歯薬学総合研究科臨床感染症学
泉川公一　長崎大学大学院医歯薬学総合研究科臨床感染症学
酒井　純　埼玉医科大学感染症科・感染制御科
樽本憲人　埼玉医科大学感染症科・感染制御科
前﨑繁文　埼玉医科大学感染症科・感染制御科
三木　祐　国立病院機構仙台医療センター呼吸器内科
伊藤嘉規　名古屋大学大学院医学系研究科小児科学
大田　健　国立病院機構東京病院
新実彰男　名古屋市立大学大学院医学研究科呼吸器・免疫アレルギー内科学
相良博典　昭和大学医学部内科学講座呼吸器・アレルギー内科学部門
福永興壱　慶應義塾大学医学部呼吸器内科
田野﨑貴絵　慶應義塾大学医学部呼吸器内科
長瀬洋之　帝京大学医学部内科学講座呼吸器・アレルギー学
浅野浩一郎　東海大学医学部内科学系呼吸器内科学

佐野博幸	近畿大学医学部呼吸器・アレルギー内科
東田有智	近畿大学医学部呼吸器・アレルギー内科
三嶋理晃	大阪府済生会野江病院
佐藤昭寿	東京女子医科大学呼吸器内科
玉置　淳	東京女子医科大学呼吸器内科
桑平一郎	東海大学医学部付属東京病院呼吸器内科
菊池亮太	東京医科大学茨城医療センター内科（呼吸器）
青柴和徹	東京医科大学茨城医療センター内科（呼吸器）
山田充啓	東北大学大学院医学系研究科内科病態学講座呼吸器内科学分野
杉浦久敏	東北大学大学院医学系研究科内科病態学講座呼吸器内科学分野
坂東政司	自治医科大学内科学講座呼吸器内科学部門
谷口博之	公立陶生病院呼吸器・アレルギー疾患内科
片岡健介	公立陶生病院呼吸器・アレルギー疾患内科
小倉高志	神奈川県立循環器呼吸器病センター呼吸器内科
渥美健一郎	日本医科大学大学院医学研究科呼吸器内科学分野
吾妻安良太	日本医科大学大学院医学研究科呼吸器内科学分野
桑名正隆	日本医科大学アレルギー膠原病内科
土屋公威	東京医科歯科大学呼吸器内科
稲瀬直彦	東京医科歯科大学呼吸器内科
坂尾誠一郎	千葉大学大学院医学研究院呼吸器内科
上田　仁	国立循環器病センター心臓血管内科
中西宣文	国立循環器病センター心臓血管内科
田邉信宏	千葉大学大学院医学研究院先端肺高血圧症医療学寄附講座
佐藤　徹	杏林大学病院循環器内科
小川和雅	虎の門病院呼吸器センター内科
岸　一馬	虎の門病院呼吸器センター内科
横山俊樹	公立陶生病院呼吸器・アレルギー疾患内科
近藤康博	公立陶生病院呼吸器・アレルギー疾患内科
関本康人	順天堂大学大学院医学研究科呼吸器内科学
瀬山邦明	順天堂大学大学院医学研究科呼吸器内科学
高田俊範	新潟大学医歯学総合病院魚沼地域医療教育センター

はじめに

　内閣府によれば，わが国の総人口は2015年10月1日現在，1億2,711万人ですが，今後長期の人口減少過程に入り，2050年までに1億人を下回り，2060年には8,674万人になると推計されています。一方，総人口に占める65歳以上の割合（高齢化率）は2015年の27％から増加を続け，2060年には39.9％にもなると推計され，これに関連した国民医療費の増大が懸念されています。その状況下で医療負担に占める呼吸器疾患（肺癌や感染症を含む）の割合は大幅に増加すると考えられ，呼吸器診療の重要性は今後益々増大してゆくといえます。

　呼吸器疾患は，かぜ症候群や肺炎をはじめとする感染症，肺癌などの腫瘍性疾患，気管支喘息やCOPDなどの気道系疾患，特発性肺線維症などの間質性肺疾患，睡眠時無呼吸症候群などの機能的疾患，さまざまな全身疾患の肺病変など，非常に多岐にわたります。これらの多くはいわゆる"common diseases"といえるほど頻度の高い疾患であり，かかりつけ医をはじめとする一般臨床医も診療にかかわることの多い疾患である一方，それぞれの疾患の診療の進歩は著しく，呼吸器専門医でさえすべての領域の治療に精通するのは大変な努力を要するのが現状です。

　わが国の医療費は2015年度の報告によると41.5兆円であり，前年度に比べ約1.5兆円増加，今後も増加が予想されます。呼吸器の領域でも超高額医薬品が登場し，わが国の健康保険システムを維持しつつ適切な医療を提供し続けるためには臨床医も叡智を結集する必要があります。私たちには治療法の進歩を見据えたうえで，適正な薬物療法を選択してゆくことが強く求められています。

　このような状況の中，呼吸器疾患の日常診療に役立つ，現時点での最新の知見を盛り込んだ薬物療法の手引き書がぜひとも必要と考え，企画されたのが本書です。各項目についてはわが国の第一線で活躍する呼吸器専門医の先生方に御執筆いただき，創立102周年目となる克誠堂出版から出版することとなりました。執筆者の方々に感謝するとともに，本書が読者の皆様の呼吸器疾患診療に役立つことを祈念致します。

2017年　初春

編集
川名明彦　江口研二

編集協力
副島研造　関　順彦

目次

I 呼吸器感染症　　1

第1章●抗菌薬――――――――――――――――――――2
1. 市中肺炎における一般的な抗菌薬治療について　石田　直………2
2. 院内肺炎における一般的な抗菌薬治療について　三橋善哉, 渡辺　彰………9
3. 耐性菌感染症に対する抗菌薬開発の現状　舘田一博………15

第2章●抗結核・非結核性抗酸菌薬――――――――――――――22
1. 結核の一般的な治療および潜在性結核感染症治療指針について　中原義夫, 小川賢二………22
2. 多剤耐性結核菌に対する治療について　吉山　崇………30
3. 各種NTMに対する治療，および生物学的製剤を要するRA患者に対する対応を含めて
　　鈴木翔二, 長谷川直樹………36

第3章●抗真菌薬――――――――――――――――――――43
1. 肺真菌症（アスペルギルス，クリプトコックス）に対する治療　田代将人, 泉川公一………43
2. ニューモシスチス肺炎に対する治療　酒井　純, 樽本憲人, 前﨑繁文………50

第4章●抗ウイルス薬（インフルエンザ，サイトメガロウイルスなど）――――54
1. 抗インフルエンザ薬の種類と使い分け　三木　祐………54
2. サイトメガロウイルスその他の呼吸器ウイルスに対する治療　伊藤嘉規………61

II 気管支喘息　　67

第1章●治療アルゴリズムについて　大田　健――――――――――68
第2章●吸入ステロイド薬（各種吸入薬のデバイスも含めた特徴，使い分け）　新実彰男―――76
第3章●長時間作用性β_2刺激薬（LABA）　相良博典――――――――――82
第4章●抗アレルギー薬（LTRA，Th2サイトカイン阻害薬，TXA$_2$阻害薬）
　　福永興壱, 田野﨑貴絵――――――――――――――――89
第5章●その他の内服薬（テオフィリン製剤・β_2刺激薬など）　長瀬洋之――――――95
第6章●モノクローナル抗体　浅野浩一郎――――――――――――102
第7章●増悪期の治療　佐野博幸, 東田有智――――――――――――108

III COPD　　115

第1章●治療アルゴリズムについて　三嶋理晃――――――――――116
第2章●吸入抗コリン薬　佐藤昭寿, 玉置　淳――――――――――122
第3章●その他の吸入薬（LAMA/LABA, LABA, ICS）　桑平一郎――――130
第4章●内服薬（テオフィリン製剤，去痰薬，マクロライド系抗菌薬）　菊池亮太, 青柴和徹――137
第5章●急性増悪時の治療　山田充啓, 杉浦久敏――――――――――142

IV 間質性肺炎　149

- 第1章 ● 特発性間質性肺炎(IIPs)の分類　坂東政司 ———— 150
- 第2章 ● ステロイド薬(各種IIPsにおけるステロイド薬の適応と臨床成績)　谷口博之, 片岡健介 — 158
- 第3章 ● 免疫抑制薬(各種IIPsにおける免疫抑制薬の適応と臨床成績)　小倉高志 ———— 164
- 第4章 ● 抗線維化薬(ピルフェニドン, ニンテダニブ)
  　　　抗線維化薬の適応, 臨床成績と今後の展望　渥美健一郎, 吾妻安良太 ———— 170
- 第5章 ● 膠原病肺の分類と治療薬　桑名正隆 ———— 176
- 第6章 ● その他の間質性肺炎(過敏性肺炎, 薬剤性間質性肺炎, 放射性肺炎)　土屋公威, 稲瀬直彦 — 182

V 肺高血圧症　191

- 第1章 ● 肺高血圧症の臨床分類と重症度分類　坂尾誠一郎 ———— 192
- 第2章 ● 重症度に応じた各種治療薬の治療成績・使用法(併用含む)　上田仁, 中西宣文 ———— 201

VI 肺血栓塞栓症(急性)　211

- 第1章 ● 抗凝固療法薬　田邉信宏 ———— 212
- 第2章 ● 血栓溶解療法薬　佐藤徹 ———— 220

VII その他の呼吸器疾患　225

- 第1章 ● サルコイドーシス/多発血管炎性肉芽腫症(ウェゲナー肉芽腫症)　小川和雅, 岸一馬 —— 226
- 第2章 ● 急性呼吸窮迫症候群(ARDS)　横山俊樹, 近藤康博 ———— 233
- 第3章 ● リンパ脈管筋腫症　関本康人, 瀬山邦明 ———— 240
- 第4章 ● 肺胞蛋白症(肺胞蛋白症の治療とGM-CSF吸入療法の今後の展望)　高田俊範 ———— 246

索引 ……… 253

I 呼吸器感染症

第 **1** 章 　抗菌薬

第 **2** 章 　抗結核・非結核性抗酸菌薬

第 **3** 章 　抗真菌薬

第 **4** 章 　抗ウイルス薬
　　　　（インフルエンザ，サイトメガロウイルスなど）

第1章 抗菌薬

1. 市中肺炎における一般的な抗菌薬治療について

石田 直

ポイント
- 市中肺炎の原因微生物は，肺炎球菌が最も多く，インフルエンザ菌，非定型病原体が続く。
- エンピリックセラピーでは，細菌性肺炎と非定型肺炎の鑑別を行う。
- エンピリックに治療を行う場合と，標的治療を行う場合がある。
- 重症肺炎のエンピリックセラピーでは，併用療法を行う。
- 肺炎球菌性肺炎では，第一選択として，高用量のペニシリン系薬を使用する。

はじめに

現在，わが国における肺炎の死亡は悪性新生物，心疾患についで第3位であるが，そのうち96.8％は65歳以上の高齢者であり[1]，医療・介護関連肺炎の範疇に含まれる肺炎や老衰としての肺炎や末期肺炎も含まれる。市中肺炎における致命率については内外から数多くの方向がなされてきたが，筆者らの施設における18年間の前向き検討[2]によると，死亡率は，60歳未満で2.0％，60歳以上で5.5％であった。これは，医療・介護関連肺炎や院内肺炎の死亡率に比すると低率ではあるが，市中肺炎は依然として，特に高齢者では致死的になりかねない疾患であり，その適切な診断・治療が求められる。

本項では，日本感染症学会・日本化学療法学会の呼吸器感染症治療ガイドライン[3]に準拠して，市中肺炎の基本的な抗菌薬選択について述べてみたい。

市中肺炎の原因微生物

感染症の基本は，原因となる原因微生物を検出して至適の抗菌薬を投与することである。しかしながら，市中肺炎の治療開始時に原因が判明していることはまれであり，多くの場合はエンピリッ

クに治療を開始することとなるが，その場合でも標的とする微生物を想定して抗菌薬選択を行う必要がある．また，近年は各種の病原微生物抗原検出のための尿や喀痰，咽頭ぬぐい液を検体とした迅速診断法が開発されているため，早期の標的治療が可能となっている．

筆者らの施設での前向き調査による市中肺炎入院患者での原因微生物の結果を図に示す[4]．原因菌としては，肺炎球菌が最も多く，全体の1/4強を占める．続いてインフルエンザ菌が多く検出され，次に肺炎マイコプラズマや肺炎クラミドフィラ（クラミジア）の非定型病原体が続く．若年者では特にマイコプラズマ肺炎の頻度が高い．さらに微好気性菌であるストレプトコッカス・ミレリグループ（現在ではストレプトコッカス・アンギノサスグループ）や嫌気性菌などの口腔内常在菌が多く認められる．続いてクレブシエラ菌や緑膿菌などのグラム陰性桿菌，黄色ブドウ球菌，モラクセラ・カタラリースなどが検出される．レジオネラ属は欧米での報告に比して少ない．重症の市中肺炎では，肺炎球菌およびクレブシエラ属，緑膿菌などのグラム陰性桿菌ならびにレジオネラ属が重要である．

非定型肺炎と細菌性肺炎の鑑別

欧米のガイドライン[5]では，細菌性肺炎と非定型肺炎は臨床上鑑別が困難であるとして，非定型肺炎をカバーするような抗菌薬投与を勧めている．しかしながら，わが国ではマイコプラズマ肺炎は若年者層に多く認められること，肺炎球菌のマクロライド耐性が欧米より高度であるために，マクロライド単剤で細菌性肺炎，特に肺炎球菌性肺炎をカバーすることは困難であること，わが国の非定型肺炎はマイコプラズマ肺炎と肺炎クラミドフィラ肺炎が主であり，レジオネラ肺炎は特殊な肺炎として分類されることなどの特徴がみられ

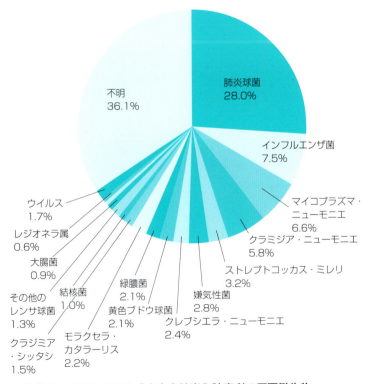

図　倉敷中央病院における成人市中肺炎入院患者の原因微生物
（石田　直，橋本　徹，有田真知子，ほか．日本呼吸器学会市中肺炎ガイドラインの検討：細菌性肺炎と非定型肺炎の鑑別について．日呼吸会誌 2004；40：929-35 より引用）

表1 日本呼吸器学会ガイドラインでの細菌性肺炎と非定型肺炎の診断基準

1. 年齢60歳未満
2. 基礎疾患がない，あるいは軽微
3. 頑固な咳嗽がある
4. 胸部聴診上所見が乏しい
5. 喀痰がない，あるいは迅速診断法で原因菌が証明されない
6. 末梢血白血球数が10,000/μl未満である

1〜6の6項目中4項目以上陽性：非定型肺炎疑い
1〜6の6項目中3項目以下陽性：細菌性肺炎疑い
1〜5の5項目中3項目以上陽性：非定型肺炎疑い
1〜5の5項目中2項目以下陽性：細菌性肺炎疑い

表2 細菌性肺炎のempiric therapy

●外来治療
第一選択（下記にアモキシシリンを併用も検討）
・アモキシシリン/クラブラン酸（AMPC/CVA）
・スルタミシリン（SBTPC）
第二選択
・レボフロキサシン（LVFX）
・ガレノキサシン（GRNX）
・シタフロキサシン（STFX）
・モキシフロキサシン（MFLX）
・トスフロキサシン（TFLX）

●入院治療（すべて点滴静注）
第一選択
・スルバクタム/アンピシリン（SBT/ABPC）
・セフォタキシム（CTX）
・セフトリアキソン（CTRX）
第二選択
・レボフロキサシン（LVFX）

る。そのため，日本呼吸器学会市中肺炎診療ガイドライン[6]では，中等症までの肺炎のエンピリックセラピーにおいて，まず細菌性肺炎と非定型肺炎の鑑別を行うこととして診断基準（表1）を設けている。この診断基準は，若年者についてはおおむね正しい鑑別が得られるが[7)8)]，高齢者や基礎疾患を有する患者での鑑別は時に困難であり[9)]，その場合は細菌性肺炎と非定型肺炎の両者をカバーするような抗菌薬選択を行うことも考慮する必要がある。

抗菌薬選択の実際

以下，呼吸器感染症治療ガイドラインに従い，推奨される抗菌薬を挙げる。ガイドラインでは，原因微生物不明の場合のempiric therapyと，原因微生物が判明あるいは推定される場合のdefinitive therapyに分けて記載されている。

Empiric therapy

●細菌性肺炎（表2）

●外来治療

細菌性肺炎では，肺炎球菌，インフルエンザ菌，モラクセラ・カタラーリスが多い。これらに対しては，高用量のペニシリン系薬の内服を基本とし，β-ラクタマーゼ阻害薬配合ペニシリン系薬を使用するのが一般的である。アモキシシリン／クラブラン酸（amoxicillin/clavulanate：AMPC/CVA）やスルタミシリン（sultamicillin：SBTPC）については，保険用量ではペニシリンとしては少ないので，これらにAMPC併用も考慮する。本邦では，マクロライド耐性肺炎球菌の頻度が高いため，欧米と異なり，マクロライド系薬を第一選択とはしない。

高齢者や肺に基礎疾患を有する患者の場合には，ペニシリン耐性肺炎球菌と組織移行性を考慮して，レスピラトリーキノロンの使用も検討する。

●入院治療

入院治療では注射薬が中心となるが，薬剤選択の考え方は外来と同様である。上記菌種に有効なペニシリン系薬，セフェム系薬を高用量で使用する。第二選択として，レスピラトリーキノロン注射薬が挙げられる。

●非定型肺炎（表3）

●外来治療

肺炎マイコプラズマ，肺炎クラミドフィラが主な対象となる。マクロライド系薬やテトラサイクリン系薬を第一選択とする。耐性菌抑制の観点から，レスピラトリー系薬は代替薬として，温存が勧められている。

肺炎マイコプラズマは，小児科を中心に高頻度のマクロライド耐性株が報告されるようになってきた。成人領域でも頻度が増加してきており，30％近くが耐性株と推定されている[10)]。しかしな

表3 非定型肺炎の empiric therapy

●外来治療
第一選択
・アジスロマイシン(AZM)徐放製剤
・クラリスロマイシン(CAM)
・ミノサイクリン(MINO)
第二選択
・レボフロキサシン(LVFX)
・ガレノキサシン(GRNX)
・シタフロキサシン(STFX)
・モキシフロキサシン(MFLX)
・トスフロキサシン(TFLX)

●入院治療(すべて点滴静注)
第一選択
・アジスロマイシン(AZM)
・ミノサイクリン(MINO)
・レボフロキサシン(LVFX)
・シプロフロキサシン(CPFX)
・パズフロキサシン(PZLX)

表4 重症肺炎の empiric therapy

・タゾバクタム/ピペラシリン(TAZ/PIPC)
・イミペネム/シラスタチン(IPM/CS)
・メロペネム(MEPM)
・ビアペネム(BIPM)
・ドリペネム(DRPM)

＋以下のいずれかを点滴静注で
・アジスロマイシン(AZM)
・レボフロキサシン(LVFX)
・シプロフロキサシン(CPFX)
・パズフロキサシン(PZLX)
・ミノサイクリン(MINO)

がら，マクロライド耐性が肺炎の難治化や重症化に必ずしも結びつくわけではなく，マイコプラズマ肺炎の第一選択薬はマクロライド系薬と考えられているが[11]，マクロライド系薬が無効の場合やマクロライド耐性マイコプラズマの多い地域では，ほかの薬剤の使用も検討する。

● 入院治療

注射薬が中心となるが，基本的考え方は外来治療と同様である。より強力な治療必要とされる場合には，レスピラトリーキノロンの注射薬を使用する。

●細菌性肺炎か非定型肺炎かが明らかでないとき

細菌性肺炎と非定型肺炎の両者をカバーするために，高用量ペニシリン系薬＋マクロライド系薬またはテトラサイクリン系薬の併用を第一とする。レスピラトリーキノロンは両者をカバーできるが，耐性菌抑制の観点から代替薬として温存しておく。ただし，高齢者や肺に基礎疾患を有する患者では，使用を積極的に考慮する。入院の場合で強力な治療を必要とする場合には，レスピラトリーキノロンの注射薬を使用する。

●重症肺炎の場合(表4)

ICU入室を要するような重症の場合には，グラム陰性菌や緑膿菌も含む広域抗菌スペクトルをもつ抗菌薬を投与すること，肺炎球菌に抗菌力の強い薬剤を選択すること，常にレジオネラ肺炎も含めた非定型肺炎をカバーすることが求められる。高用量のペニシリン系薬をはじめとする広域のβ-ラクタム系薬にマクロライド系薬またはニューキノロン系薬を併用する。最近では，抗菌作用以外の抗炎症作用も期待して，マクロライド系薬の併用が推奨される傾向がある[12]。原因菌が腸内細菌で基質特異性拡張型β-ラクタマーゼ(extended-spectrum β-lactamase：ESBL)産生菌の可能性も否定できない場合は，カルバペネム系注射薬を第一選択とする。

■Definitive therapy

主な細菌について述べる。非定型病原体(肺炎マイコプラズマ，肺炎クラミドフィラ)についての考え方は empiric therapy と同様である。

●肺炎球菌

ペニシリン耐性肺炎球菌の増加が問題となっていたが，米国臨床検査標準委員会(Clinical Laboratory Standard Institute：CLSI)は，髄膜炎以外の非経口抗菌薬投与時のブレイクポイントを高く設定し直しており[13]，高用量のペニシリン薬投与が推奨されている。本邦では，マクロライド耐性が高頻度にみられている[14]が，市中肺炎から検出される肺炎球菌株は，ペニシリンへの感受性が良好で高いMICを有するものは少ない[15]。

●インフルエンザ菌

インフルエンザ菌の5〜10%はβ-ラクタマーゼ産生菌であるが，β-ラクタマーゼ非産生アンピシリン耐性株（β-lactamase negative ampicillin-resistant：BLNAR）が増加し（>30%），β-ラクタマーゼ陽性CVA/ABPC耐性菌（BLPACR）も問題となっている。

●クレブシエラ菌

ESBL産生菌の検出比率が増加してきている[16]。ESBL産生株は，キノロン耐性を同時に有していることもあり，検出菌の薬剤感受性を確認することが望ましい。

●黄色ブドウ球菌

メチシリン耐性黄色ブドウ球菌（methicillin-resistant Staphylococcus aureus：MRSA）は院内感染の代表的な原因菌であるが，最近健常人に感染を起こす市中感染型MRSA（CA-MRSA）の出現と増加が欧米で注目を集めている[17]。皮膚感染症や軟部組織感染症における報告が多いが，国内でも肺炎を発症した症例が散発的に報告されている。メチシリン感受性黄色ブドウ球菌（methicillin-sensitive Staphylococcus aureus：MSSA）の菌血症では，セファゾリン（cefazolin：CEZ）がバンコマイシン（vancomycin：VCM）より臨床効果が高い[18]。

●モラクセラ・カタラーリス

現在，検出されるのはほとんどがβ-ラクタマーゼ産生株であるが，マクロライド系およびキノロン系薬に対する耐性化は認められていない[14]。

●嫌気性菌

口腔内に常在する嫌気性菌は肺炎の原因となり得る。微好気性連鎖球菌（Streptococcus anginosus group）との混合感染も多い。ほとんどの口腔内嫌気性菌はペニシリン+β-ラクタマーゼ阻害薬，クリンダマイシン（clindamycin：CLDM），メトロニダゾール（metronidazole：MNZ）に感受性を有する[19]。

●緑膿菌

慢性気道疾患を有する患者においては，緑膿菌の気道定着がみられ，市中肺炎の原因菌となることもある[20]。緑膿菌の抗菌薬感受性は，地域や施設により差が認められるので，薬剤感受性を確認して選択すべきである。

●レジオネラ属

細胞内で増殖するため，β-ラクタム薬は無効であり，キノロン系薬，マクロライド系薬，テトラサイクリン系薬において臨床効果が認められる。レボフロキサシン（levofloxacin：LVFX），アジスロマイシン（azithromycin：AZM）の優越性を示す報告が多く，両者の併用も行われている[21]。

おわりに

日本感染症学会・日本化学療法学会の呼吸器感染症治療ガイドラインに準拠して，市中肺炎の抗菌薬治療を，原因微生物が不明な場合と判明した場合に分けて解説した。市中肺炎に使用される抗菌薬の数はある程度限定されたものであり，広域抗菌スペクトルを有する薬剤で耐性菌をカバーしなければいけない状況も決して多くない。ターゲットとする原因微生物を考慮して，適切に使用していくことが必要である。また，標的治療を行うためにも，原因微生物の検索は，可及的に進めていくことも望まれる。

利益相反：ファイザー（講演料）。

●文献

1) 厚生労働省．平成24年人口動態統計概数の状況．URL：http://www.mhlw.go.jp/toukei/saikin/hw/jinkou/geppo/nengai12/index.html
2) Ishida T, Tachibana H, Ito A, et al. Clinical characteristics of severe community-acquired pneumonia among younger

表5 Definitive therapy での抗菌薬選択（細菌性肺炎）

- **肺炎球菌（PC 感受性）**
  - 外来：第一選択　AMPC
  - 　　　第二選択　GRNX, MFLX, LVFX, TFLX, STFX
  - 入院：第一選択　PCG, ABPC
  - 　　　第二選択　CTX, CTRX, LVFX

- **肺炎球菌（PC 耐）**
  - 外来：第一選択　GRNX, MFLX, LVFX, TFLX, STFX
  - 入院：第一選択　CTX, CTRX
  - 　　　第二選択　LVFX, PAPM/BP

- **インフルエンザ菌（ABPC 感受性）**
  - 外来：第一選択　AMPC
  - 　　　第二選択　LVFX, MFLX, GRNX, STFX, TFLX
  - 入院：第一選択　ABPC, CTX, CTRX
  - 　　　第二選択　LVFX, CPFX, PZFX

- **インフルエンザ菌（β-ラクタマーゼ産生）**
  - 外来：第一選択　CVA/AMPC, SBTPC
  - 　　　第二選択（BLPACR の場合は第一選択）LVFX, MFLX, GRNX, STFX, TFLX
  - 入院：第一選択　SBT/ABPC（BLPACR には無効）, CTX, CTRX
  - 　　　第二選択　LVFX, CPFX, PZFX

- **クレブシエラ菌（ESBL 非産生）**　薬剤感受性を確認すること
  - 外来：第一選択　CVA/AMPC, SBTPC
  - 　　　第二選択　LVFX, MFLX, GRNX, STFX, TFLX
  - 入院：第一選択　CTM, CTX, CTRX, TAZ/PIPC
  - 　　　第二選択　LVFX, CPFX, PZFX

- **クレブシエラ菌（ESBL 産生）**　薬剤感受性を確認すること
  - 外来：LVFX, MFLX, GRNX, STFX, TFLX
  - 入院：IPM/CS, MEPM, PAPM/BP, BIPM, DRPM, LVFX, CPFX, PZFX

- **黄色ブドウ球菌（MSSA）**　薬剤感受性を確認すること
  - 外来：第一選択　CVA/AMPC, SBTPC
  - 　　　第二選択　AZM 徐放製剤, CAM, MINO, CLDM
  - 入院：第一選択　CEZ, SBT/ABPC
  - 　　　第二選択　MINO, CLDM

- **モラクセラ・カタラーリス**
  - 外来：第一選択　CVA/AMPC, SBTPC, AZM 徐放製剤, CAM
  - 　　　第二選択　LVFX, MFLX, GRNX, STFX, TFLX
  - 入院：第一選択　SBT/ABPC, CTX, CTRX
  - 　　　第二選択　LVFX, CPFX, PZFX

- **嫌気性菌**
  - 外来：第一選択　CVA/AMPC, SBTPC, CLDM, MNZ
  - 　　　第二選択　MFLX, GRNX, STFX
  - 入院：第一選択　SBT/ABPC, CLDM, MNZ
  - 　　　第二選択　IPM/CS, MEPM, PAPM/BP, BIPM, DRPM, TAZ/PIPC

- **緑膿菌**　薬剤感受性を確認すること
  - 外来：CPFX, LVFX, STFX, TFLX
  - 入院：PIPC, TAZ/PIPC, CAZ, CFPM, CZOP, AZT, MEPM, DRPM, TOB, CPFX, PZFX, LVFX, BIPM
  - 複数抗菌薬に耐性を示す場合，併用療法を積極的に行う。上記のβ-ラクタム薬に，TOB, CPFX, PZFX のいずれかを併用

- **レジオネラ属**　入院治療を原則とする
  - 入院：第一選択　LVFX, CPFX, PZFX, AZM
  - 　　　第二選択　EM＋RFP 経口

外来は経口薬，入院は注射薬を提示。

AMPC：アモキシシリン，GRNX：ガレノキサシン，MFLX：モキシフロキサシン，LVFX：レボフロキサシン，TFLX：トスフロキサシン，STFX：シタフロキサシン，PCG：ペニシリン G，ABPC：アンピシリン，CTX：セフォタキシム，CTRX：セフトリアキソン，PAPM/BP：パニペネム／ベタミプロン，CPFX：シプロフロキサシン，PZFX：パズフロキサシン，CVA/AMPC：クラブラン酸／アモキシシリン，SBTPC：スルタミシリン，SBT/ABPC：スルバクタム／アンピシリン，CTM：セフォチアム，TAZ/PIPC：タゾバクタム／ピペラシリン，IPM/CS：イミペネム／シラスタチン，MEPM：メロペネム，BIPM：ビアペネム，DRPM：ドリペネム，AZM：アジスロマイシン，CAM：クラリスロマイシン，MINO：ミノサイクリン，CLDM：クリンダマイシン，MNZ：メトロダニゾール，CFPM：セフェピム，CZOP：セフォゾプラン，AZT：アズトレオナム，TOB：トブラマイシン，EM：エリスロマイシン，RFP：リファンピシン。

patients：an analysis of 18 years at a community hospital. J Infect Chemother 2015；21：587-91.
3) JAID/JSC 感染症治療ガイド・ガイドライン作成委員会呼吸器感染症ワーキンググループ．呼吸器感染症治療ガイドライン．日本感染症学会・日本化学療法学会，2014．
4) 石田　直，橋本　徹，有田真知子，ほか．日本呼吸器学会市中肺炎ガイドラインの検討：細菌性肺炎と非定型肺炎の鑑別について．日呼吸会誌 2004；40：929-35．
5) Mandell LA, Wunderink RG, Anzueto A, et al. Infectious Diseases Society of America/ American Thoracic Society consensus guidelines on the management of community-acquired pneumonia in adults. Clin Infect Dis 2007；42：S27-72.
6) 日本呼吸器学会呼吸器感染症に関するガイドライン作成委員会．成人市中肺炎診療ガイドライン．日本呼吸器学会，2005．
7) Ishida T, Miyashita N, Nakahama C. Clinical differentiation of atypical pneumonia using the Japanese guidelines. Respirology 2007；12：104-10.
8) Yin YD, Zhao F, Ren LL, et al. Evaluation of the Japanese Respiratory Society guidelines for the identification of *Mycoplasma pneumoniae* pneumonia. Respirology 2012；17：1131-6.
9) Miyashita N, Kawai Y, Akaike H, et al. Influence of age on the clinical differentiation of atypical pneumonia in adults. Respirology 2012；17：1073-9.

10) Miyashita N, Akaike H, Teranishi H, et al. Macrolide-resistant *Mycoplasma pneumoniae* pneumonia in adolescents and adults: clinical findings, drug susceptibility, and therapeutic efficacy. Antimicrob Agents Chemother 2013; 57: 5181-5.
11) 日本マイコプラズマ学会. 肺炎マイコプラズマ肺炎に対する治療指針. 日本マイコプラズマ学会, 2014.
12) Martin-Loeches I, Lisboa T, Rodriguez A, et al. Combination antibiotic therapy with macrolides improves survival in intubated patients with community-acquired pneumonia. Intensive Care Med 2010; 36: 612-20.
13) Clinical Laboratory Standard Institute. Performance standards for antimicrobial susceptibility testing: twenty-third informational supplement. CLSI 2013: M100-S23.
14) Watanabe A, Yanagihara K, Matsumoto T, et al. Nationwide surveillance of bacterial respiratory pathogens conducted by the Surveillance Committee of the Japanese Society of Chemotherapy, the Japanese Association for Infectious Diseases, and the Japanese Society for Clinical Microbiology in 2009: general view of the pathogens' antimicrobial susceptibility. J Infect Chemother 2012; 18: 609-20.
15) Ishida T, Hashimoto T, Arita M, et al. Antimicrobial susceptibilities of *Streptococcus pneumoniae* isolated from adult patients with community-acquired pneumonia in Japan. Respirology 2008; 13: 240-6.
16) Niki Y, Hanaki H, Matsumoto T, et al. Nationwide surveillance of bacterial respiratory pathogens conducted by Japanese Society of Chemotherapy in 2008: general view of thew pathogens' antibacterial susceptibility. J Infect Chemother 2011; 17: 510-23.
17) Zetola N, Francis JS, Nuermberger EL, et al. Community-acquired methicillin-resistant *Staphylococcus aureus*: an emerging threat. Lancet Infect Dis 2005; 5: 275-86.
18) Schweizer ML, Furuno JP, Harris AD, et al. Comparative effectiveness of nafcillin or cefazolin versus vancomycin in methicillin susceptible *Staphylococcus aureus* bacteremia. BMC Infect Dis 2011; 11: 279.
19) Kuriyama T, Williams DW, Yanagisawa M, et al. Antimicrobial susceptibility of 800 anaerobic isolates from patients with dentoalveolar infection to 13 oral antibiotics. Oral Microbiol Immunol 2007; 22: 285-8.
20) Arancibia F, Bauer TT, Eqig S, et al. Community-acquired pneumonia due to gram-negative bacteria and *Pseudomonas aeruginosa*: incidence, risk, and prognosis. Arch Intern Med 2002; 162: 1849-58.
21) Rello J, Gattarello S, Souto J, et al. Community-acquired Legionella pneumonia in the intensive care unit: impact on survival of combined antibiotic therapy. Med Intensiva 2013; 37: 320-6.

2. 院内肺炎における一般的な抗菌薬治療について

三橋善哉，渡辺　彰

ポイント

- 院内肺炎は入院後 48 時間以降に新しく出現した肺炎と定義される。
- 市中肺炎や医療・介護施設関連肺炎と比べて宿主要因や耐性菌の問題などから治療が難しく，現在でも依然として死亡率が高い。
- 肺炎の重症度を見極め，耐性菌のリスクを検討し抗菌薬の選択を行う。
- 治療開始前に採取した良質な喀痰からの分離菌を参考に抗菌薬の de-escalation を行う。

はじめに

院内肺炎(hospital-acquired pneumonia：HAP)は入院後 48 時間以降に新しく出現した肺炎と定義されている。院内感染症の中でも極めて頻度が高く，また基礎疾患をもち免疫能低下や全身状態が悪い患者が多いことから，治療に難渋することも多く死亡率も高い。使用する抗菌薬が直接患者の予後を左右するため，慎重な選択が必要不可欠であるが，過剰に恐れるあまり広域抗菌薬を濫用することは耐性菌の蔓延を招く。そのため，治療開始前に良質な検体を採取する努力を怠らないこと，適切な肺炎の重症度の判定と耐性菌のリスクの検討を行い，個々の症例に見合った抗菌薬を選択することが重要になってくる。そして治療開始後も喀痰から得られた分離菌の情報を参考に de-escalation を行うことが必要である。本項では院内肺炎における一般的な抗菌薬治療について，日本呼吸器学会(Japanese Respiratory Society：JRS)の「成人院内肺炎診療ガイドライン」(2008 年度改訂版)[1]に基づいて解説を行う。

診断について

院内肺炎の診断は，治療の遅れが死亡率の増加に関連する[3〜5]という成績をもとに，若干の偽陽性を認めながらもできるだけ偽陰性を少なくすることを目的に，胸部異常陰影の出現(増悪)に加えて，①38℃以上の発熱，②白血球数異常(増加または低下)，③膿性分泌物のうち 2 項目を満たす症例としている[6)7)]。

重症度分類について

2002 年 3 月に JRS より発行された初版のガイドライン「成人院内肺炎診療の基本的考え方」[2]における重症度分類は，院内肺炎併発の危険因子の有無と肺炎自体の重症度を組み合わせて，いくつかの群に分けるものであった。その妥当性を検討するために実施された全国多施設共同での院内肺炎の実態調査[8]の結果，病型別の症例構成に偏りが認められ，また同じ病型でも肺炎自体の重症度によって死亡率に差が認められた。そのため生命予後に関連する指標による重症度分類の見直しが

必要とされ，2008年にはこの調査成績をもとにJRSより新たな院内肺炎のガイドラインが作成された。

このガイドラインでは生命予後予測因子に肺炎重症度規定因子を組み合わせた新たな重症度分類が設定された。すなわち，生命予後の予測因子として，「悪性腫瘍または免疫不全状態」，「$SpO_2>90\%$を維持するために$FiO_2>35\%$を要する」，「意識レベルの低下」，「男性70歳以上・女性75歳以上」，「乏尿または脱水」の5項目（それぞれの英語の頭文字をとってI-ROADと呼ばれる）が設定され，3項目以上が該当する症例が重症群（C群）とされた。該当項目が2項目以下の症例については，肺炎の重症度を規定する因子として，「$CRP≧20mg/dl$」と「胸部X線写真陰影の拡がりが一側肺の2/3以上」の2項目が設定され，あてはまる項目数により軽症群（A群），中等症群（B群）に分類された。

さらに，重症度分類とは別に，メチシリン耐性黄色ブドウ球菌（methicillin resistant *Staphylococcus aureus*：MRSA）の保有リスクについても言及しており，グラム染色などでMRSA感染が疑われ，「長期（2週間を目安とする）の抗菌薬投与」，「長期入院の既往」，「MRSA感染やコロニゼーションの既往」のいずれかに該当する症例については，積極的に初期から抗MRSA薬を使用していくことが予後の改善につながるものと予想された（図1）。

この新たな重症度分類を上述の全国多施設共同院内肺炎調査成績に適用すると，症例数の比率はそれぞれA群61.8％，B群20.4％，C群17.8％となり，さらに，死亡率はA群12.1％，B群24.9％，C群40.8％と各群間で統計学的に有意な差が認められ（表1），生命予後を指標とした症例の群別となった。ただし，この重症度分類の課題として，軽症群の中に2002年版のガイドラインに当てはめると重症と判定される症例が一定の

表1 2008年版JRSガイドラインでの院内肺炎の重症群別予後

群	例数	死亡率
軽症(A)群	834[*1]	12.1%(101/834)
中等症(B)群	277[*2]	24.9% (69/277)
重症(C)群	240[*3]	40.8% (98/240)

[*1] 誤嚥202例，BAP33例を含む。
[*2] VAP22例を含む。
[*3] VAP35例を含む。
（日本呼吸器学会呼吸器感染症に関するガイドライン作成委員会．成人院内肺炎診療の基本的考え方．東京：日本呼吸器学会，2002より引用）

1．生命予後予測因子
① I (Immunodeficiency)：悪性腫瘍または免疫不全状態
② R (Respiration)：$SpO_2>90\%$以上を維持するため$FiO_2>35\%$を要する
③ O (Orientation)：意識レベルの低下
④ A (Age)：男性70歳以上，女性75歳以上
⑤ D (Dehydration)：乏尿または脱水

2．肺炎重症度規定因子
① $CRP≧20\ mg/dl$
② 胸部X線写真陰影の拡がりが一側肺の2/3以上

該当項目が2項目以下 → 該当なし：軽症群（A群）／該当あり：中等症群（B群）
3項目以上が該当：重症群（C群）

→抗MRSA薬の使用を考慮すべき条件（グラム染色などを含めて）

3．MRSA保有リスク
① 長期（2週間程度）の抗菌薬投与
② 長期入院の既往
③ MRSA感染やコロニゼーションの既往

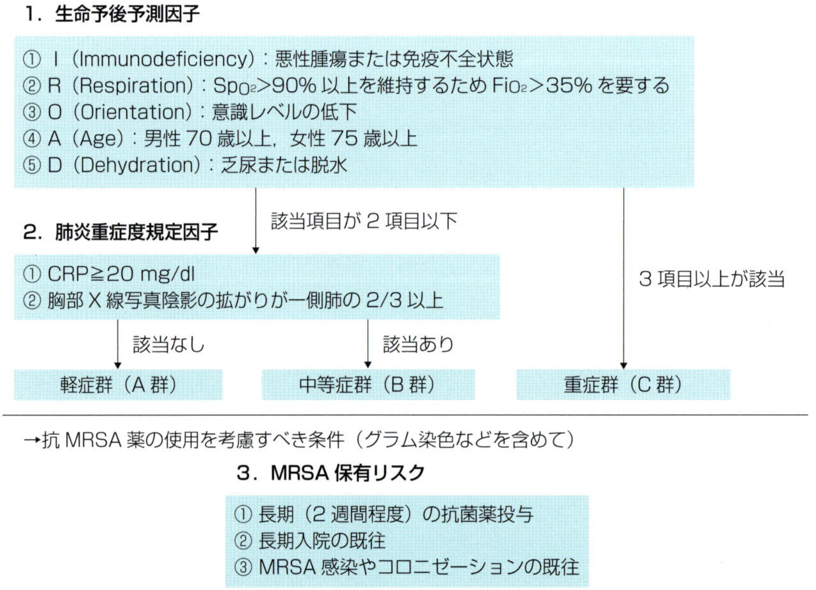

図1 2008年版JRSガイドラインでの院内肺炎の重症度分類
（日本呼吸器学会呼吸器感染症に関するガイドライン作成委員会．成人院内肺炎診療の基本的考え方．東京：日本呼吸器学会，2002より引用）

I 呼吸器感染症

表2 院内肺炎の代表的病原体の種類と頻度

菌種	入院患者喀痰* (20,823株)	Watanabe A** (812株)	Beardsley JR*** (194株)	Chastre J+ (2490株)	Kollef MH++ (835株)	範囲(%)
黄色ブドウ球菌	26.1	25.6	22.7	20.4	49.1	20.4~49.1
緑膿菌	21.6	18.1	11.3	24.4	18.4	11.3~24.4
クレブシエラ属	7.6	8.3	5.7	2.2	7.1	2.2~8.3
エンテロバクター属	4.0	2.1	11.3	2.7	4.3	2.1~11.3
ステノトロフォモナス	4.0	1.6	1.0	1.7		1.7~6.7
セラチア属	3.9	3.0	6.7	1.7		
インフルエンザ菌	1.9	3.6	8.2	9.8	5.6	1.9~9.8
肺炎球菌	1.7	5.0	3.6	4.1	3.1	1.7~5.0
アシネトバクター	2.7	0.7	14.9	7.9	2.0	0.7~14.9
大腸菌	2.1	2.7	2.6	3.4	4.7	2.1~4.7
ほかの連鎖球菌		6.7	1.0	8.0	13.9	1.0~13.9

*　入院患者の喀痰からの分離菌の頻度。
**　院内肺炎を発症したすべての患者から分離された菌の頻度。
***　施設ごとの分離菌の違いを検討する目的で1施設で実施された調査。院内肺炎全体を対象として解析。
+　人工呼吸器関連肺炎患者から分離された菌の頻度(24研究の集計結果)。
++　人工呼吸器を装着していない患者で院内肺炎を発症した症例から分離された菌の頻度。
〔文献2)5)~7)より引用〕

比率で含まれ,重症度を過小評価する可能性があり[2],今後さらにその妥当性を検討する必要があることをガイドラインの中でも指摘している。

病原体検査について

院内肺炎では,市中肺炎の原因微生物に加え,MRSAなどの薬剤耐性菌,緑膿菌などのブドウ糖非発酵菌,大腸菌・クレブシエラ属・エンテロバクター属などの腸内細菌の関与が高い[2,9~12](表2)。院内肺炎患者を効果的に治療するためには,その原因病原体の特定が重要である。そのため,2008年版JRSガイドラインでは日本の医療現場で可能な方法として,喀痰で培養された細菌とされなかった細菌の情報から初期治療薬の変更を考慮し,できるだけde-escalationを行うことを提唱している。

喀痰検査において最も重要なポイントは,検査に値する検体が採取されているかどうかの質的評価である。肉眼的評価法(Miller & Jones 分類)と顕微鏡的評価(Geckler 分類)を応用することにより,微生物検査に適した検体かどうかを判断する

表3 喀痰の肉眼的・顕微鏡的評価法

肉眼的評価法(Miller & Jones 分類)	
分類	喀痰の性状
M1	唾液,完全な粘性痰
M2	粘性痰の中に少量の膿性痰を含む
P1	膿性部分が全体の1/3以下の痰
P2	膿性部分が全体の1/3~2/3の痰
P3	膿性部分が全体の2/3以上の痰

顕微鏡的評価法(Geckler 分類)		
分類 (群)	細胞数/1視野(100倍強検)	
	白血球(好中球)	扁平上皮
1	<10	>25
2	10~25	>25
3	>25	>25
4	>25	10~25
5	>25	>10
6	<25	<25

*肉眼的観察により,膿性部分を含んだ検体であることを確認し細菌検査を依頼する。
*Geckler 分類4・5群(好中球が多く,上皮細胞が少ない)が検査に適した検体とされる。ただし,白血球減少患者では6群を呈することもある。
(日本呼吸器学会呼吸器感染症に関するガイドライン作成委員会.成人院内肺炎診療の基本的考え方.東京:日本呼吸器学会,2002より引用)

(表3)。適切な検体の採取は微生物検査の基本であり,もし質的に満足できない喀痰であれば,検体の再採取も含めた対応も必要になる。この点

第1章 ● 抗菌薬

軽症群（A群）
- CTRX（代替薬 CTX）
- SBT/ABPC
- PAPM/BP

※緑膿菌などの耐性菌の関与を疑う場合B群へ

中等症群（B群）
① グループ1（単剤投与）
- TAZ/PIPC
- IPM/CS, MEPM
  （代替薬 DRPM, BIPM）

② グループ2（条件*により併用投与）
*誤嚥か嫌気性菌が疑われる場合
- CFPM（代替薬 CPR, CZOP）
- ±CLDM

③ グループ3（原則併用投与）
- CAZ（代替薬 AZT, SBT/CPZ）
- ±CLDM
- CPFX（代替薬 PZFX）
- ±SBT/ABPC
  （代替薬 CLDM）

※品質の良い喀痰などの培養で緑膿菌など耐性菌が分離されない場合はA群へ

重症群（C群）
- B群の抗菌薬
  ＋
- AMK（代替薬 GM, TOB, ISP, ABK）
  ＋
- CPFX（代替薬 PZFX）

※緑膿菌が分離されない場合はアミノ配糖体系薬を中止
※レジオネラを疑う所見がなければキノロン系薬を中止

MRSA感染が疑われる場合
- VCM
- TEIC
- LZD
- ABK

※VCM, TEIC, ABKはTDMを行う

図2　重症度群別の抗菌薬選択
（日本呼吸器学会呼吸器感染症に関するガイドライン作成委員会．成人院内肺炎診療の基本的考え方．東京：日本呼吸器学会，2002 より引用）

で，吸引喀痰，気管支肺胞洗浄（bronchoalveolar lavage：BAL），検体保護ブラシ（protected specimen brush：TSB）などで下気道から適切に採取された検体の有用性，信頼性は高い．しかし侵襲も大きいため有用性とリスクを考慮して慎重に判断し，適切な気道分泌物が得られない，耐性菌や真菌，抗酸菌の関与が疑われる，非感染性疾患を否定できないなどの症例が適応となる．検体が抗菌薬投与前に採取された品質の良好な喀痰であれば，たとえばMRSAや緑膿菌が培養されない場合はこれらが原因菌である可能性は低く，そのカバーをはずした狭域抗菌薬に変更することができる．また，複数の病原体の存在から誤嚥の関与を推測することもできる．

抗菌薬の選択と治療期間について

A群（軽症群）においては耐性菌分離群と非分離群の死亡率は同等であり，耐性菌に対する抗菌薬の選択を初期治療では行わず，呼吸器感染症の原因菌として高率な肺炎球菌，インフルエンザ菌，クレブシエラ属などを標的として抗菌薬の選択を行う．培養結果によって耐性菌が検出された場合には，その結果に応じて抗菌薬を追加，変更する．B群（中等症群）は耐性菌分離群が非分離群に比べて死亡率が有意に高いため，初期選択薬としては，多剤耐性菌に対する広域の抗菌薬選択を行うこととしている．C群（重症群）は死亡率が40％を超え，多剤耐性菌の可能性のある群であるため広域抗菌薬の選択を初期治療として勧められている．院内肺炎における抗菌薬の選択を図2に示した．わが国で承認されている抗菌薬の投与量は欧米に比して少ない傾向にあるため，薬物動態（pharmacokinetics：PK）と薬力学（pharmacodynamics：PD）に基づいた正しい投与量と投与回数を決定することが重要である（表4）．

治療効果判定に関しては肺炎に特異的なパラ

I 呼吸器感染症

表4 抗菌薬別の用法・用量

抗菌薬	1回量	1日の投与回数	1日の極量	抗菌薬	1回量	1日の投与回数	1日の極量
CTRX	1〜2g	1〜2回	4gまで	CFPM	1〜2g	2〜4回	4gまで
CTX	1〜2g	1〜2回	4gまで	CPR	1〜2g	2〜4回	4gまで
SBT/ABPC	3g	3〜4回	12gまで	CZOP	0.5g〜2g	2〜4回	4gまで
PAMP/BP	0.5g〜1g	2〜4回	2gまで	CLDM	0.6g	2〜4回	2.4gまで
TAZ/PIPC	4.5g	3〜4回	18gまで	CAZ	1〜2g	2〜4回	4gまで
IPM/CS	0.5g	2〜4回	2gまで	AZT	1〜2g	2〜4回	4gまで
MEPM	0.5〜1g	1〜3回	3gまで	CPFX	0.3g	2回	0.6gまで
DRPM	0.5〜1g	1〜3回	3gまで	PZFX	0.5g	2回	1.0gまで
BIPM	0.3〜0.6g	2〜4回	1.2gまで				

抗菌薬	1回量	1日の投与回数	抗菌薬	1回量	1日の投与回数
AMK	100〜200mg	2回	VCM	500mg〜1g	2回
GM	40mg	2〜3回	TEIC	400mg	2〜3回
TOB	60〜80mg	2〜3回	LZD	400〜600mg	2〜3回
ISP	200〜400mg	1〜2回	ABK	150〜200mg	1回

(日本呼吸器学会呼吸器感染症に関するガイドライン作成委員会. 成人院内肺炎診療ガイドライン. 東京：日本呼吸器学会, 2008より改変引用)

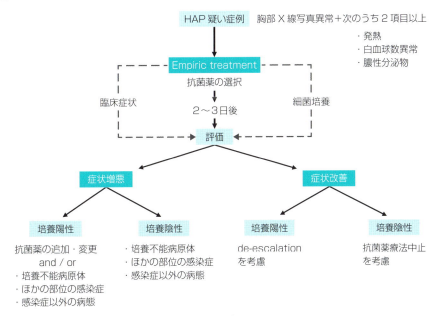

図3 院内肺炎疑いに対する病原体検査の流れ
(日本呼吸器学会呼吸器感染症に関するガイドライン作成委員会. 成人院内肺炎診療の基本的考え方. 東京：日本呼吸器学会, 2002より引用)

メータは存在しないため体温，胸部X線写真，CRPや白血球，膿性分泌物の消長，酸素化の改善などを総合して行う．臨床的改善効果は通常72時間以内に認められるので，急激な症状の増悪のない限り3日目までは抗菌薬変更を行うべきではない．3日間経過して治療効果が得られない場合は，臨床所見や細菌学的検査の判定を行い，治療継続の可否や抗菌薬変更の必要性の有無を検討すべきであろう（図3）．治療期間に関しては初期治療が奏功していれば，耐性傾向の強い菌に

よる肺炎や免疫不全でない限り7～10日の治療期間を目安にしてよい。

de-escalation について

de-escalationとは多剤耐性菌のリスク因子あるいは5日間以上入院した患者の晩期発症院内肺炎に対して，初期治療として広域の抗菌薬を投与し，その後早期に臨床症状と細菌学的培養結果を基に，不要と判断される抗菌薬を中止・変更する方法である。それにより多剤耐性菌誘導の抑制が期待できる。

de-escalationを行うためには原因微生物の同定が必要であり，そのためには下気道から得られた検体を検査することが原則である。気管内挿管されている患者に生じた肺炎であれば，抗菌薬投与前に気管吸引法，BAL，PSBを行う。これらの検査で一定以上の菌が培養された場合には原因菌である可能性が高く，それらをカバーする抗菌薬を投与する。逆にこれらの検査で有意な細菌が検出されない場合には肺炎の存在をほぼ否定することができる(72時間以内に抗菌薬の変更がない場合)。

挿管をされておらず上記のような侵襲的な検査を行うことが難しい患者に対しては喀痰採取を行い，それらの塗抹染色と培養検査の結果から病原菌の推定を行う。品質が良好であれば，緑膿菌やMRSAなどの耐性菌を疑って広域の抗菌薬を使用している場合は，これらの耐性菌が培養されなければ原因菌である可能性は少ないため，狭域の抗酸菌に変更することが必要である。

おわりに

院内肺炎の一般的な抗菌薬治療について，JRSの「成人院内肺炎診療ガイドライン」(2008年度改訂版)に基づいて解説を行った。院内肺炎の治療をするうえで重要なことは起炎菌を推定し，その菌が感受性を持つ抗菌薬を十分量，十分期間使用することである。また，起炎菌を同定し，適切にde-escalationを行うためには治療開始前の良質な検体採取が必要不可欠である。ガイドライン内では人工呼吸器関連肺炎や誤嚥性肺炎に関しても触れられているので，そちらも参考にされたい。

利益相反なし。

●文献
1) 日本呼吸器学会呼吸器感染症に関するガイドライン作成委員会. 成人院内肺炎診療ガイドライン. 東京：日本呼吸器学会, 2008.
2) 日本呼吸器学会呼吸器感染症に関するガイドライン作成委員会. 成人院内肺炎診療の基本的考え方. 東京：日本呼吸器学会, 2002.
3) Luna CM, Vujacich P, Niederman MS, et al. Impact of BAL data on the therapy and outcome of ventilator-associated pneumonia. Chest 1997；111：676-85.
4) Iregui M, Ward S, Sherman G, et al. Clinical importance of delays in the initiation of appropriate antibiotic treatment for ventilator-associated pneumonia. Chest 2002；122：262-8.
5) Alvarez-Lerma F, ICU-acquired Pneumonia Study Group. Modification of empiric antibiotic treatment in patients with pneumonia acquired in the intensive care unit. Intensive Care Med 1996；22：387-94.
6) American Thoracic Society, Infectious Diseases Society of America. Guidelines for the management of adults with hospital-acquired, ventilator-associated, and healthcare-associated pneumonia. Am J Respir Crit Care Med 2005；171：388-416.
7) Fabregas N, Ewig S, Torres A, et al. Clinical diagnosis of ventilator associated pneumonia revisited：comparative validation using immediate postmortem lung biopsies. Thorax 1999；54：867-73.
8) Seki M, Watanabe A, Mikasa K, et al. Revision of the severity rating and classification of hospital-acquired pneumonia in the Japanese Respiratory Society guidelines. Respirology 2008；13：880-5.
9) Watanabe A, Yanagihara K, Kohno S, et al. Multicenter survey on hospital-acquired pneumonia and the clinical efficacy of first-line antibiotics in Japan. Intern Med 2008；47：245-54.
10) Beardsley JR, Williamson JC, Jhonson JC, et al. Using local microbiologic data to develop institution-specific guidelines for the treatment of hospital-acquired pneumonia. Chest 2006；130：787-93.
11) Chastre J, Fagon JY. Ventilator-associated pneumonia. Am J Respir Crit Care Med 2002；165：867-903.
12) Kollef MH, Shorr A, Tabal YP, et al. Epidemiology and outcomes of health-care-associated pneumonia：results from a large US database of culture-positive pneumonia. Chest 2005；128：3854-62.

3. 耐性菌感染症に対する抗菌薬開発の現状

舘田一博

ポイント
- 耐性菌の出現と蔓延が世界的な問題となっている。
- 耐性菌に対する新しい抗菌薬の開発が行政のサポートの中で進行中である。
- 日本の製薬企業も新しい発想のもとに新規抗菌薬の開発に取り組んでいる。
- LPS合成阻害薬，Ⅲ型毒素分泌機構阻害薬など新規化合物の開発も進行中である。

はじめに

今日，耐性菌の出現と蔓延は世界的な問題となっている。特に欧米やアジア諸国では，カルバペネム耐性腸内細菌科細菌(carbapenem-resistant enterobacteriaceae：CRE)による感染症の増加が深刻である。米国疾病予防管理センター(Centers for Disease Control and Prevention：CDC)はCREを「悪夢の細菌」と形容したことからもその重要性がうかがえる。一方，耐性菌に対する抗菌薬の開発は遅々として進まない状況が続いていた。これに対して米国は「2020年までに10の新薬の創出」をスローガンに掲げ，創薬促進のインセンティブを増加し国を挙げて新薬開発を促進している状況である。本項では，2013〜2015年の米国インターサイエンス(Interscience Conference on Antimicrobial Agents and Chemotherapy：ICAAC)で発表された将来有望と評価された新薬候補について概説する。

新規抗細菌薬

■新しいポリミキシンB誘導体：CA824

ポリミキシンBの誘導体としてCA824(Cantab Anti-infectives, UK)が報告されている。ポリミキシンBやコリスチン(ポリミキシンE)製剤は，カルバペネム耐性腸内細菌科細菌などのグラム陰性耐性菌感染症に対する治療薬として注目されている。しかし，これら薬剤は腎毒性・神経毒性などの副作用が強く，臨床的には使いづらいことが知られていた。このような背景から，グラム陰性菌に対する抗菌活性を保ちつつ，より副作用の少ない抗菌薬としてCA824が考案された。本化合物の腎尿細管細胞に対する毒性はポリミキシンBの約1/10であり，耐性アシネトバクターおよび緑膿菌に対する抗菌効果はポリミキシンBと同等であることが報告されている。またCA824のもう一つの特徴として，肺への移行性がポリミキシンBに比べて良好であることが確認されている。これまで，ポリミキシンBやコリスチンは肺への移行が低いことから呼吸器感染症に対しては吸入療法が必要となる症例が多数経験されてきた。これに対してCA824は肺への良

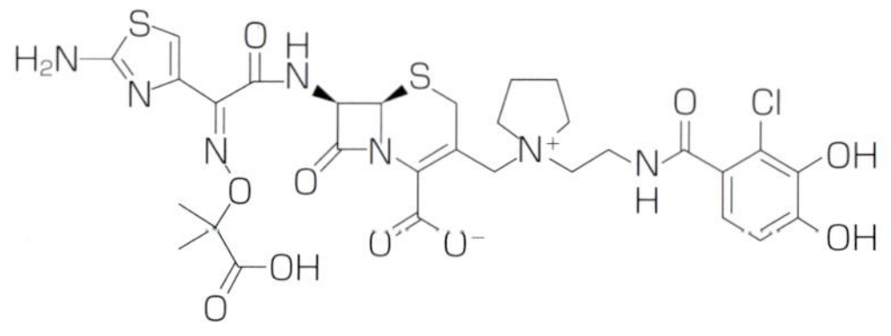

図1　S-649266

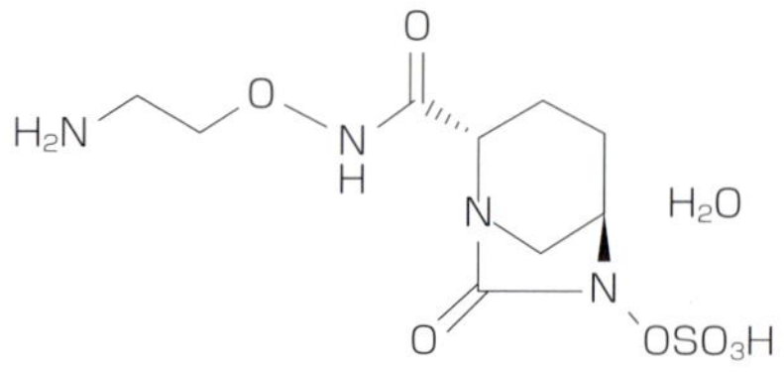

図2　OP0595

好な移行，長い半減期，低毒性などの特徴を有しており，グラム陰性耐性菌感染症に対する新しい治療薬としての可能性が期待される。また，ポリミキシンB誘導体にはエンドトキシンに対する中和作用がみられることから，今後，エンドトキシン中和作用に関しての検討が実施されることが期待される。

■新しい可能性が期待される"sideromycin"

2014年の第54回ICAACで，塩野義製薬が開発中のS-649266が細菌の鉄獲得系であるシデロフォアを応用した抗菌薬として注目された。塩野義製薬が報告したが2014年のポスターサマリーに取り上げられたことは記憶に新しいが，本年も同様のコンセプトによる薬剤の開発が報告された。米国のHsiri Therapeuticsが報告したHT系の化合物であり，シデロフォア構造を有する側鎖を結合させていることからシデロマイシン(sideromycin)と呼ぶことが提唱されている。細菌にとって鉄は生存・増殖および病原性発現からも必須の元素であり，その獲得は極めて重要である。通常，シデロフォアと呼ばれる分子に鉄を結合させ，これを菌体内に取り込む。HT系の化合物はシデロフォア構造を有することから，細菌は積極的に本剤を菌体内に取り込むことになり，強い抗菌効果を発揮することになる。「トロイの木馬」作用とも考えられるこの機序を使った薬剤がどのように開発されてくるのか大変興味深い。現在，HT-06，07，10といった化合物が開発され，アシネトバクター属細菌に対する強い抗菌活性が確認されている。また，グラム陽性菌に抗菌効果を示すダプトマイシンにシデロフォア構造を結合させることにより，アシネトバクター属細菌に対しても抗菌活性を発揮するようになることが確認されている。

■塩野義製薬が開発中の新規β-ラクタム薬：S-649266

塩野義製薬は，新規のβ-ラクタム薬としてS-649266を報告している(図1)。本化合物は，β-ラクタム構造に細菌の鉄の取り込みにかかわるシデロフォア分子を結合させたことが特徴であり，能動輸送により細菌内に取り込まれ抗菌活性を発揮する。鉄が欠乏した状況では本化合物の抗菌活性は増強するが，逆に環境中の鉄濃度が高い条件では抗菌活性が減弱する。生体内でのトランスフェリンの存在を再現するために培地にアポトランスフェリンを加えることにより本化合物の抗菌活性が増強することが観察されている。緑膿菌ではMIC$_{50}$が0.25〜0.125μg/ml，MIC$_{90}$でも1μg/mlと報告されている。セリン型β-ラクタマーゼのKPCやOXA型酵素だけでなく，IMP，VIM，NDM型などのメタロ型β-ラクタマーゼ産生菌，あるいは基質拡張型β-ラクタマーゼ産生菌に対しても強い抗菌活性を示す。感染巣，特に膿瘍あるいはバイオフィルム形成部位における鉄の濃度・挙動に関しては不明なことが多い。多剤耐性グラム陰性菌による重症・難治性感染症に対して本剤がどのような効果を示すのか，注意深く検討していく必要がある。

■Meiji Seikaファルマが開発中の新規β-ラクタマーゼ阻害薬：OP0595

Meiji Seikaファルマが新しいβ-ラクタマーゼ阻害薬であるOP0595を報告している(図2)。こ

の化合物はすでに開発中であるβ-ラクタマーゼ阻害薬アビバクタム（avibactam）と類似の構造を示すが，いくつかの新しい特徴を有する化合物として注目されている．アビバクタムもOP0595もクラスA，C型のβ-ラクタマーゼに対して阻害活性を示す．大変興味深いことに，OP0595はこのβ-ラクタマーゼ阻害活性に加えて，細菌のペニシリン結合蛋白（PBP2）にも強い結合親和性を示すことが特徴である．その抗菌活性は，腸内細菌科の細菌において最小発育阻止濃度（minimum inhibitory concentration：MIC）で1〜4μg/mlという成績が発表されている．OP0595と各種β-ラクタム薬との合剤の有効性について検討されている．一例として，OP0595とアズトレオナムとの併用によりクラスB型のβ-ラクタマーゼ産生菌に対しても強い抗菌活性を示すことが確認されている．

■新しいβ-ラクタマーゼ阻害薬：FPI-1465

Fedora社が新しいβ-ラクタマーゼ阻害薬FPI-1465を開発している．本剤は臨床導入に向けた検討が進行中のアビバクタム誘導体で，β-ラクタム環を持たないβ-ラクタマーゼ阻害薬の特徴を有する．本剤は基質拡張型β-ラクタマーゼ，KPC型，OXA-48型，メタロβ-ラクタマーゼなどAmbler分類のすべてのクラスのβ-ラクタマーゼを阻害する．欧米で問題となっているKPC産生株，VIM型のメタロβ-ラクタマーゼ産生株などカルバペネムに耐性を示すグラム陰性菌感染症に対する治療薬として期待されている．本剤のメタロβ-ラクタマーゼ阻害のメカニズムは不明であるが，緑膿菌やアシネトバクターを対象にメロペネムとの合剤を視野に開発予定とされている．

■杏林製薬が開発中の新規キノロン薬：AM-1977（ラスクフロキサシン）

杏林製薬が新しいキノロン薬AM-1977（ラスクフロキサシン；lascufloxacin）を開発している．本剤は従来のキノロン薬と比較して抗菌活性が4倍ほど強く，組織移行性が高いこと，嫌気性菌に対する抗菌活性が強いことが特徴である．近年，キノロン耐性菌が増加する中で，これら耐性菌に対しても有効性が期待できる薬剤として注射薬および経口薬としての開発が進行中である．

■新規のDNA阻害薬として開発中の2-ピリドン系薬

アイルランドのPTC Therapeuticsは，新規のDNA阻害薬として2-ピリドン系薬（P300847などの一群の化合物）を報告している．本剤の作用機序は，DNAジャイレースやトポイソメラーゼⅣの阻害ではないことが確認されている．興味深いことに，これらの化合物は淋菌に対して選択的に強い抗菌活性を示す．大腸菌などの一般細菌に対する抗菌活性が弱いことから，常在細菌叢への影響が少ないことが特徴である．近年，キノロン耐性淋菌の蔓延やセフトリアキソン耐性淋菌の出現が報告される中で，薬剤耐性淋菌に対する新しい治療薬の開発が求められている．CDCは，緊急の対応が必要な耐性菌として*Clostridium difficile*，カルバペネム耐性腸内細菌科細菌とともに薬剤耐性淋菌を取り上げていることからも，本菌の重要性が理解される．2-ピリドン系の抗菌薬は，キノロン薬とは交叉耐性がみられないことが特徴であるが，DNA合成阻害という作用機序からも副作用には十分注意した開発が必要であろう．

■新規トポイソメラーゼ阻害薬：VXc-486

Vertex社が開発している新規のトポイソメラーゼ阻害薬VXc-486が報告されている．本剤はトポイソメラーゼのATP結合部位に作用することが特徴であり，病原体のGyrBとParEの両方の酵素を阻害するデュアルインヒビターとしての特徴を有する．非定型病原体を含めた市中肺炎の原因菌，淋菌，結核菌などに対して幅広い抗菌活性を示す．近年，世界的に問題となっている薬

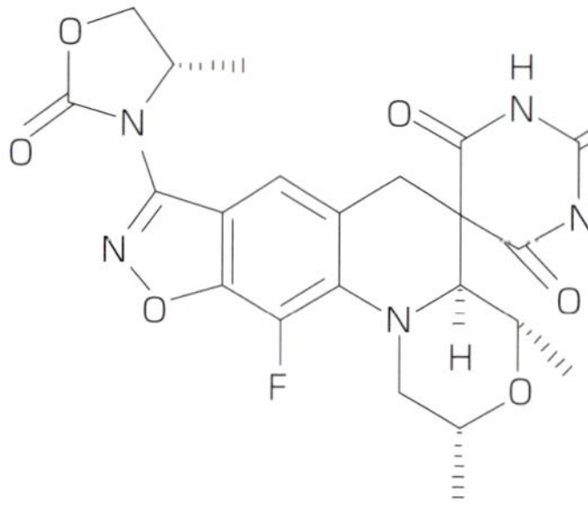

図3　AZD-0914

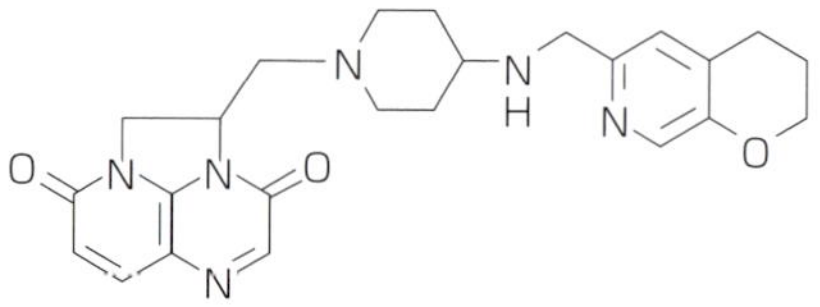

図4　GSK-2140944

図5　ASP2397

剤耐性淋菌に対してもMIC 0.125μg/mlと強い抗菌活性を示すことが報告されている。また，ブドウ球菌による肺炎モデルや，結核のマウス肺感染モデルにおいてイソニコチン酸ヒドラジドやリファンピシンとの併用効果も報告されている。

■新規DNA合成阻害薬：2-ピリドン系薬

　PTC Therapeutics社が新しいDNA合成阻害薬として2-ピリドン誘導体を報告している。本剤はDNAジャイレースとトポイソメラーゼⅣの両方を阻害することにより抗菌活性を示すことが特徴である。最近，日本から報告されたキノロン耐性淋菌に対しても抗菌活性を示すことが，in vitroおよびin vivoマウス感染モデルで確認されている。その他に，多剤耐性を示す大腸菌，アシネトバクター，メチシリン耐性黄色ブドウ球菌（methicillin-resistant Staphylococcus aureus：MRSA）に対しても強い抗菌力を示す。

■新規トポイソメラーゼ阻害薬：AZD-0914

　アストラゼネカ社が新規トポイソメラーゼ阻害薬（AZD-0914）を報告した（図3）。本剤はキノロン剤と交差耐性を示さず，キノロン耐性淋菌に対しても強い抗菌活性を示す。臨床分離株を用いた検討では淋菌に対するMIC90は0.12 mg/mlと報告されている。従来のキノロン骨格とは異なる構造であり，その作用機序も特異であるとされている。この点で，本剤においてどのような副作用がみられるのか，慎重な評価・検討が必要であると思われる。

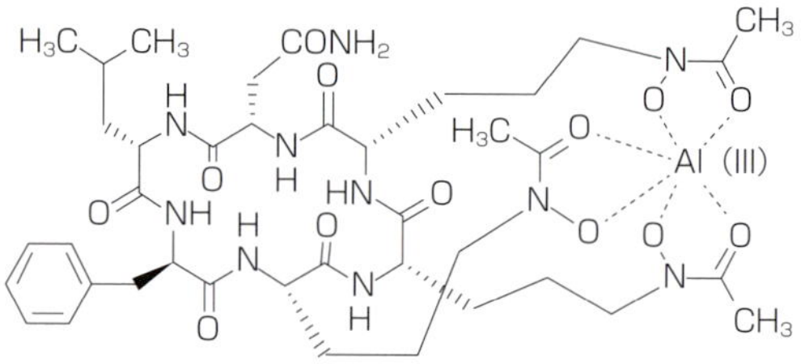

■DNA合成阻害薬：GSK-2140944

　グラクソ・スミスクライン社が開発中のDNA合成阻害薬で，Ⅱ型トポイソメラーゼに対してキノロン薬とは異なる結合様式でこれを阻害することが特徴である（図4）。本剤は，MRSAから肺炎球菌までMIC$_{90}$は0.25〜0.5μg/ml程度の抗菌活性を有する。一方，グラム陰性菌に対する抗菌活性は弱く，Haemophilus influenzaeに対するMIC$_{90}$は1μg/ml，緑膿菌に対しては活性を示さない。注射薬から経口薬にスイッチできる抗菌薬として開発されている。

抗真菌薬

■アステラス製薬が開発中の抗真菌薬：ASP2397

　アステラス製薬が開発中のASP2397が新規の抗真菌薬として報告している（図5）。ASP2397はAspergillus fumigatus, A. terreusなどのアスペルギルス属の主要な菌種とCandida glabrata, C. neoformans, Trichosporon asahiiなどに対して強い抗真菌活性を示す。一方，同じアスペルギルス属であるがA. nigerやカンジダ属C. albicans,

C. tropicalis, C. parapsiosis などに対する抗菌活性は弱い。本剤には，鉄キレート分子であるシデロフォア類似の化学構造が含まれており，真菌のシデロフォアトランスポーターを介して細胞内に取り込まれると考えられている。A. fumigatus においては，菌体内への能動的な取り込みののち1～2時間の短時間にヒト血清の存在下で強い殺菌効果が観察される。試験管内の殺菌効果と相関して，侵襲性肺アスペルギルス症感染マウスモデルにおいても，晩期治療開始群においても100％の生存率が達成されることが確認されている。臨床で遭遇するアスペルギルス症の多くが病勢の進行した感染後期と考えられることから，ASP2397がどのような臨床効果をもたらすのか興味深い。

■新規クラスの抗アスペルギルス薬：F901318

新規クラスの抗アスペルギルス薬としてF901318（F2G Ltd, UK）が報告されている。本剤は新規の骨格を有する抗真菌薬であり，ピリミジン合成経路に必要なジヒドロオロト酸オキシダーゼ（dihydroorotate oxidase：DHODH）の阻害が作用メカニズムと考えられている。本剤はアスペルギルス属真菌に対して抗真菌活性が強いが，カンジダ属，クリプトコックス属真菌には作用しないというのが特徴である。ただし，日本ではみられない輸入真菌症の原因としてのコクシジオイデス，ブラストマイセス，ヒストプラズマ属真菌に対しては抗真菌活性が存在すると報告されている。本酵素はヒトにも存在する酵素であるが，その選択毒性は2,000倍以上である。報告されているF901318のMIC$_{90}$は，A. flavus に対して0.06 μg/ml，A. fumigatus 0.25μg/ml，A. terreus 0.03 μg/ml であり，アムホテリシンBやボリコナゾールと比べても優れた抗真菌活性を有している。アスペルギルス属真菌による感染症は，免疫不全宿の増加に伴い今後ますます問題となってくる真菌症の一つであり，殺菌性が高く副作用の少ない薬剤の開発が待たれており，今後の展開が期待される。

■新規エンフマフンギン誘導体：SCY-078

新規のエンフマフンギン（enfumafungin）誘導体の抗真菌薬としてSCY-078（Scynexis, US）が報告されている。本剤は，β-1, 3-グルカンの合成阻害作用を有する化合物であり，多剤耐性のアスペルギルス，カンジダに抗真菌活性を有する。現在，経口および注射薬として第Ⅱ相試験が進行中である。本剤は腎臓および肺への移行が高いことが特徴であり，腎臓には血中の約20倍，肺胞には約3倍の濃度で移行することが報告されていた。腎臓への移行に関しては，副作用の発現が心配されるところであるが，この点に関しては検討されていないようであり，今後注意してみていく必要がある。

■新規キャンディン系抗真菌薬：CD101

米国Cidara社が新規キャンディン系のCD101を開発している。本剤はアニデュラフンギン（anidulafungin）類似の化合物で，真菌のβ-1, 3-グルカンの合成阻害が作用メカニズムである。特にカンジダ属真菌に対する強い活性が報告されており，in vitro および in vivo においてその有効性が確認されている。これまでのキャンディン系薬と比較して，肝代謝でのクリアランスが遅く，半減期が80時間以上と報告されており，臨床的には週1回投与も可能になるのではないかと期待されている。現在，全身投与による試験が進行中であるが，その安定性から外用など局所投与の可能性も考えられている。外陰膣カンジダ症由来株を用いた酸性環境下のMICの検討で，十分効果があるだろうということがプレクリニカルの成績で報告されている。

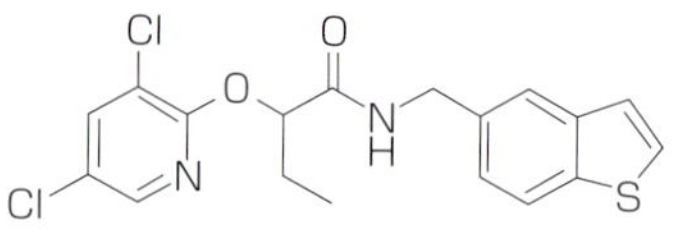

図6　MBX2359

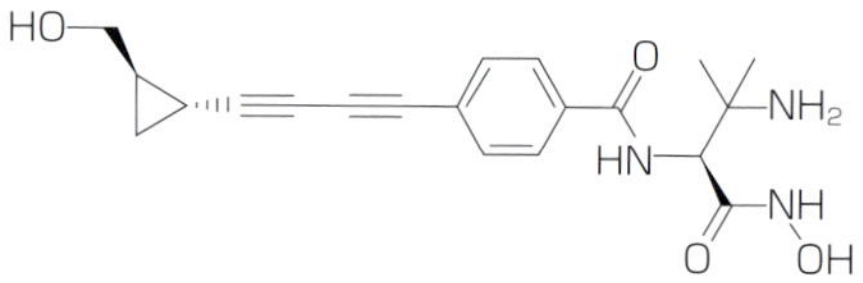

図7　ACHN-975

新しい発想で開発される抗微生物薬

■Type III毒素分泌機構阻害薬

　Microbiotix社が緑膿菌のtype III毒素分泌機構（T3SS）に対する新しい阻害薬を報告した（MBX2359）。本剤はフェノアセトアミド（phenoacetamides）誘導体で，T3SSの毒素の注入に関与するニードル筒を構成するPscF蛋白をターゲットする（図6）。これまT3SSのニードル先端の蛋白（PcrV）をターゲットとする特異抗体などの可能性が検討されてきたが，本剤は異なる分子を標的とした薬剤として注目される。難治性で重症の緑膿菌感染症，特に人工呼吸器関連肺炎や囊胞性肺線維症，火傷などの患者を対象として開発を検討する予定である。

■リポポリサッカライド合成阻害薬：ACHN-975

　Achaogen社は，グラム陰性菌の外膜構成成分であるリポポリサッカライド（lipopolysaccharide：LPS）のリピッドAの合成に関わる酵素LpxCを阻害する注射用薬剤を開発している（図7）。本剤のMIC$_{90}$は，腸内細菌1μg/ml，緑膿菌0.5μg/mlと良好であるが，アシネトバクター，セパシア，ステノトロフォモナスに対しては無効である。大腸菌や緑膿菌による好中球減少マウス大腿部感染モデルにおいてその有効性が示されている。本剤は2013年5月に健常人を対象とした反復投与試験が開始されたが，残念ながら局所の刺激性により6月には試験が中止されている。本剤の構造および作用機序はまったく新しいものであり，各種誘導体のスクリーニングによる新規候補の探索が期待される。

■新規抗菌ペプチド：AA139

　Adenium Biotech社は新しい抗菌ペプチドとしてAA139を報告している。本化合物は，ゴカイから分離された抗菌ペプチドArenicin-3の誘導体として見いだされた化合物で，21のアミノ酸構造からなる抗菌物質である。その特徴は，「毒性の少ないコリスチン」と形容されるように，特異な膜傷害作用と強い短時間殺菌作用が特徴である。エフラックスポンプに変異がある株がAA139に耐性を示すことが報告されている。動物実験系ではESBL産生大腸菌を用いた尿路感染モデル，あるいは腹腔内感染モデル，大腿感染モデルにおいて本化合物の有効性が示されていた。

■セファロスポリン薬とグリコペプチド薬のヘテロダイマー化合物：TD-1607

　Teravance社は，セファロスポリン薬とグリコペプチド薬をヘテロダイマー化した化合物としてTD-1607を報告している。これまでにも異なる作用機序の抗菌薬を結合させた化合物はいくつか報告されてきたが，TD-1607はMRSAに対しても強い短時間殺菌能を示すことが特徴であり，現在，第I相において臨床治験が進行中である。1,000株を超えるMRSAを用いた検討では，本剤のMIC$_{90}$は0.03μg/mlと極めて低く，菌と接触してから4～8時間で強い菌数減少効果が確認されている。また，異なる作用機序の抗菌薬のヘテロダイマーという特徴を反映して，実験モデルにおける耐性菌の出現頻度は10^{-9}以下と極めて低いことが報告されている。

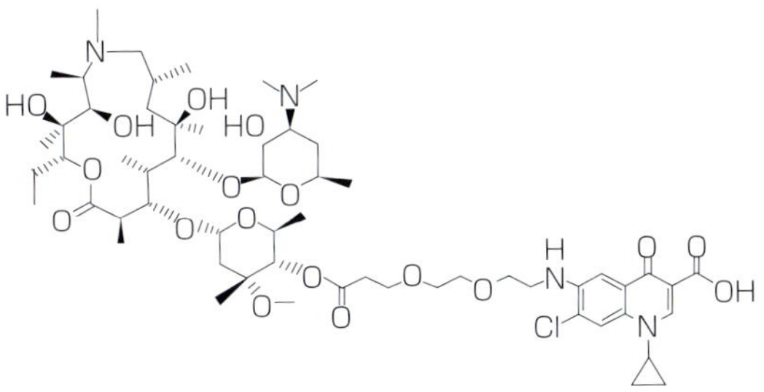

図8 マクロライド薬とキノロン薬のハイブリッド化合物

■キノロン薬とマクロライド薬のハイブリッド薬：マクロロン

　グラクソ・スミスクライン社は，キノロン薬とマクロライド薬をエステル結合することにより新しいタイプの抗菌薬の開発を試みている（図8）。マクロロン（macrolones）と命名されているが，病原体リボゾームにおける蛋白合成を強く阻害することが報告されており，また耐性菌の出現率が低いことが確認されている。新しい発想による創薬の可能性を示す知見として興味深いが，なぜマクロライド薬とキノロン薬であるのか，この化合物が出てきた背景とそれを支持する理論とデータに関しては不明である。

おわりに

　感染症治療薬について，開発中のパイプラインについて概説した。これまで多数の世界標準薬を開発してきた日本の企業も複数の新薬候補を開発中である。産官学の連携の中で，これらの候補からできるだけ多くの薬剤が臨床に応用され，耐性菌感染症に対して効果を発揮することを期待したい。

　利益相反なし。

第2章 抗結核・非結核性抗酸菌薬

1. 結核の一般的な治療および潜在性結核感染症治療指針について

中原義夫，小川賢二

ポイント

- 本邦では結核は決してまれな疾患ではなく，世界的には中蔓延国とされている。
- 結核の治療には感受性のある薬剤を複数使用することが原則である。
- 結核の治療効果は主に喀痰検査による菌陰性化の有無により判断される。
- 決められた期間の治療の完遂を徹底するためにさまざまな場面でのDOTSの実施が必要不可欠である。
- 潜在性結核感染症に対しては患者の発症リスクと社会的影響などを総合的に加味して治療適応を考えるべきである。

はじめに

結核は結核菌（*Mycobacterium tuberculosis*）が主として肺などの呼吸器系に感染することによって引き起こされる感染症である。

結核の感染様式は空気感染で，2006年に改正された感染症法において二類感染症に指定されている。結核に対する有効な治療法のなかった第二次世界大戦以前は罹患率・死亡率ともに高く，日本人の死因の第1位であったが，治療法の発達や感染対策に伴い，現在は罹患率・死亡率ともに年々減少傾向にある（図1）[1]。厚生労働省から発表されている「平成26年結核登録者情報調査年報集計結果（概況）」[2]によると，2014（平成26）年に新規に登録された結核患者数は19,615人で統計を開始して以来，初めて2万人を下回っており，人口10万人あたり15.4人と昨年よりも0.7ポイント低下している。しかし，米国疾病予防管理センター（Centers for Disease Control and Prevention：CDC）から発表された感染症動向週報（Morbidity and Mortality Weekly Report：MMWR）[3]によると米国で2014年に新規に報告された結核患者数は9,412人で，人口10万人あたり3.0人と日本よりもかなり低い水準となっている。その他の欧米先進国と比較しても本邦における結核の罹患率は

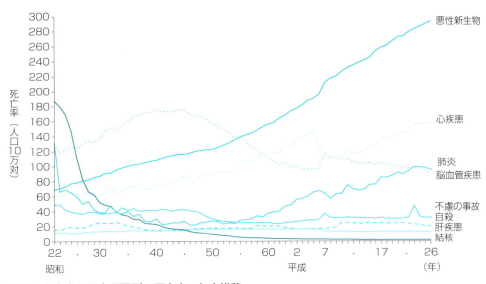

図1 日本人の死亡原因別の死亡率の年次推移
〔厚生労働省．平成26年人口動態統計月報年計（概数）の概況より一部抜粋〕

総じて高く，世界的には依然として結核の「中蔓延国」とされている．また，近年外国出身者の新規登録結核患者数が増加傾向にあり，日本で発生した結核患者全体の5.6％を占めている[2]．また，近年治療困難な多剤耐性結核および超多剤耐性結核が世界的に大きな問題となっていることにも留意する必要がある．

このように，本邦において結核患者は減少傾向にあるものの，決してまれな疾患ではなく，欧米先進国と同等のレベルを目指すためにはさまざまな課題が残されている．本項では，結核の治療の基本的な考え方について，実際の医療現場で行われている形に即して解説する．また，結核感染の蔓延の防止という観点で重要な潜在性結核感染症の治療指針についても併せて述べる．

活動性肺結核に対する治療

■抗結核薬治療

結核を発病した患者に対する治療の最終的な目標は，患者の体内に生存する結核菌を撲滅することである．この目標を達成するためには感受性のある薬剤を複数，特に菌量の多い治療初期には少なくとも3種類以上併用し，最終的には少なくとも6カ月間継続して抗結核薬を投与する．

■抗結核薬の分類と投与方法

「結核医療の基準」[4]では，最も強力な抗菌作用を示し，菌の撲滅に必要不可欠なfirst-line drugs(a)としてリファンピシン（rifampicin：RFP），リファブチン（rifabutin：RBT），イソニアジド（isonicotinic acid hydrazide：INH），ピラジナミド（pyrazinamide：PZA）が，first-line drugs(a)との併用で効果が期待できるfirst-line drugs(b)としてストレプトマイシン（streptomycin：SM），エタンブトール（ethambutol：EB）が挙げられている．またfirst-line drugsと比較して抗菌力は落ちるが，多剤併用で効果が期待されるsecond-line drugsとしてレボフロキサシン（levofloxacin：LVFX），カナマイシン（kanamycin：KM），エチオナミド（etionamide：TH），エンビオマイシン（enviomycin：EVM），パラアミノサリチル酸（para-amino-salicylic acid：PAS），サイクロセリン（cycloserine：CS）も用いられることがある．また多剤耐性結核を対象に開発された新薬としてデラマニド（delamanid：DLM）が用いられている．それぞれの抗結核薬の投与量と投与方法について表に示す（表

1)。腎臓で排泄される薬剤は，腎機能低下時には減量して投与する必要がある。またアミノグリコシド系の薬剤には固有の副作用として尿細管障害による腎機能低下があるため，腎機能が低下した患者（非透析患者）では原則として投与を避けるべきである。

■結核の標準的な治療レジメン

感受性菌感染に対する標準的な治療法を以下に示す。

A法：RFP＋INH＋PZAにEB（またはSM）の4剤併用で2カ月間治療後，RFP＋INHで4カ月間治療する。

B法：RFP＋INHにEB（またはSM）の3剤併用で2カ月間治療後，RFP＋INHで7カ月間治療する。

原則的にはA法を用いて治療するが，慢性肝障害のある患者，80歳以上の高齢者では重篤な薬剤性肝障害が起こる可能性が高くなるので，当初よりB法を選択することが一般的である。

■結核の主な副作用（表2）

●肝障害

肝障害は結核の標準治療の20〜30％にみられる。その多くは一過性であるがまれに重症化する場合がある。結核の標準治療で用いられる薬剤のうち，INH，RFP，PZAのいずれも肝障害を呈し得る。初期のうちは症状が出現しにくく，結核治療中に食思不振や嘔気・嘔吐といった症状が出現した場合は肝障害を念頭において検査することが望ましい。

結核診療ガイドラインでは，肝障害出現時の薬剤中止の判断は，血液データと自覚症状の有無によって総合的に下すことを推奨している。自覚症状のない場合にはASTまたはALT値が基準値の5倍以上になった場合にすべての抗結核薬を中止する。自覚症状のある場合にはASTまたは

表1 抗結核薬の成人における標準投与量と最大投与量

薬剤名	略称	標準投与量 (mg/kg/day)	最大投与量 (mg/body/day)	備考
First-line drugs(a)				
リファンピシン	RFP	10	600	
リファブチン	RBT	5	300	
イソニアジド	INH	5	300	
ピラジナミド	PZA	25	1,500	
First-line drugs(b)				
ストレプトマイシン	SM	15	750	注射薬 週3回投与の場合は1,000mg/bodyまで
エタンブトール	EB	15(20)	750(1000)	最初の2カ月間は20mg/kg/day，最大量1,000mgまで可
Second-line drugs				
レボフロキサシン	LVFX	8	500	
カナマイシン	KM	15	750	注射薬 週3回投与の場合は1,000mg/bodyまで
エチオナミド	TH	10	600	200mg/dayから開始し漸増
エンビオマイシン	EVM	20	1,000	注射薬
パラアミノサリチル酸	PAS	200	12,000	
サイクロセリン	CS	10	500	
新薬				
デラマニド	DLM	200mg/body/day		

（日本結核病学会治療委員会．「結核医療の基準」の見直し—2014年．結核 2014；89：683-90より引用）

表2 主な抗結核薬による副作用とその対処方法

副作用	主な原因薬剤	対処方法
肝障害	RFP, INH, PZA	基準を超える場合は薬剤中止(本文参照)
腎機能障害	SM, RFP	薬剤中止(再投与不可),アミノグリコシド系は避ける
末梢神経障害	INH	ビタミンB_6補充 悪化時はINH中止
視神経障害	EB	薬剤中止(再投与不可)
第Ⅷ脳神経障害	SM	薬剤中止(再投与不可)
皮疹	すべての薬剤	全身に拡大する場合は薬剤中止し,1剤ずつ再開
薬剤熱	すべての薬剤	薬剤中止し,1剤ずつ再開
血球減少	RFP, INH	薬剤中止
高尿酸血症	PZA	痛風があれば中止
間質性肺炎	INH	薬剤中止(再投与不可)

(日本結核病学会, 編. 結核診療ガイドライン, 改訂第3版. 東京:南江堂, 2015:77-96 より引用)

ALT値が基準値の3倍以上になった場合にすべての抗結核薬を中止する。また,総ビリルビン値が2mg/dl以上となった場合にはいずれの場合でも中止する。ただし,腹部エコーやCTなどの検査を行い,薬剤以外に肝機能異常を呈し得る疾患を除外しておくことが望ましい。

薬剤中止後,ASTおよびALT値がおおむね基準値まで低下すれば薬剤を再開する。比較的結核の病状が落ち着いている場合には,1剤ずつ再開する。ビリルビン値やALP値の上昇があり,胆汁うっ滞型の肝障害が疑われる場合にはRFPが原因であることが多く,INHを先に投与する。一方でASTおよびALT値の上昇が主で肝細胞障害型の肝障害が疑われる場合にはINHが原因であることが多く,RFPを先に投与する。

再現性をもって特定の薬剤による肝障害がはっきりした場合には原則として再投与は行わないが,これらの肝障害はアレルギー性の機序で起こることもあり,減感作療法を行ってみる価値はある。

● **アレルギー反応**

しばしば発疹,発熱,好酸球増多といったアレルギー性の機序による反応がみられることがある。薬剤中止を判断する明確な基準はないが,重症化する場合は全薬剤を中止する。薬剤リンパ球刺激試験(drug lymphocyte stimulation test: DLST)が行われる場合もあるが,原因薬剤の特定には必ずしも有用ではない。薬剤再開時にはINH,RFPに関しては減感作療法を考慮する。

● **末梢神経障害**

主にINHによって起こる。発症予防のためにビタミンB_6製剤を当初より併用することが多い。症状が進行する場合には薬剤の中止を考慮する。またEBでも起こることがあるので注意する。

● **血球減少**

いずれの薬剤も血球減少の原因となり得る。白血球数2,000/μl,好中球数500/μl,血小板数5万/μl程度までは継続可能であるが,これを下回る場合には全薬剤を中止し,1剤ずつ再開することが望ましい。

■ **抗結核薬による薬物相互作用**

抗結核薬のうち,特にRFPはCYP3A4誘導作用を要するため種々の薬剤の代謝に影響を与える。ボリコナゾールやタダラフィルなどの薬剤はRFPとの併用禁忌とされている。また,RFPにより効果が減弱する薬剤として,副腎皮質ステロイド(以下,ステロイド),免疫抑制薬(シクロスポリン),ワルファリン,イトラコナゾール,抗

てんかん薬(フェノバルビタール，フェニトイン)などがあり，RFPを投与する場合にはこれらの薬剤の投与量を増量する必要がある。また，抗結核薬の投与を終了する場合にはこれと逆のことが起こることにも留意しておく必要がある。

■ 治療期間延長に関する基準

治療開始時の結核が重症(広汎空洞例，粟粒結核，結核性髄膜炎など)であったり，再治療例，菌陰性化の遅延(初期2カ月終了後も培養陽性)がみられたり，免疫低下を来し得る合併症(HIV感染，糖尿病など)や薬物治療(ステロイドの全身投与，免疫抑制薬，抗腫瘍薬，生物学的製剤など)を受けている場合は3カ月延長し，A法では9カ月間，B法では12カ月間までの治療を行う。

■ 治療の効果判定

結核治療の効果の判定には通常，喀痰中の抗酸菌塗抹検査および培養検査が用いられる。抗酸菌塗抹検査は感染性の有無を判断するうえで重要であり，特に後述する退院基準に関わってくる。最終的に結核治療が奏功しているかどうかについては，培養検査における菌陰性化を確認することが重要である。また胸部X線検査などの画像所見も治療効果を判断するうえである程度参考になるが，通常は菌陰性化よりも遅れることが多い。

■ 入院基準と退院基準

排菌陽性の肺結核に対して，隔離を目的に入院医療を行うことは患者の人権を制限することになるため，感染症法に基づいた法的な手続きが必要となる。感染症法に基づき2007年に厚生労働省によって示された入院基準では，肺結核，気管・気管支結核，喉頭結核，咽頭結核の患者で，(1)喀痰塗抹検査が陽性，(2)喀痰塗抹検査は陰性だがほかの検体(胃液，気管支鏡検体)の塗抹検査が陽性，喀痰も含めたすべての検体で培養検査もしくは核酸増幅法で陽性と判断した患者のうち，①咳，痰などの自覚症状があり他者への感染性が強いと判断される場合，②治療中断などにより近い将来，大量排菌や耐性結核につながる恐れの強い場合とされている。

一方で退院に際しては①感染性が消失していること，②退院後も治療が継続可能であることが前提条件となる。2007年に厚生労働省から示された基準では，咳・発熱などの臨床症状が消失し，かつ異なる日に採取された喀痰の培養検査が3回連続陰性となった場合には退院させなければならない，とされている。また退院可能とする基準として①2週間以上の標準的化学療法が行われ，臨床症状が消失している，②2週間以上の標準的化学療法を行った後の異なった日の喀痰の塗抹検査または培養検査が3回連続陰性である，③患者が治療の継続及び感染拡大の防止の重要性を理解し，退院後の治療の継続と他者への感染の防止が可能であると確認できること，と定められている。

■ 服薬支援

活動性結核患者に対しては再発や耐性菌出現を防止するために治療完了を徹底する必要がある。また潜在性結核感染症患者に対しても結核発症を防止するため，同様に治療完了の徹底が必要である。このことから医療が必要なすべての結核患者が直接監視下短期化学療法(directly observed treatment short-course：DOTS)の対象となる。

まず，入院患者に対して①結核の知識や服薬の重要性に関する教育指導と，②医療スタッフによる直接服薬確認と患者の病気に関する理解度の評価を行い，③患者の治療に関する問題点についての情報をDOTSカンファレンスなどにより保健所などの関連機関と共有することが望ましい。また退院後，服薬継続の妨げとなり得る社会的要因に関して医療スタッフ，ソーシャルワーカーなどがチームとして包括的な支援をすることが求められている。

外来通院している患者に対しては外来受診時に看護師などが直接内服確認を行い，薬を飲み終わった後の包装を持参してもらうなどして患者の服薬状況を確認する。さらに保健所のスタッフを

中心に患者のリスクに応じて患者の自宅を訪問し，実際に服薬を見届ける訪問DOTSも行う場合もある。

■抗結核薬以外の治療

●ステロイド薬

結核性髄膜炎および結核性心外膜炎に対してはステロイドの使用が強く推奨されている。

結核性髄膜炎に関しては，多くの臨床試験においてデキサメタゾンの有用性が証明されている[6)7)]。結核性心外膜炎のときに関しても同様に，ステロイドによって予後が改善されたという報告がされている[8)]。

粟粒結核や呼吸不全を呈するような重症な結核，発熱や食思不振などで全身状態が不良な場合に使用すると，全身状態の回復がみられる場合がある。

●外科的治療

肺結核の場合は，多剤耐性で病巣が限局しており切除が可能な場合には，積極的に外科的治療を考慮すべきである。ただし，有効な化学療法を3カ月間前後先行して，菌量を減量させた状態で行うことが望ましい。

肺外結核では，膿胸など内科的治療が十分に期待できない場合や，脊椎結核のように，手術を行わなければ重度の機能障害を来し得る場合に外科的治療が検討される。

潜在性結核感染症の治療指針

■潜在性結核感染症とは

潜在性結核感染症(latent tuberculosis infection：LTBI)とは結核菌に感染していながらも，いまだ発病していない状態のことを指す。LTBIの概念は国際的にも米国胸部疾患学会(American Thoracic Society：ATS)とCDCによって提唱され[9)]2000年頃から定着し始めている。本邦においても2007年6月に改定された届出基準[10)]に含まれ届出が義務付けられており，治療費に関しては公費負担の対象となっている。また日本結核病学会予防委員会・治療委員会では2013年に「潜在性結核治療指針」[11)]を作成し，治療対象となる患者基準や治療方法などについて述べている。

結核感染者に対して抗結核薬を投与して発病を予防する試みは欧米においても古くからなされており，その予防効果が証明されている[12)13)]。ただし，結核に感染している状態であっても結核を発症する危険性は結核患者への曝露状況や宿主の状態，生活環境によってさまざまである。一方，これらの予防投与には一定の割合で有害事象を伴う。したがってLTBIに対しては予防投与によって結核の発症を抑えるメリットが，有害事象によるデメリットを上回ると判断された場合に治療が検討されるべきである。

■潜在性結核感染症の診断

結核感染の有無を診断するうえで，古くからツベルクリン反応が行われてきたがBCG接種などの影響を受けやすく，特に本邦では特異度が低いという問題があった。これに対して近年開発されたインターフェロンγ遊離試験(interferon gamma release assay：IGRA)は結核菌特異抗原によって刺激されたリンパ球が放出するインターフェロンγを検出するもので，高い特異度を示すことが知られている。現在LTBIの診断のためにクオンティフェロン®TBゴールド(QFT-G)，Tスポット®TB(T-SPOT)が保険収載されており，臨床で広く用いられている。活動性結核患者を対象として，QFT-GとT-SPOTの精度を比較した報告は複数されているものの，どちらが優れているかについての評価は定まっていない[14)～16)]。特にLTBIに関しては結核感染の有無を判定するゴールド・スタンダードがないことから，両者のどちらが診断に有用であるかわかっていないのが現状である。

■ 潜在性結核感染症の治療対象

LTBIの治療対象となるのは結核に感染していて，なおかつ発病リスクが高く，治療を行う有益性が副作用を上回ると考えられる場合である。

感染のリスクが高い条件として，高齢者，ホームレスなどの社会的弱者，高蔓延国居住歴のある人，医療従事者などが挙げられる。一方で発病リスクが高い条件として，感染から1〜2年以内，胸部X線写真で未治療の結核治癒所見を認める，HIV感染，じん肺，低体重，糖尿病，維持透析患者，胃切除，ステロイド・免疫抑制薬の使用などが挙げられる[9)17)18)]。また近年，関節リウマチなどに対してTNF-α阻害薬などの生物学的製剤が広く用いられるようになり，これらも結核の発症リスクを高めるとされている[19)]。

実際にLTBIの治療を行うかどうかについては，これらの感染・発病リスクに加えて発病した場合の社会的な影響（集団生活，医療現場など）や有害事象のリスク（肝障害など）を総合的に検討することが望ましい。

■ 潜在性結核感染症の治療法，治療期間

LTBIに対しては「潜在性結核感染症治療指針」[11)]に則り，INHを6カ月ないし9カ月間内服するのが一般的である。種々の理由でINHが使用できない場合はRFPを4カ月もしくは6カ月間内服する。治療にあたっては血液検査，肝機能検査，腎機能検査など行い有害事象を定期的にモニタリングすることが望ましい。また，LTBI治療にもかかわらず結核を発症するケースもしばしばみられるため，自覚症状を有する場合には結核発病を念頭において診療にあたる必要がある。胸部X線写真に関しては，LTBI治療開始時と有症状時に行うことが望ましい。

■ おわりに

本項では活動性肺結核と潜在性結核感染症の一般的な治療の概略について解説した。本項が結核診療にたずさわる可能性のある，すべての医療者の診療の一助となれば幸いである。

利益相反なし。

● 文献

1) 厚生労働省．平成26年人口動態統計月報年計（概数）の概況．URL：http://www.mhlw.go.jp/toukei/saikin/hw/jinkou/geppo/nengai14/dl/gaikyou26.pdf
2) 厚生労働省．平成26年結核登録者情報調査年報集計結果（概況）．URL：http://www.mhlw.go.jp/bunya/kenkou/kekkaku-kansenshou03/14.html
3) Scott C, Kirking HL, Jeffries C, et al. Tuberculosis trends-United States, 2014. MMWR Morb Mortal Wkly Rep 2015；64：265-9.
4) 日本結核病学会治療委員会．「結核医療の基準」の見直し—2014年．結核 2014；89：683-90.
5) 日本結核病学会，編．結核診療ガイドライン，改訂第3版．東京：南江堂，2015：77-96.
6) Girgis NI, Farid Z, Kilpatrick ME, et al. Dexamethasone adjunctive treatment for tuberculous meningitis. Periatr Infect Dis J 1991；10：179-83.
7) Girgis NI, Farid Z, Hanna LS, et al. The use of dexamethasone in preventing ocular complications in tuberculous meningitis. Trans R Soc Trop Med Hyg 1983；77：658-9.
8) Strang JI, Kakaza HH, Gibson DG, et al. Controlled clinical trial of complete open surgical drainage and of prednisolone in treatment of tuberculous pericardial effusion in Transkei. Lancet 1988；2：759-64.
9) Centers for Disease Control and Prevention. Targeted tuberculin testing and treatment of latent tuberculosis infection. MMWR 2000；49：1-54.
10) 厚生労働省健康局結核感染症課長．感染症の予防及び感染症の患者に対する医療に関する法律第12条第1項及び第14条第2項に基づく届出の基準等の一部改正について．健感発第0607001号．平成19年6月7日．
11) 日本結核病学会予防委員会・治療委員会．潜在性結核感染症治療指針．結核 2013；88：497-512.
12) Belzer IS. Studies demonstrating the effectiveness of isoniazid in preventing tuberculosis. S D J Med 1969；22：15-22.
13) Brummer DL. Preventing therapy of tuberculosis. Annu Rev Med 1974；25：115-22.
14) Pai M, Joshi R, Dogra S, et al. Serial testing of health care workers for tuberculosis using interferon-γ assay. Am J Respir Crit Care Med 2006；174：349-55.
15) Schablon A, Harling M, Diel R, et al. Serial testing with an interferon-γ release assay in German healthcare workers. GMS Krankenhaushyg Interdiszip 2010；5：Doc 05.
16) Higuchi K, Sekiya Y, Igari H, et al. Comparison of specificities between two interferon-gamma release assays in Japan. Int J Tuberc Lung Dis 2012；16：1190-2.
17) Landry J, Menzies D. Preventive chemotherapy. Where has it got us？ Where to go next？ Int J Tuberc Lung Dis 2008；12：1352-64.
18) Rieder HL, Cauthen GM, Comstock GW, et al.

Epidemiology of tuberculosis in the United States. Epidemiol Rev 1989 ; 11 : 79-98.

19) 日本結核病学会予防委員会・日本リウマチ学会. さらに積極的な化学予防の実施について. 結核 2004 ; 79 : 747-8.

2. 多剤耐性結核菌に対する治療について

吉山 崇

ポイント

- 感受性薬の多剤併用が基本。
- 耐性を知る薬剤感受性検査の質の管理が必要。
- 多剤耐性結核治療薬は有害事象が多い。
- デラマニドなど新薬の開発が進んでおり今後治療法の改善が期待できる。

多剤耐性結核（MDR-TB）の治療薬物

多剤耐性結核(multi-drug resistant tuberculosis：MDR-TB)とは，結核薬のイソニアジド(isoniazid：INH)とリファンピシン(rifampicin：RFP)耐性の結核症のことをいう。うち，レボフロキサシン(levofloxacin：LVFX)などキノロン系抗菌薬およびカナマイシンなどの注射薬耐性の結核症を超多剤耐性結核(extensively drug-resistant tuberculosis：XDR-TB)という。

結核菌の耐性化については，個々の結核菌の遺伝子の突然変異が一定の確率で起きており，その薬を使用することによる自然選択によって，その患者の結核菌の多くが耐性化する，というメカニズムにより説明される。空洞を有する結核患者には 10^8 以上の結核菌がいる。10^{-8} の確率でRFP耐性の突然変異が起こる。変異の部位は，RFPの場合はほぼrpoBの変異による。ほかの薬については，変異の部位の特定はされているが，すべての耐性患者の薬剤耐性を説明できているわけではなく，未発見の遺伝子変異による耐性があると想定されている。RFP1剤で空洞を有する結核の治療を行うと感受性の菌は死ぬが，耐性の菌が増殖して2～3カ月後，その患者の多くは耐性菌で置き換わってしまい，患者のRFP耐性獲得が起こった，と表現される。2剤で治療していずれも感受性のある菌であれば耐性獲得の危険がない場合であっても，1剤が耐性でありその薬剤耐性が治療開始時にわからず有効な薬剤1剤で治療してしまう場合，耐性であることがわかるのが遅れれば，有効な薬剤も耐性化してしまう。あるいは，有効であった薬が耐性化する前に耐性がわかり薬を増やした治療となったとしても，その患者の結核菌に占める耐性菌クローンの割合は高くなり，耐性化の危険が高い状態となる。治療開始時に耐性がわかればよいのだが，今日の結核治療の開始時点では，耐性がわからずに治療を開始となるのが通常で，耐性の有無が判明した時点では，新たな耐性をすでに獲得している危険があることを念頭においた治療が必要となる。

現在の日本で結核薬として承認されている薬は，INH，RFPのほか，リファブチン(rifabutin：RBT)，ピラジナミド(pyrazinamide：PZA)，ストレプトマイシン(streptomycin：SM)，エタンブトール(ethambutol：EB)，LVFX，カナマイシン(kanamycin：KM)，エチオナミド(ethionamide：TH)，エンビオマイシン(enviomycin：EVM)，パラアミノサリチル酸(para-amino-salicylic acid：PAS)，サイクロセリン(cycloserine：CS)および

多剤耐性肺結核を唯一の適応とするデラマニド（delamanid：DLM）である。日本で手に入るが結核薬として承認されていないのは，アミカシン（amikacin：AMK），モキシフロキサシン（moxifloxacin：MFLX）とリネゾリド（linezolid：LZD），諸外国で使用されているが日本では手に入らないのはカプレオマイシン（capreomycin：CPM）とプロチオナミド（prothionamide：1321TH），新薬で欧米で承認され日本では治験中なのがベダキリン（bedaquiline：BDQ），米国では承認されているがほかの多くの国で手に入らないのがリファペンチン（rifapentine：RPT）である。

治療の原則

耐性および副作用で使えない薬を除いて，上記の薬の順番で4剤以上を使用する。注射薬である，SMとKMとEVMは同時に併用できず，また，RFP耐性の8～9割はRBT耐性のため，INHとRFPのみが耐性の多剤耐性結核の場合，多くはPZA-SM-EB-LVFXで治療となる。空洞が大きいなど体内の菌量が多い場合は，5剤目であるTHも併用したほうがよい。この4～5剤で6カ月間治療し，その後は注射薬をはずして，結核菌培養陰性化後18カ月間治療するのが原則である[1]。脳結核など中枢神経系の結核の場合，および糖尿病合併の場合などは6カ月延長が望ましいとされている。珪肺結核などじん肺合併例も治療延長が望ましいとされているが，延長の期間については定説がない。上記より弱い治療の場合は，原則として5剤治療が望ましいと思われる。なお，RBTが感受性で併用できた場合の治療期間についてはよくわかっていない。耐性ではなく薬の相互作用のためにRFPをRBTに変更した場合は，RBTはRFPの代用となり，たとえば，INH，RBT，PZA，EBで治療できた場合，標準治療の治療期間で十分とされている。また，INH耐性RFP感受性で，RFPとPZA，SM，EBなどが使用できた場合の治療期間は通常9カ月かつ培養陰性下後6カ月以上だが，INHとRFP耐性RBT感受性でPZA，SM，EBも使用できた場合，同じ9カ月程度の治療期間でよいか延長が必要か情報がない。

DLMは一般の病院，薬局には卸しておらず，使用する場合は製薬会社のホームページ（https://www.otsuka-elibrary.jp/library/）を通してデラマニドの使用に関する情報を提供し，使用許可が出ないとデラマニドを使用できない（2016年3月現在）。また，DLMは薬価が高く，1カ月の使用で80万円ほど，外来治療5％負担でも月4万円かかる。

INH，RFP，EBのみ耐性の結核の場合，上記原則に従うと，PZA，SM，LVFX，THにPASを加えた5剤治療となるが，現実的には治療開始時に耐性であることがわかることは少なく，標準治療（INH，RFP，PZA，EB）で治療を開始，つまり耐性判明まで，有効薬剤はPZAのみという場合が多々ある。Mycobaeterium grouth indicator tube（MGIT）で培養および薬剤感受性検査を行い，感受性判明までの期間が2週間程度と短ければ，PZAが耐性化しない。しかし，感受性検査結果判明まで2カ月など期間が長い場合は，PZAが耐性化している危険が高いと考えると，多剤耐性結核とわかった時点では，上記5剤にCSを加えた6剤で治療を開始し，多剤耐性結核治療開始直前の培養が陰性であるか，培養陽性でもPZA感受性であることを確認したら6剤から減らすことになる。また，INH，RFPのみ耐性の場合，EB＋PZAの2剤が耐性化する危険はそれほど大きくないが，感受性検査結果判明まで長くかかり，かつ菌量が多い場合は，EB＋PZAの耐性化の危険も無視できない。したがって，耐性とわかった時点でどの薬を選ぶかは，感受性がわかっているとしてもその時点での耐性化の危険を考慮する必要があり，多剤耐性結核を治療したことのある医師のいる病院に転院させるか，少なくとも，多剤耐性結核を治療したことのある医療機関にコンサルトすることが望ましいと思われる。質問を受ける機関としては，知っている専門

家がいない場合は地元の保健所に問い合わせるのもよく，結核の高度専門医療機関になっている医療機関2カ所(国立病院機構近畿中央胸部疾患センター，結核予防会複十字病院)および，結核予防会結核研究所などでも質問を受け付けている。

耐性を予測した治療

治療開始時に耐性がわかり得るかについては，培養検査と薬剤感受性検査には2週間以上の時間がかかる。以前に結核治療歴がない日本人がINH耐性である割合は4〜5％，INHとRFP両方耐性である割合は0.4％程度のため[2]，結果が出てから治療を開始すると多くの場合は無駄に時間を過ごすことになる。このため多くの場合は，耐性の有無を予測した治療となる。

耐性頻度が高いのは，以前に治療歴がありかつ以前から耐性であった場合と，以前の耐性が不明の場合，および耐性結核接触者の場合である。

以前の治療で耐性であった場合は，再発時も同じ耐性であるか，以前使用した薬に耐性化している危険がある。以前の耐性が不明の場合は，以前治療した医療機関や保健所に情報がある場合もあるが，1952年から1970年代まではINHが使用されたため，RFPが使用されるようになる前に前回の治療がなされた患者は，INH耐性RFP感受性である可能性が高いといえる。ある薬が登場するまでに発病し治療を終了した場合，その薬への耐性は起こらないのだが(1930年代に結核を患った人は薬剤がなかったため薬剤耐性はない)，再感染発病の場合や本人が結核治療と自覚していないがその後治療を受けている場合など，また，肺炎としてフロロキノロンを使用したが肺炎は実は結核発病であった場合などは，ある薬の登場以前の結核治療歴であってもその薬への耐性となっている場合がある。

耐性結核の接触者については，職場，家族などの密な接触者が耐性結核であった場合，同じ耐性パターンであることが多いのだが，接触後の薬の使用により耐性パターンが異なる場合もある。また，耐性結核の多い地域に長く居住していた場合，例えば，中国では結核治療歴のない者でのINHとRFP耐性割合が6％，フィリピン，ベトナムでは4％など，日本より耐性の割合が高くなっている[3]。しかしこれらの国出身者ではINH，RFP耐性結核を念頭において標準4剤での治療が妥当ではないかというと，感受性の方が高いので4剤治療は妥当ではないといえないのだが，培養陽性検体を採取し，薬剤感受性検査を行わないと耐性増幅の危険が高くなる。したがって，耐性結核の多い地域出身者については，画像のみで治療を開始するのではなく，積極的に胃液検査，気管支鏡検査で検体採取が望ましいと考える。

治療上の問題1—薬剤感受性検査

感受性検査の方法としては，これまで行われてきた培養に伴う薬剤感受性検査と遺伝子検査の二つの方法があるが，今日日本で通常行われているのは培養に伴う薬剤感受性検査である。これも，MGIT培地による方法，最小発育阻止濃度(minimum inhibitory concentration：MIC)を測るブロスミック法，固形培地であるウェルパック法の3方法が一般的で，その他に自分の検査室で培地を調整している検査室もあるかもしれない。遺伝子検査は，日本で保険承認されているのはニプロ社のラインプローブ法でRFP，INH，PZAの感受性検査が喀痰からできるが，手間がかかるため採用している検査室は少数である。日本で治験が終了しているがまだ医薬品医療機器総合機構(Pharmaceutical and Medical Devices Agency：PMDA)の承認が下りていないセファイド社のGeneXpert MTB/RIFは喀痰からRFP耐性を知る簡便な方法で世界的に広く用いられている。喀痰からのラインプローブ法は，ほかにHain社のキノロン，アミノグリコシドの感受性検査もあるが，日本では導入されていない。

培養後の薬剤感受性検査は，その結果の出るのは遅れるので，遅れの間の耐性獲得の危険があり，さらにいくつか検討すべき課題がある．検査室の質の問題，結核菌と非結核性抗酸菌の合併の問題，遺伝子診断と培養薬剤感受性検査の結果が異なる場合の問題である．

検査室の質については，結核病学会抗酸菌検査精度検討委員会が定期的な薬剤感受性検査の質の管理を行った．多くの検査室は十分良好な結果を得られたが，一部では，結果が良好ではなかった[4]．

結核菌と非結核性抗酸菌の合併については，結核患者の1〜2%が非結核性抗酸菌を合併している．結核菌が多く非結核性抗酸菌が少なければ，非結核性抗酸菌の影響はないのだが，結核菌が少なく非結核性抗酸菌が多い場合，核酸増幅法で結核菌陽性，MGITでは培養陽性のときに結核菌が生えず同定検査では非結核性抗酸菌が陽性となる．固形培地で延長培養が必要となる．結核菌のみの薬剤感受性検査を行う場合に，固形培地で生えている菌のうち結核菌のみを感受性検査で掬い取ってきて感受性検査を行う（これをすると，比率法という感受性検査の概念上問題がある）か，薬剤を含んだ培地に生えたものが結核菌であるかどうかを遺伝子検査で検討する必要がある．結核菌と非結核性抗酸菌の量が同じくらいの場合は，核酸増幅法で結核菌陽性，MGITでは培養陽性のときに結核菌と非結核性抗酸菌両方が生えるので同定検査では結核なのだが，薬剤感受性検査では，薬剤の培地に非結核性抗酸菌のみが生える場合がある．この場合も，結核菌のみを感受性検査で掬い取ってきて感受性検査を行うか，薬剤を含んだ培地に生えたものが結核菌であるかどうかを遺伝子検査で検討する必要がある．

これまで，薬剤感受性検査のゴールド・スタンダードは信頼できる検査室で行った培養後の薬剤感受性検査であるとされてきた．薬剤感受性検査結果にしたがって，患者に結核薬が効くかどうかが真に知りたいところだが，患者に効くかどうかは実際に使ってみないとわからない．最近，MGIT培地で感受性だが遺伝子変異があり臨床的には有効ではない例がある，つまり遺伝子変異の方が信用できるのではないか，という議論がなされている[5]．

治療上の問題2―有害事象

結核薬は副作用の多い薬である．標準治療でも，肝障害とアレルギーはしばしばみられる．INH，RFP耐性結核で用いられる薬も副作用は多々みられる．しかし，標準治療で用いられる抗結核薬については，その薬が使えない場合でもほかの薬で代替できることも多くあり，INH，RFP耐性結核の場合はほかの薬で代替できない場合がしばしばある．したがって，有害事象が明らかにあっても，場合によっては対症的に対応しながら薬を使わなければならないこともある．主な有害事象はどの薬でもアレルギー反応，PZAでは肝障害，高尿酸血症，EBでは視神経障害，下肢の末梢神経障害，SMでは前庭神経障害，聴神経障害，腎障害，LVFXでは非ステロイド性抗炎症薬(non-steroidal anti-inflamatory drugs：NSAIDs)との併用による意識障害，骨関節症状，アキレス腱の痛み，KMでは聴神経障害，腎障害，THでは肝障害，中枢神経障害，末梢神経障害，甲状腺機能低下，CSでは中枢神経障害，特に鬱による自殺，末梢神経障害，PASでは甲状腺機能低下，胃腸障害，アルミニウム中毒，DLMではQT延長などがある．有害事象により薬を減らさざるを得ずそのために再排菌することはまれではなく，薬を減らさざるを得ない場合，ほかの薬でどこまでカバーできるか検討し，有害事象があっても使わざるを得ない場合もあるため，必要に応じて専門的な医療機関に相談が必要となる．

保険適用薬で治療できない場合

　耐性あるいは有害事象のため，5剤以上の薬を確保できない場合の治療としては，手術および日本ではまだ承認されていない薬の併用が挙げられる。手術の対象となるのは，手術で空洞を取りきれる場合で，手術で取りきれない浸潤陰影などの病変は内科的治療でコントロールすることになる。したがって，感受性薬がまったくない場合は，手術の対象とはならない。結核菌の量は空洞に多いため，浸潤影のみの場合はその広さにもよるが，1～3剤しかない場合でもコントロール可能となることがある。

　日本で承認されていない薬については，まずLZDが挙げられる。LZDへの感受性検査は一般には行われていないが，日本ではまだLZDの使用は一般的ではなく，耐性は少ないと推測される。強力な薬のひとつと考えられる[5]。しかしながら，貧血，血小板減少などの血液毒性および末梢神経障害は頻繁に起こり，通常は600mgを1日1回，一般抗菌薬として使用する量の半分となる。多剤耐性結核が日本より蔓延している国の一部ではLZDは一般的に用いられており，その耐性の増加が危惧されている。LVFX耐性だがMFLX感受性の場合は，MFLXが用いられるが，数多くはない。AMKはKMとの交叉耐性が多く，実際にINH，RFP耐性結核に用いられることはほとんどない。その他に日本で入手可能だが薬の有効性が未知といえる薬として，クロファジミン（clofazimine：CFZ），メロペネム（meropenem：MEPM）とクラブラン酸（clavulanate acid：CVA）の併用などが挙げられる。これら適用外の薬は抗結核薬として承認されていないため，保険診療で使用することを保険者に求める場合は症状詳記を書かざるを得ないのだが，認められない場合は病院が負担することになる。LZDのジェネリックであっても1日7,000円，月額20万円強なので，病院の被る損害は少なくなく，また症状詳記が認められた場合でも，外来治療の場合の本人負担は10～30％となり，月額薬代のみで2～6万円と高価な薬になる。CFZなどはまだ結核薬としての評価は定まっておらず，著者が所属する複十字病院ではその初回使用時には，病院の倫理委員会での承認を要した。

　DLM以外の承認されている抗結核薬全薬剤耐性という患者がおり，慢性排菌の状態だった。有用な薬は，DLM，LZDおよび効果が不確実なCFZおよびMEPM＋CVAとなる。浸潤陰影のみであれば，これで何とかコントロール可能かと思うが，空洞例では治療失敗の危険も高く，慢性排菌の空洞例の場合，米国，欧州で承認されているが日本ではまだ治験中のBDQの承認まで待つことも選択肢となる。

世界的な動き

　今日，多剤耐性結核の世界的な治療の動きは，キノロン感受性例での9カ月治療[7]の普及，およびキノロン耐性例での新薬の使用である。9カ月治療の嚆矢となったバングラデシュでのトライアルでのレジメンは，ガチフロキサシン（gatifloxacin：GFLX），PZA，EB，1321TH，KM，CFZおよび高用量INHである。その後GFLXが世界的に用いられなくなり，MFLXもしくはLVFXが用いられ，1321THの替わりにTHが用いられるなどの変更はあるが，キノロン感受性例では9カ月レジメンがこれまでの多剤耐性標準治療法に世界的には置き換わりつつある。ただし，日本の通常の投与量よりも多く，日本人が副作用を許容するかは疑問もある。

　キノロン耐性例では，DLMもしくはプレトマニド（pretomanid：PA-824，などのニトロイミダゾ系列），BDQ，LZDなどの新薬を用いたレジメンの開発が進んでいる。これらの3薬は世界のどこかではすでに使用されている薬だが，その他に治験中の新薬として新しい系統の薬の開発も進んでおり，薬剤感受性検査の遺伝子を用いる方法への置き換えとともに，近い将来多剤耐性結核の治療法が大きく変わるものと予測される。

利益相反なし。

●文献
1）結核病学会治療委員会．結核医療の基準の見直し 2014. 結核 2014；89：683-90.
2）Tuberculosis Research Committee (RYOKEN), Tokyo, Japan. Nationwide survey of anti-tuberculosis drug resistance in Japan. Int J Tuberc Lung Dis 2015；19：157-62.
3）WHO/HTM/TB/2010. 3. Multidrug and extensively drug-resistant TB (M/XDR-TB)：2010 global report on surveillance and response. WHO, 2010.
4）日本結核病学会抗酸菌検査法検討委員会．日本における結核菌薬剤感受性試験外部精度評価の評価基準に関する解析．結核 2015；90：481-90.
5）Van Deun A, Aung KJ, Bola V, et al. Rifampin drug resistance tests for tuberculosis：challenging the gold standard. J Clin Microbiol 2013；51：2633-40.
6）Lee M, Lee J, Carroll MW, et al. Linezolid for treatment of chronic extensively drug-resistant tuberculosis. N Engl J Med 2012；367：1508-18.
7）Van Deun A, Maug AK, Salim MA, et al. Highly effective, and inexpensive standardized treatment of multidrug-resistant tuberculosis. Am J Respir Crit Care Med 2010；182：684-92.

3. 各種NTMに対する治療，および生物学的製剤を要するRA患者に対する対応を含めて

鈴木翔二，長谷川直樹

ポイント

- 肺NTM症は診断がついても，全例が治療の対象となるわけではない。治療開始の時期を図りながら経過観察する例もあり，治療適応を慎重に検討する。
- 治療期間は長期に及ぶので，必ず定期的に副作用をモニタリングする。
- 若年者では主病変が一葉に限局している場合には手術も検討する。
- 関節リウマチ患者ではリウマチ自体の気道病変と肺NTM症とを鑑別するために，積極的に培養検査を行い鑑別に努める。

はじめに

　肺非結核性抗酸菌症は近年，その罹患率が上昇傾向にあり，日本では排菌が確認された結核の罹患率を超えたと報告されている[1]。多様な菌種が存在し，免疫抑制薬の使用などにより臨床像が修飾され，複雑な経過をたどることも多い。エビデンスが十分な分野ではないが，主に日米のガイドラインに基づき，重要な事項を記載した。

肺非結核性抗酸菌症の概要

　非結核性抗酸菌（nontuberculous mycobacteria：NTM）とは抗酸菌のうち，結核菌群，らい菌を除いたものである。現在約170種類が知られているが，ヒトに病原性を有する代表的な菌種は約20種である。リンパ節炎，皮膚潰瘍・軟部組織感染症，骨髄炎などの原因となることもあるが，多くの場合は呼吸器感染症を呈する。わが国の呼吸器感染症の原因菌としては，

・*Mycobacterium avium* complex（MAC）
・*M. kansasii*
・*M. abscessus*

などがあり，このうち肺MAC症が最多であり，本邦では約9割を占める[1]。

　肺NTM症は治癒しないため罹患率の上昇とともに，有病率も明らかに上昇してきており[1]，その対応は重要になってきた。その一方で結核とは異なりヒト-ヒト感染はなく，診断が確定しても治療開始時期を含め治療適応を個別に判断する（診断＝治療開始ではない）。そのため，患者を定期的に経過観察し，病状を適確に判断することが重要である。

　一般的に肺NTM症の進行は緩徐で，治療の適応がないと判断される場合もあるが，まずは確実に診断することが肝要である。肺NTM症の診断基準は2007年に米国胸部疾患学会／米国感染症学会（American Thoracic Society / Infectious Diseases Society of America：ATS/IDSA）が提示したガイドライン[2]を踏襲する形で2008年に日本結核病学会と日本呼吸器学会から合同で発表された[3]。具体的には以下の通りである。

I 呼吸器感染症

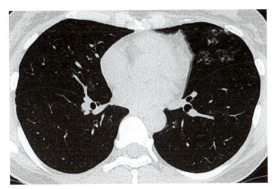

図1 40歳代女性：無治療経過観察中の肺MAC症患者
左舌区に粒状影を認めるが，無症状で陰影の増悪もない。

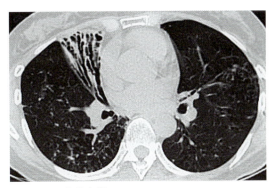

図2 50歳代女性
右中葉に高度の気管支拡張像・両側肺野に粒状影を認め，咳嗽・喀痰を伴う。肺MAC症と診断し，画像所見も増悪傾向にあるため，RFP，EB，CAMの3剤併用療法を開始した。

A．臨床的基準（以下の2項目を満たす）
1. 胸部画像所見（HRCTを含む）で，結節性陰影，小結節性陰影や分枝状陰影の散布，均等性陰影，空洞性陰影，気管支または細気管支拡張所見のいずれか（複数可）を示す。但し，先行肺疾患による陰影が既にある場合は，この限りではない。
2. 他の疾患を除外できる。

B．細菌学的基準（菌種の区別なく，以下のいずれか1項目を満たす）
1. 2回以上の異なった喀痰検体での培養陽性。
2. 1回以上の気管支洗浄液での培養陽性。
3. 経気管支肺生検または肺生検組織の場合は，抗酸菌症に合致する組織学的所見と同時に組織，または気管支洗浄液，または喀痰での1回以上の培養陽性。
4. 稀な菌種や環境から高頻度に分離される菌種の場合は，検体種類を問わず2回以上の培養陽性と菌種同定検査を原則とし，専門家の見解を必要とする。

以上のA，Bを満たす。

画像所見だけでは肺NTM症と診断できない。診断には画像所見に加えて培養検査で菌を検出することが必須であることに留意する。上記診断基準で肺NTM症と診断されたら，菌種や病状を鑑み個々の症例ごとに治療の要否を検討する。

肺MAC症の治療戦略

■治療を行うかどうか

肺MAC症はNTM症の中でも最多であり，原因菌は *M. avium* と *M. intracellulare* に分けられる。疫学的には東日本では *M. avium* が多く，西日本では *M. intracellulare* が多い傾向がある[1]が，治療について考え方は基本的に同様である。

肺MAC症には治療開始時期や治療期間についてエビデンスは存在しない。治療開始になると連日10錠前後の抗菌薬を1年以上継続する必要があるため，個々の症例ごとに治療による利益・不利益を十分に検討する必要がある。着目すべき点としては，年齢，画像所見，空洞の有無，症状（呼吸器症状・全身症状），排菌状況などが挙げられる。

年齢：一律に暦年齢で治療適応を決めることはないが，75歳を超えている場合には副作用を呈する頻度も高くなるため治療導入を慎重に考える。

画像所見：病変が広範に及んでいる場合や，陰影が増大傾向にある場合には治療を要することが多い（図1，2）。

空洞：空洞がある場合には治療を積極的に検討する。

症状：咳嗽や喀痰などの呼吸器症状がみられ，

表1 肺MAC症化学療法の用量と用法

RFP	10 mg/kg(600 mgまで)/日 分1
EB	15 mg/kg(750 mgまで)/日 分1
CAM	600～800 mg/日(15～20 mg/kg)/日 分1または分2(800 mgは分2とする)
SMまたはKMのおのおの	15 mg/kg以下(1,000 mgまで)を週2回または週3回筋注

RFP：リファンピシン，EB：エタンブトール，CAM：クラリスロマイシン，SM：ストレプトマイシン，KM：カナマイシン．
(Committee on Management of Non-Tuberculous Acid-Fast Bacterial Infection, Japanese Society of Tuberculosis ; Infection and Tuberculosis Section of Japanese Society of Respiratory Diseases. Opinions on chemotherapy of non-tuberculous acid-fast bacterial infection of the lung. Kekkaku 2012 ; 87 : 83-6 より改変引用)

日常生活に影響を及ぼすようならば治療を検討する．また，体重減少や発熱などの全身症状の出現も肺NTM症の病勢と関連があると判断される場合には治療を行う．喀血を伴う症例では抗菌薬治療を開始するとともに，症例によっては気管支動脈塞栓術や手術療法などを検討する必要がある．

排菌状況：排菌量は病勢や治療効果を反映すると考えられる．受診ごとに喀痰培養を提出することは重要である．

極端な例ではあるが80歳で中葉舌区を中心とした粒状影を呈しているが，症状がほとんどなく，明らかな増悪傾向を認めない症例では無治療経過観察が妥当であろう．一方，50歳で進行性に気管支拡張・粒状影が増悪し，喀痰などの症状が明らかに増強するようなら治療開始を考慮すべきであろう．

また，治療開始にあたっては，治療の目標は完治ではなく改善や病状の安定(増悪しないこと)であることを十分に説明することが重要である．そのため，患者の全身状態や併存症，薬剤の副作用などを総合的に判断しながら，治療について患者とよく相談する．

■肺MAC症の治療レジメン

肺MAC症の治療には抗菌薬による薬物療法と外科的治療(手術)がある．病変が一葉に限局している若年患者では積極的に手術療法を検討する．一方で両側に空洞や気管支拡張病変を認める例や，肺機能が低下している例には手術療法は困難であり，抗菌化学療法が中心となる．

肺MAC症に対する抗菌薬治療は多剤併用が原則で，リファンピシン(rifampicin：RFP)，エタンブトール(ethambutol：EB)，クラリスロマイシン(clarithromycin：CAM)の3剤併用が推奨されている．必要に応じてストレプトマイシン(streptomycin：SM)，カナマイシン(kanamycin：KM)を併用する(表1)．

このうち，CAMがキードラッグであるが，CAM単剤投与はCAM耐性MAC出現のリスク因子として報告されており[2]，避けるべきである．また，CAMのMACに対する効果は用量依存性であり[4]，忍容性を考慮しながら可能な限り高用量を検討する．具体的には，体重40 kg未満の患者ではCAM 600 mg/日(分1投与)，体重40 kg以上の場合はCAM 800 mg/日(分2投与)が妥当である．

■肺MAC症への抗菌化学療法のポイント

●治療期間

肺MAC症の治療期間に関して，日本結核病学会，ATS/IDSAでは喀痰培養陰性化より1年間，英国胸部疾患学会(British Thoracic Society：BTS)では治療開始後2年間の治療を推奨している[2)5)6]．これらはエビデンスに基づくものではなく，長期投与が必要な症例についてはさらなる検討が必要である．いずれにしても喀痰培養は病勢や治療効果を反映する重要な指標であり，治療中は継続的に喀痰を採取し，培養検査を実施するよう努める．

●副作用への対応

肺MAC症への薬物療法は多剤併用，かつ長期の抗菌薬投与になるので副作用には十分配慮し，適切に対応する必要がある。

●肝機能障害

RFPによる頻度が高い。多くの場合は無症候性のAST，ALT上昇であり，投薬を継続していても自然軽快することが多い。結核のようにイソニアジド（isoniazid：INH）やピラジナミドを含まないので，重篤な肝障害を呈する頻度は低い。AST，ALTが基準値上限の5倍を超える場合や総ビリルビンが2.0 mg/dlを超える場合にはRFPを中止するべきである[7]。また，治療前から肝障害を認める症例ではリスクが高まるため，事前に肝酵素や肝炎ウイルスを評価しておく。

●視神経炎

EBの投与により生じ，投与量依存性であると報告されている[8]。肺MAC症治療では結核よりもEB投与期間が長く，視神経炎のリスクが高くなる。そのため，治療開始前に眼科を受診し眼科疾患の有無を評価したうえで治療を開始し，治療中も定期的に眼科通院し，評価を受けるようにする。視神経障害は早期にEBを中止すれば可逆的といわれており，視力障害の症状が出現したらすぐに眼科を受診しEB継続の可否につき指示を受けるように指導する。

●皮疹

肺MAC症治療薬の中ではEBやRFPによる薬疹が多い。薬疹が出現した場合には原則として全薬剤を中止するべきである。治療再開に関しては慎重に判断する。肺MAC症が軽症の場合や，薬疹が重症の場合には治療を再開しない選択もある。被疑薬の再開時には基本的に減感作療法を行う。また専門医への紹介も検討する。

その他にはRFPによる血球減少，腎機能障害，CAMによる苦味，胃腸障害，EBによる末梢神経障害（下肢末端から出現し次第に上行する）などが起こり得るため，事前に説明しておく。

●薬物相互作用

肺NTM症は慢性疾患を併存することがあり，そういった患者ではほかの薬剤を長期服用していることが多いので，治療に際して薬物相互作用に注意する必要がある。肺MAC症治療薬のうち，特にリファンピシンとクラリスロマイシンは肝代謝酵素チトクロームP450（CYP）3A4をそれぞれ誘導および阻害するため，ほかの薬剤への影響が大きい。詳細は添付文書を確認していただきたいが，併用禁忌・併用注意である頻用薬を一部であるが以下に記す。実際に肺MAC症の治療としてCAMやRFPを処方する際には，患者の常用薬を確認することが重要である。

・抗菌薬：ボリコナゾール，イトラコナゾール，フルコナゾール，抗HIV薬。

・睡眠薬：ゾルピデム，ジアゼパム，スボレキサント。

・抗凝固薬：ワルファリン，リバーロキサバン，ダビガトラン，アピキサバン。

・呼吸器系薬：テオフィリン。

・経口血糖降下薬：SU剤。

・免疫抑制薬：シクロスポリン，タクロリムス，副腎皮質ステロイド（プレドニゾロンなど）。

・脂質異常症用薬：アトルバスタチン，シンバスタチン，クロフィブラート。

・循環器系薬：メトプロロール，カルベジロール，ベラパミル，ニフェジピン，ジゴキシン，ジソピラミド。

●難治性症例への対応

肺MAC症は治療抵抗性であり，上記の3剤併用療法を行っても病勢を制御できない症例も存在する。難治例のうち，主病変が一側に限局している場合には，基礎疾患や全身状態，肺機能などを総合的に判断し手術療法を検討する。手術療法は根治ではなく，症状コントロールが目標となる。そのため，空洞や気管支拡張病変など切除すべき主病巣以外に，同側他肺葉や対側肺に粒状影・散布影を認める場合にも手術療法は適応となり得る。肺癌と異なり，病巣が一側・一葉に限局して

表2 肺 M. kansasii 症化学療法の用量と用法

INH	5 mg/kg（300 mg まで）/日 分1
RFP	10 mg/kg（600 mg まで）/日 分1
EB	15 mg/kg（750 mg まで）/日 分1

INH：イソニアジド，RFP：リファンピシン，EB：エタンブトール。
(Committee on Management of Non-Tuberculous Acid-Fast Bacterial Infection, Japanese Society of Tuberculosis ; Infection and Tuberculosis Section of Japanese Society of Respiratory Diseases. Opinions on chemotherapy of non-tuberculous acid-fast bacterial infection of the lung. Kekkaku 2012；87：83-6 より改変引用)

いないからといって，手術適応がなくなるわけではないことに留意する[9]。

- 追加薬剤の検討：アミノグリコシド，フルオロキノロン

手術の適応がない場合には抗菌化学療法の強化が選択肢となり得る。日本結核病学会の指針，および ATS/IDSA のガイドラインではアミノグリコシド（SM，KM，アミカシン）の追加を推奨しており，従来の3剤に追加する形で使用することができる。聴神経障害や腎障害といったアミノグリコシドの副作用は非可逆的であり，十分に注意する。

また，保険適用外の治療にはなるが，フルオロキノロン[10)11)]の有効性も報告されている。肺MAC症モデルマウスでの実験結果では，フルオロキノロンの中でも，シタフロキサシン（sitafloxacin：STFX）とモキシフロキサシン（moxifloxacin：MFLX）の抗菌活性が高いことが報告されており[12]，実際にこれらを使用することが多いが，キノロン系薬の有用性に関するエビデンスはない。

- CAM 耐性 MAC

肺MAC症の難治化の要因として，CAMへの耐性獲得があり得る。治療にもかかわらず病勢が悪化する場合には，検出されたMACのCAMに対する最小発育阻止濃度（minimum inhibitory concentration：MIC）を，微量液体希釈法を用いたブロスミック®NTMで確認することが望ましい。CAM耐性の難治性肺MAC症については専門施設への紹介を検討する。

M. kansasii の治療

肺 M.kansasii 症の臨床像や画像所見は肺結核と類似することも多い。また，M. kansasii はほかのNTMと異なり，抗菌薬による治療反応性が良好であり，診断が確定すれば治療適応となることが多い。

肺 M.kansasii 症に有効な薬剤としてはRFP，EB，CAMのほか，INH，アミノグリコシド，フルオロキノロンなどがある。キードラッグはRFPであり，RFPを含んだ3剤併用療法が基本となる。一般的には肺結核と同様にRFP, INH, EBの3剤併用療法が推奨されており[2]，喀痰培養陰性化してから1年間治療を継続する(表2)。

RFP耐性の肺 M. kansasii 症は治療抵抗性であるが，初回治療例ではRFP耐性菌はほとんど存在しないと報告されている[13]。標準治療で治療効果が乏しいときにはRFPの薬剤感受性検査を行う。その際には上述のブロスミック®NTMではなく，結核菌に準じた感受性試験を用いてよい。

肺MAC症治療と同様にRFP，EB投与が長期になるため，皮疹や視神経障害，肝機能障害に注意する。また，INHを使用するため，上記以外に末梢神経障害にも注意する。高齢者や栄養状態が不良の患者にはビタミン B_6 製剤を併用する。

関節リウマチ患者の肺 NTM 症

■概要

TNF 阻害薬などの生物学的製剤の導入により関節リウマチ（rheumatoid arthritis：RA）の症状コントロールや臨床的寛解を得られるようになってきた。その一方で，生物学的製剤の副作用として感染症が問題になる場合がある。RA 患者に肺 NTM 症が合併する頻度は明らかではないが，RA 患者の NTM 発症率は非 RA 患者よりも約 4.2 倍高いことが報告されている[14]。これは RA 自体による気道病変や免疫抑制療法によるためと考えられている[15]。

■診断

RA でみられる気道病変はしばしば末梢の小葉中心性粒状影，分岐状影を呈し，肺 NTM 症の陰影と鑑別困難なことが多い。RA の治療，特に生物学的製剤を投与する際には，肺病変が RA の気道病変なのか，肺 NTM 症なのかを鑑別することは非常に重要であり，このような陰影を認める RA 患者では喀痰の抗酸菌培養を提出し，できるだけ鑑別に努めることが重要である。喀痰が出ない場合には誘発喀痰，あるいは気管支鏡検査も検討する。なお，NTM 自体は環境常在菌で，飲料にも含まれることがあるため，胃液培養で NTM が検出されても診断的意義はない（結核との鑑別には有用であるが，肺 NTM 症の診断には使用できない）。

■治療

●RA 治療開始前に診断された肺 NTM 症への対応

RA に合併した肺 NTM 症と診断された場合，必ずしも全例で NTM 症の治療を行う必要はない。しかしながら，RA 患者では潜在的な気道病変があること，何らかの免疫抑制療法・免疫調節療法を行うことが多いことから，NTM 症が増悪するリスクが高いと考えられ，慎重に経過観察する。肺 NTM 症と診断された場合には原則として生物学的製剤の使用は禁忌となる。しかしながら，菌種が MAC であり，軽症の結節・気管支拡張型で，検出菌が CAM 感受性で，MAC に対する抗菌化学療法の継続が可能であれば，生物学的製剤の使用が許容される場合もある。状況に応じ，専門医への紹介を検討する[16]。

●RA 治療中に発症した肺 NTM 症への対応

関節症状が落ち着いている場合でも RA の気道病変のみが増悪することがあるので，上述のように培養検査をくり返すことが極めて重要である。そして，TNF 阻害薬を使用している RA 患者では NTM 症の発症リスクは TNF 阻害薬非使用の RA 患者よりも 5〜10 倍上昇することが報告されており[17]，慎重に経過観察する。生物学的製剤使用中に肺 NTM 症を発症した場合には，原則として生物学的製剤の投与を中止するが，NTM に対する抗菌化学療法を開始し，病勢が安定すれば再開も選択肢となり得る。このような場合には専門医への紹介が望ましい。

その他，副腎皮質ステロイドも NTM の感染リスクを上げるとされているが，その一方でメトトレキサート（methotrexate：MTX）については，特に肺 NTM 症を増悪させるエビデンスはないので，中止せずに慎重に経過観察しながら継続する。

おわりに

非結核性抗酸菌症の治療について概略を説明した。罹患率の上昇に伴い，日常臨床で非専門医が診療する機会が増えてくるものと考えられ，本稿がその一助になれば幸いである。

利益相反なし。

●文献

1) Namkoong H, Kurashima A, Morimoto K, et al. Epidemiology of pulmonary nontuberculous mycobacterial disease, Japan（1）. Emerg Infect Dis 2016；22：1116-7.

2）Griffith DE, Aksamit T, Brown-Elliott BA, et al. An official ATS/IDSA statement：diagnosis, treatment, and prevention of nontuberculous mycobacterial diseases. Am J Respir Crit Care Med 2007；175：367-416.

3）Guideline for diagnosis of non-tuberculous acid-fast bacterial infection of the lung-2008. Committee on Management of Non-tuberculous Acid-Fast Bacterial Infection of the Japanese Society for Tuberculosis and the Section on Tuberculosis and Infection, the Japanese Respiratory Society. Kekkaku 2008；83：525-6.

4）Hasegawa N, Nishimura T, Ohtani S, et al. Therapeutic effects of various initial combinations of chemotherapy including clarithromycin against Mycobacterium avium complex pulmonary disease. Chest 2009；136：1569-75.

5）Committee on Management of Non-Tuberculous Acid-Fast Bacterial Infection, Japanese Society of Tuberculosis；Infection and Tuberculosis Section of Japanese Society of Respiratory Diseases. Opinions on chemotherapy of non-tuberculous acid-fast bacterial infection of the lung. Kekkaku 2012；87：83-6.

6）Management of opportunist mycobacterial infections：Joint Tuberculosis Committee Guidelines 1999. Subcommittee of the Joint Tuberculosis Committee of the British Thoracic Society. Thorax 2000；55：210-8.

7）日本結核病学会，編．非結核性抗酸菌症診療マニュアル．東京：医学書院，2015：75-116.

8）Griffith DE, Brown-Elliott BA, Shepherd S, et al. Ethambutol ocular toxicity in treatment regimens for Mycobacterium avium complex lung disease. Am J Respir Crit Care Med 2005；172：250-3.

9）Guideline for surgical therapy of non-tuberculous acid-fast bacterial infection of the lung：Committee on the Management of Non-Tuberculous Acid-Fast Bacterial Infections of the Lung, the Japanese Society for Tuberculosis. Kekkaku 2008；83：527-8.

10）Koh WJ, Hong G, Kim SY, et al. Treatment of refractory Mycobacterium avium complex lung disease with a moxifloxacin-containing regimen. Antimicrob Agents Chemother 2013；57：2281-5.

11）Fujita M, Kajiki A, Tao Y, et al. The clinical efficacy and safety of a fluoroquinolone-containing regimen for pulmonary MAC disease. J Infect Chemother 2012；18：146-51.

12）Sano C, Tatano Y, Shimizu T, et al. Comparative in vitro and in vivo antimicrobial activities of sitafloxacin, gatifloxacin and moxifloxacin against Mycobacterium avium. Int J Antimicrob Agents 2011；37：296-301.

13）鈴木克洋，吉田志緒美，露口一成，ほか．肺カンサシ症の治療．結核 2006；81：41-3.

14）Yeh JJ, Wang YC, Sung FC, et al. Rheumatoid arthritis increases the risk of nontuberculosis mycobacterial disease and active pulmonary tuberculosis. PLoS One 2014；9：e110922.

15）Winthrop KL, Iseman M. Bedfellows：mycobacteria and rheumatoid arthritis in the era of biologic therapy. Nat Rev Rheumatol 2013；9：524-31.

16）日本呼吸器学会生物学的製剤と呼吸器疾患・診療の手引き作成委員会，編．生物学的製剤と呼吸器疾患・診療の手引き．東京：日本呼吸器学会，2014.

17）Winthrop KL, Baxter R, Liu L, et al. Mycobacterial diseases and antitumour necrosis factor therapy in USA. Ann Rheum Dis 2013；72：37-42.

第3章

抗真菌薬

1. 肺真菌症（アスペルギルス，クリプトコックス）に対する治療

田代将人，泉川公一

ポイント

- 侵襲性肺アスペルギルス症の第一選択薬はボリコナゾールである。
- 慢性肺アスペルギルス症の治療導入時は，ミカファンギンのボリコナゾールに対する非劣性が示されている。
- 世界的にアゾール耐性アスペルギルスの増加傾向が危惧されている。
- 侵襲性肺アスペルギルス症に対する抗真菌薬の併用療法の有用性は確立していない。

はじめに

　抗菌薬と比較して抗真菌薬の種類は少なく，一般的に種々の副作用や相互作用も多い。その際たる理由は，細菌は原核生物であるのに対し，真菌は真核生物のためヒト細胞と構造や代謝が類似しているためである。よって，臨床的に肺真菌症に使用される抗真菌薬のターゲットは，フルシトシンを除いていまだに「エルゴステロール」と「β-D-グルカン」のみであり，抗真菌薬の開発の困難さを物語っている[1]。

　本項では，抗真菌薬を概説した後，肺アスペルギルス症と肺クリプトコックス症の治療について解説する。

抗真菌薬の分類

■ポリエン系

　臨床的に使用可能な唯一のポリエン系であるアムホテリシン B（amphotericin B：AMPH-B）は，最も古くから用いられている全身投与可能な抗真菌薬である。AMPH-B は真菌の菌体構成要素であるエルゴステロールに直接結合することで細胞膜に孔を形成し，菌体を死滅させる。ほかの抗真菌薬と比較し，アスペルギルスに対して唯一，殺

真菌的作用を示すが，投与時関連反応，腎障害，電解質異常など種々の副作用が強い点が問題である。AMPH-B の優れた抗真菌活性を活かしながら副作用を軽減させる方法が世界中で研究され，その1つの方法としてリポソーム化が考案された。アムホテリシンBリポソーム製剤(liposomal amphotericin B：L-AMB)は，リン脂質二重膜で形成したリポソーム粒子表面に AMPH-B の粒子が埋め込まれ，正常組織に単体の AMPH-B が放出されにくくなっている。炎症が起こっている病変部位ではリポソーム粒子が破壊され，AMPH-B が放出されることにより抗真菌活性を発揮する。L-AMB の薬物動態は AMPH-B と異なるものとなるが，臨床試験では L-AMB が従来の AMPH-B に劣らない治療成績をおさめ，各種副作用を有意に減少させることに成功している[2]。

■アゾール系

アゾール系抗真菌薬は，真菌のエルゴステロール合成酵素を阻害することにより抗真菌活性を発揮する。カンジダ症の治療に劇的な効果を示したフルコナゾール(fluconazole：FLCZ)は抗アスペルギルス活性をもたない。そのため，FLCZ 登場後はカンジダ症が減少する一方で，アスペルギルス症が増加することとなった[3]。その後，抗アスペルギルス活性をもつアゾール系薬の開発が進み，現在日本で使用されている薬剤がイトラコナゾール(itraconazole：ITCZ)とボリコナゾール(voriconazole：VRCZ)である。海外ではポサコナゾール(posaconazole)とイサブコナゾール(isavuconazole)も使用されており，ポサコナゾールが日本でも治験進行中である(2016年3月現在)。日本では ITCZ が先に臨床現場に登場し，まずはカプセル剤が上市され，点滴静注薬，その後に，吸収効率を高めた内用液が登場した。ITCZ は長らくアスペルギルス症の主要な治療薬であったが，VRCZ が開発されると，侵襲性肺アスペルギルス症に対する VRCZ と AMPH-B の治療比較試験において VRCZ が勝る結果が得られ，現在は侵襲性肺アスペルギルス症に対し VRCZ が第一選択薬となっている[4]。ITCZ と VRCZ のいずれも有効な薬剤であるが，アゾール系抗真菌薬は薬物相互作用が多く，処方時には添付文書で併用薬の確認を行う必要がある。

また，アゾール系抗真菌薬の臨床効果は血中薬物濃度時間曲線下面積／最小発育阻止濃度(area under the curve / minimum inhibitory concentration：AUC/MIC)に関係することが知られているため，投与初期より AUC/MIC 値を高くするために初期負荷投与(loading dose)が設定されている。アゾール系抗真菌薬の使用に関しては，治療薬物モニタリング(therapeutic drug monitoring：TDM)により薬物血中濃度を測定することが望ましく，入院患者であれば月1回の血中濃度測定が保険適用となっている。日本人の19％が遺伝学的に VRCZ の代謝活性欠損者(poor metabolizer)であることが報告されており，他人種に比し血中濃度が上昇しやすいため，副作用回避の観点からも血中濃度測定が重要である[5]。有効血中濃度はトラフ値で 1.00〜2.05 μg/ml 以上，ピーク値で 2.8 μg/ml 以上との報告がある[6]。また国内臨床治験では，トラフ値 4.5 μg/ml 以上で肝機能障害が出現したという報告や，トラフ値 5.5 μg/ml 以上で視覚異常などの発生頻度が高まったとの報告があるが，個人差が大きい[7]。一方，外来における VRCZ 血中濃度測定や ITCZ の血中濃度測定は保険適用となっていないため，今後は保険適用となることが望まれる。

抗アスペルギルス活性をもつ経口薬はアゾール系薬のみである。特に，慢性肺アスペルギルス症治療の際は長期外来治療が必要となるため，抗アスペルギルス活性を持つ経口薬の存在は重要である。経口薬の剤形として，イトラコナゾールはカプセル製剤と内用液の2剤形があるが，後者はより腸管からの吸収性を改善したものである。

■キャンディン系

ミカファンギン(micafungin：MCFG)やカスポファンギン(caspofungin：CPFG)，アニデュラ

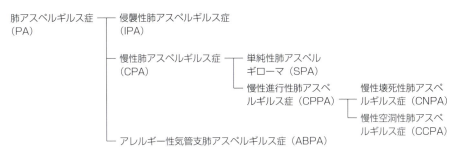

図1 わが国における肺アスペルギルス症の分類
肺アスペルギルス症の病態は複雑であり，病態ごとにさまざまな名称が用いられる．

ファンギン（anidulafungin，本邦未承認）といったキャンディン系は，ヒトに存在しない真菌細胞壁のβ-D-グルカンの合成を阻害することで抗真菌活性を発揮する．よって，各種抗真菌薬の中でも最も安全性が高い薬剤として評価を受けており，カンジダに対しては良好な殺菌性を示すため，汎用されている抗真菌薬である．抗アスペルギルス活性も有しており，アスペルギルス症に対する治療薬としても使用される．ただし，その抗真菌作用は特殊で，菌糸先端の伸長部分に対してのみ成長阻害効果を認める[8]．その作用様式から，好中球減少下ではL-AMBやVRCZと比較すると有効性が劣る可能性が予想されるため，侵襲性肺アスペルギルス症に対する治療薬としては第二選択薬（いわゆるサルベージ療法），あるいは，併用療法のカウンターパート薬として位置づけられている．一方，好中球機能が保たれている慢性肺アスペルギルス症においては，VRCZと同等の効果が報告されている．なお，クリプトコックスの細胞壁はβ-D-グルカンが乏しいため，キャンディン系抗真菌薬は無効である．

■ピリミジン系

フルシトシン（flucytosine：5-FC）が唯一実用化されているピリミジン系の抗真菌薬である．安全性や薬物動態は優れているが，有効な菌種がカンジダやクリプトコックスのみに限られ，耐性化も来しやすいため，現在は単独で治療に用いられることはない．クリプトコックス脳髄膜炎などの治療に併用薬として用いられる．

肺アスペルギルス症の治療

■病型分類

アスペルギルス症は，侵襲性肺アスペルギルス症，慢性肺アスペルギルス症，アレルギー性気管支肺アスペルギルス症の3つの病型に大別され，それぞれの病型により治療の考え方が異なってくる[9]〜[13]．好中球減少や機能低下を主とした免疫不全がある場合は，急速に進行し高い致死率を示す侵襲性肺アスペルギルス症（invasive pulmonary aspergillosis：IPA）となり，陳旧性肺結核，慢性閉塞性肺疾患など肺組織の破壊が基礎に存在する場合は，慢性肺アスペルギルス症（chronic pulmonary aspergillosis：CPA）となる．また，気管支喘息などアレルギー疾患も引き起こし，気道の炎症性破壊を伴うアレルギー性気管支肺アスペルギルス症（allergic bronchopulmonary aspergillosis：ABPA）にもなる．これらの疾患は連続したスペクトラムとして存在し，中間型や移行型，混合型もある[14]．

CPAは1カ月以上の経過を示す肺アスペルギルス症を指すが，病態が複雑なため，さらにいくつかの疾患名が用いられる．CPAの分類は国際的に統一されていないため，まずわが国における分類を解説する（図1）[13]．本邦では，単一の空洞に菌球（fungus ball）を認め，かつ非活動性であり，手術による治癒が望めるCPAを単純性肺アスペルギローマ（simple pulmonary aspergilloma：SPA）

表1　肺アスペルギルス症に対する主な薬物療法

侵襲性肺アスペルギルス症（IPA）
VRCZ　4 mg/kg/回，点滴静注，1日2回（loading dose：初日のみ6 mg/kg/回）
L-AMB　2.5〜5.0 mg/kg/回，点滴静注，1日1回

慢性肺アスペルギルス症（CPA）治療導入時
MCFG　150〜300 mg/回，点滴静注，1日1回
CPFG　50 mg/回，点滴静注，1日1回（loading dose：初日のみ70 mg/回）
VRCZ　4 mg/kg/回，点滴静注，1日2回（loading dose：初日のみ6 mg/kg/回）

慢性肺アスペルギルス症（CPA）維持療法
VRCZ　4 mg/kg/回，経口投与，1日2回
ITCZ内用液またはカプセル剤　200 mg/回，経口投与，1日2回

と呼ぶ。活動性の炎症を伴うものや，病変が複数の空洞に存在する場合は切除による治癒は望めず，抗真菌薬による内科的治療が第一選択となり，これらのCPAは慢性進行性肺アスペルギルス症（chronic progressive pulmonary aspergillosis：CPPA）と呼ぶ[15]。CPPAは必ずしも菌球を伴うわけではない。CPPAは空洞の成り立ちにより，さらに2つに細分化される。すなわち，既存の空洞にアスペルギルス感染を起こし，肺組織への侵襲は伴わず活動性の炎症を伴うものは慢性空洞性肺アスペルギルス症（chronic cavitary pulmonary aspergillosis：CCPA），アスペルギルス感染により肺内の壊死が進行し空洞が形成されるものは肺組織へ侵襲を認めることが多く，慢性壊死性肺アスペルギルス症（chronic necrotizing pulmonary aspergillosis：CNPA）と呼ぶ[13]。

一方，近年欧州から発表されたCPAのガイドラインは，CPAの病型をsimple aspergilloma，CCPA，chronic fibrosing pulmonary aspergillosis（CFPA），*Aspergillus* nodule，subacute invasive aspergillosis（SAIA）の5つに分類している[12]。Simple aspergillomaとCCPAに関してはわが国と変わりはないが，さらにCCPAによる線維化が進行し肺の2葉以上に病変が拡がるものをCFPAとしている。*Aspergillus* noduleは結節状の病変のものをいう。また，1〜3カ月で進行するものをSAIAとし，多くのCNPAはSAIAに含まれる。これら5つの病型は中間型，移行型，混合型もあり，明確に区別できない場合も多い。わが国の定義に当てはめると，臨床的にはCCPA，CFPA，*Aspergillus* nodule，SAIAいずれも抗真菌薬による治療という点において違いはなく，これらはCPPAに内包される。CFPA，*Aspergillus* noduleおよびSAIAの病名に関しては本邦で使用されていないが，これらは海外で使用される病名とわが国の分類と海外の分類は相反するものではない点に注意が必要である。

■IPAの治療

IPAに対し，VRCZがAMPH-Bに勝る効果が示されているため，IPAに対してはVRCZが第一選択薬となっている（表1）[4]。また，予後が不良なIPAに対しては，抗真菌薬の併用療法の可能性が期待されており，抗真菌薬の組み合わせとしては，作用機序，*in vitro*および*in vivo*の研究から，VRCZ＋キャンディンの組み合わせが最も良いと考えられている。2015年1月のAnnals of Internal Medicineに初の無作為化比較試験の結果が発表された[16]。この研究では，VRCZ単剤治療群とVRCZ＋アニデュラファンギン併用治療群の6週間後死亡率を比較している。その結果，単独治療群の死亡率は27.5％，併用治療群は19.3％であり，併用治療群の死亡率が低い傾向を認めたものの，統計学的な有意差は得られなかった（p＝0.087）。現時点で併用療法は明確に推奨できる方法ではないものの，重症例や治療反応性に乏しい場合など試みる価値はあるかもしれない。

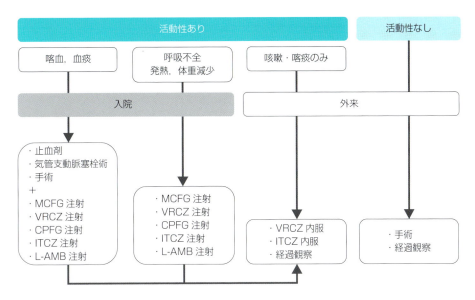

図2 CPPA治療のフローチャート
(深在性真菌症のガイドライン作成委員会，編．深在性真菌症の診断・治療ガイドライン2014．東京：協和企画，2014より引用改変)

■CPAの治療

SPA根治のためには，外科的切除が第一選択である。一方で，手術不能なSPA症例やCPPAに対する抗真菌薬のエビデンスは少ない。CPPAに対するMCFGとVRCZ注射薬の比較試験では，両者とも同等の治療成績をおさめる一方で，MCFGの副作用発現率がVRCZよりも低かったデータがある[17]。わが国のガイドラインではIPAの場合とは異なりMCFGがVRCZと同様に第一選択薬に挙げられている(表1)[13]。また，ガイドライン中のCPPAの診断・治療チェックリストに載せられている，CPPAに対する治療のフローチャートも参考にできる(図2)。

CPPAに対する抗真菌薬の治療期間に定まった見解はない。少なくとも，2週間投与よりも3週間投与の経過がよい可能性は示されている[17]。より長期の治療を考えたとき，外来治療が必要となり，その際は内服治療が主な方法となるが，ITCZやVRCZといった少数のアゾール系抗真菌薬しか選択肢がない点が問題である。われわれはITCZの長期投与により，*A. fumigatus*がITCZ耐性となる傾向を報告している[18]。今後，CPPA症例に対しアゾール系抗真菌薬の内服以外の治療法の開発が望まれる。

■ABPAの治療

治療の主体は副腎皮質ステロイド薬(以下，ステロイド)であり，通常0.5 mg/kgのプレドニゾロン(prednisolone：PSL)で治療は開始される。漸減方法や治療期間に関しては個々の症例で異なってくるが，再燃を認める場合も少なくないため，漸減や治療の終了については慎重な判断が求められる。抗真菌薬の併用については，いくつか有用な報告がなされている[19)20)]。それらの結果によれば，ITCZ 200mgを1日2回内服，計16週間の併用で，ステロイド使用量の減量や，IgE低下，運動耐容能の改善効果などが認められている。ただし，初期から併用すべきか一定の見解は得られていない。少なくともステロイドのみでコントロール困難な場合や再燃を認める場合は，ITCZ内服の併用を試みる価値はある。

■薬剤耐性の問題

細菌感染症においては，薬剤耐性が日常的に問題となっているが，真菌感染症においても徐々に

表2　肺クリプトコックス症に対する薬物療法

脳髄膜炎の合併なし
FLCZ　400 mg/回，静脈内投与，1日1回（loading dose：800 mg/回，静脈内投与，1日1回2日間）
ITCZ　200 mg/回，点滴静注，1日1回（loading dose：200 mg/回，点滴静注，1日2回2日間）

上記無効例
上記＋5-FC　25 mg/kg/回，経口投与，1日4回
VRCZ　4 mg/kg/回，点滴静注ないしは経口投与，1日2回（loading dose：初日のみ6 mg/kg/回）

脳髄膜炎の合併あり
L-AMB　2.5〜5.0 mg/kg/回，点滴静注，1日1回，4週間以上
＋5-FC　25 mg/kg/回，経口投与，1日4回，2週間以上
VRCZ　4 mg/kg/回，点滴静注ないしは経口投与，1日2回（loading dose：初日のみ6 mg/kg/回）

薬剤耐性の問題が現れ始めている。Aspergillus属に関しては，主要な病原真菌であるA. fumigatusのアゾール耐性化が報告されている。特に欧州ではアゾール耐性株によるアスペルギルス症が増加傾向にあると報告されている[21]。わが国では現在のところアゾール耐性株が臨床的に問題になることはほとんどないが，耐性株の存在は確認されている[22)23]。薬剤感受性試験は通常の検査室で行われていないが，臨床的に耐性株の存在が疑わしいときは，薬剤感受性試験を実施している研究機関に協力を依頼する。

肺クリプトコックス症の治療

■病態

クリプトコックスは細胞内寄生真菌でもあるため，ヒト免疫不全ウイルス（human immunodeficiency virus：HIV）感染やステロイド投与などの細胞性免疫不全が最も重要な感染リスクファクターとなる。一方で，基礎疾患がない健常者にも発症し得ることが特徴的である[13]。

細胞性免疫に問題がない健常者は肉芽腫性病変を形成するため，画像的に結節影を呈することが多い。ただし，免疫抑制状態の程度により，種々の画像所見を呈し得る点には注意が必要である。健常者においては多くの場合が無症状であり，時に健診で発見されることもある。結節影を呈するため，腫瘍性病変との鑑別が問題となるが，放射線学的に区別することは困難なため，経気管支肺生検や気管・気管支肺胞洗浄で診断をつけることが重要である。

また，肺クリプトコックス症に特徴的な検査として，クリプトコックスグルクロノキシロマンナン（glucuronoxylomannan：GXM）抗原検査が挙げられる。本検査は血清や髄液を検体として検査されるが，高い感度および特異度を有しているため，積極的に活用したい。ただし，クリプトコックス脳髄膜炎と比較し，肺クリプトコックス症の場合（特に結節影が小さい場合）は，血清クリプトコックスGXM抗原検査が偽陰性となることがあるため，注意が必要である。

肺クリプトコックス症と診断した場合，クリプトコックス脳髄膜炎の検索目的に腰椎穿刺を考慮する。

■治療

治療は脳髄膜炎の有無によって異なる[13]。肺クリプトコックス症のみの場合は，FLCZやITCZといったアゾール系抗真菌薬により治療する（表2）。治療期間は3〜6カ月を目処とする。治療開始後も，血清クリプトコックス抗原価は陽性が持続する場合が多い。重症例や脳髄膜炎を併発している場合は，L-AMBの使用や5-FCの併用を考慮する。

おわりに

本項では，肺真菌症の治療に用いる抗真菌薬および肺アスペルギルス症と肺クリプトコックス症について概説した．日常的に使用頻度が高い薬剤ではないため，適切な用法用量，TDM，副作用や相互作用のチェックなどに注意を払いながら使用したい．肺真菌症を見逃さないように，培養検査や血清学的検査を積極的に実施することも重要である．

利益相反なし．

● 文献

1) Tada R, Latge JP, Aimanianda V. Undressing the fungal cell wall/cell membrane--the antifungal drug targets. Curr Pharm Des 2013 ; 19 : 3738-47.
2) Ostrosky-Zeichner L, Marr KA, Rex JH, et al. Amphotericin B : time for a new "gold standard". Clin Infect Dis 2003 ; 37 : 415-25.
3) Kume H, Yamazaki T, Togano T, et al. Epidemiology of visceral mycoses in autopsy cases in Japan ; comparison of the data from 1989, 1993, 1997, 2001, 2005 and 2007 in annual of pathological autopsy cases in Japan. Med Mycol J 2011 ; 52 : 117-27.
4) Herbrecht R, Denning DW, Patterson TF, et al. Voriconazole versus amphotericin B for primary therapy of invasive aspergillosis. N Engl J Med 2002 ; 347 : 408-15.
5) Hamada Y, Seto Y, Yago K, et al. Investigation and threshold of optimum blood concentration of voriconazole : a descriptive statistical meta-analysis. J Infect Chemother 2012 ; 18 : 501-7.
6) Smith J, Safdar N, Knasinski V, et al. Voriconazole therapeutic drug monitoring. Antimicrob Agents Chemother 2006 ; 50 : 1570-2.
7) Pascual A, Calandra T, Bolay S, et al. Voriconazole therapeutic drug monitoring in patients with invasive mycoses improves efficacy and safety outcomes. Clin Infect Dis 2008 ; 46 : 201-11.
8) Bowman JC, Hicks PS, Kurtz MB, et al. The antifungal echinocandin caspofungin acetate kills growing cells of Aspergillus fumigatus in vitro. Antimicrob Agents Chemother 2002 ; 46 : 3001-12.
9) Schelenz S, Barnes RA, Barton RC, et al. British Society for Medical Mycology best practice recommendations for the diagnosis of serious fungal diseases. Lancet Infect Dis 2015 ; 15 : 461-74.
10) Patterson KC, Strek ME. Diagnosis and treatment of pulmonary aspergillosis syndromes. Chest 2014 ; 146 : 1358-68.
11) Kosmidis C, Denning DW. The clinical spectrum of pulmonary aspergillosis. Thorax 2015 ; 70 : 270-7.
12) Denning DW, Cadranel J, Beigelman-Aubry C, et al. Chronic pulmonary aspergillosis : rationale and clinical guidelines for diagnosis and management. Eur Respir J 2016 ; 47 : 45-68.
13) 深在性真菌症のガイドライン作成委員会，編．深在性真菌症の診断・治療ガイドライン 2014．東京：協和企画，2014．
14) 田代隆良．肺アスペルギルス症の病態と呼吸器検体より分離される Aspergillus 属の臨床的意義．日臨微生物誌 2009 ; 19 : 67-75．
15) Tashiro T, Izumikawa K, Tashiro M, et al. A case series of chronic necrotizing pulmonary aspergillosis and a new proposal. Jpn J Infect Dis 2013 ; 66 : 312-6.
16) Marr KA, Schlamm HT, Herbrecht R, et al. Combination antifungal therapy for invasive aspergillosis : a randomized trial. Ann Intern Med 2015 ; 162 : 81-9.
17) Kohno S, Izumikawa K, Ogawa K, et al. Intravenous micafungin versus voriconazole for chronic pulmonary aspergillosis : a multicenter trial in Japan. J Infect 2010 ; 61 : 410-8.
18) Tashiro M, Izumikawa K, Hirano K, et al. Correlation between triazole treatment history and susceptibility in clinically isolated Aspergillus fumigatus. Antimicrob Agents Chemother 2012 ; 56 : 4870-5.
19) Erwin GE, Fitzgerald JE. Case report : allergic bronchopulmonary aspergillosis and allergic fungal sinusitis successfully treated with voriconazole. J Asthma 2007 ; 44 : 891-5.
20) Stevens DA, Schwartz HJ, Lee JY, et al. A randomized trial of itraconazole in allergic bronchopulmonary aspergillosis. N Engl J Med 2000 ; 342 : 756-62.
21) Howard SJ, Cerar D, Anderson MJ, et al. Frequency and evolution of Azole resistance in Aspergillus fumigatus associated with treatment failure. Emerg Infect Dis 2009 ; 15 : 1068-76.
22) Tashiro M, Izumikawa K, Minematsu A, et al. Antifungal susceptibilities of Aspergillus fumigatus clinical isolates obtained in Nagasaki, Japan. Antimicrob Agents Chemother 2012 ; 56 : 584-7.
23) Snelders E, van der Lee HAL, Kuijpers J, et al. Emergence of azole resistance in Aspergillus fumigatus and spread of a single resistance mechanism. PLoS Med 2008 ; 5 : e219.

2. ニューモシスチス肺炎に対する治療

酒井　純，樽本憲人，前﨑繁文

ポイント

- ニューモシスチス肺炎の標準治療はST合剤であるが，ST合剤不応例ではペンタミジン，またはアトバコンを使用する。
- 室内気でPaO$_2$ 70 Torr未満もしくはAaDO$_2$ 35 Torr以上の場合，補助的にステロイドを併用する。
- CD4細胞数200/μl未満のHIV症例や，その他免疫不全状態では，ST合剤などによる予防投与が行われる。

はじめに

ニューモシスチス肺炎(Pneumocystis pneumonia：PCP)は，Pneumocystis jirovecii(旧 P. carinii)による肺炎である。もともと，稀少な日和見感染症であったが，1981年以降に後天性免疫不全症候群(acquired immunodeficiency syndrome：AIDS)として発症する呼吸器感染症として知られるようになった。さらに，医学の進歩により，非AIDS例におけるPCPも増加している。本項では，PCP治療の概要について述べることとする。

PCPの治療について

標準的には，抗菌薬による治療が基本となる。第一選択として，スルファメトキサゾール／トリメトプリム(sulfamethoxazole：SMX/trimethoprim；ST合剤)が使用される。投与法としては，ヒト免疫不全ウイルス(human immunodeficiency virus：HIV)例ではSMX 75～100 mg/kg/日とトリメトプリム 15～20 mg/kg/日を21日間投与する(表1)[1)～3)]。ただし，腎排泄性の薬剤であるため，腎機能に合わせた用量調節が必要となる。非HIV例のPCPにおいては，菌量がHIV症例と比較して少ないため，HIV例より短い期間(14日間)で投薬されることが多い[4)]。ただし，重症例などの長期投薬が必要と考えられる症例では，HIV症例と同様に21日間の投与を検討する。人工呼吸器管理下など，経口投与が困難な場合や，腸管浮腫などにおける吸収障害がある場合には，ST合剤の注射製剤が使用できる。

副作用としては，特にAIDS症例においてアレルギー反応がみられやすい。症状として，投与後1～2週間後に出現する発疹(30～50％)，発熱(30～40％)などがみられる。対処として，抗アレルギー薬や，約5日間で0.01 g/日程度から漸増していく減感作療法を行うことにより，治療の再開が見込める。しかし，一部の症例では薬剤過敏性症候群の場合もあり，診断には注意を要する。その他に，消化器症状，肝機能障害，腎機能障害，低カリウム血症，骨髄抑制(白血球減少や血小板減少)がみられることがあり，ST合剤を使用している期間は定期的な血液検査によるモニタ

表1 PCPの治療例

第一選択	ST合剤1回3〜4錠,1日3回内服。 内服困難時,ST合剤・注射製剤1回4アンプル,1日3回
第二選択	PM 1回3〜4 mg/kg,1日1回点滴静注 ATV 1回750 mg,1日2回内服

上記に加えて,PaO_2 70 Torr未満もしくは$AaDO_2$ 35 Torr以上の重症例は以下の併用を検討する。
PSL 60〜80 mg/日5日間,40 mg/日5〜6日間,20 mg/日10〜11日間,合計21日間。
〔文献1)〜6)8)より引用〕

リングが望ましい。重篤な副作用に対しては,代替薬への変更が検討される。

代替薬としては,2012年に本邦でも承認上市された,アトバコン(atovaquone:ATV)や,ペンタミジン(pentamidine:PM)がある。ATVは経口投与される薬剤であり[5],HIV例においても副作用が少なく使用しやすい。しかし,治療効果はST合剤と比較して低いことや,下痢や食前投与では吸収率が低下するため注意する。PMの治療効果は,特にHIV例において,ST合剤と同等とされるが[1)2)6)],投薬方法は点滴静注に限定される。また,PMは副作用を認めることが多く,半数以上の症例で薬剤熱,低血糖,膵炎,低血圧,腎障害,心室性不整脈などがみられ,治療遂行が困難となる[7]。これらの理由から,重篤な副作用がない限り,ST合剤の使用を検討する[5]。なお,エキノキャンディンは栄養体の*P. jirovecii*のみへの効果であるため,標準療法とはならない。

また室内気でPaO_2 70 Torr未満もしくは$AaDO_2$ 35 Torr以上などであった場合,補助的に副腎皮質ステロイド(以下,ステロイド)の併用投与を検討する[8]。プレドニゾロン(prednisolone:PSL)60〜80 mg/日より開始し,漸減するのが一般的であり,計21日間の投与が推奨されている[9]。HIV例ではステロイドは症状改善までの期間が短縮され,生命予後も改善することが知られているが,非HIV例におけるステロイド併用投与は明らかなエビデンスがなく,十分な確証が得られていない[10)〜12)]。ただし,サイトメガロウイルス肺炎や網膜炎の併発例では,感染増悪を来す可能性もあり,適応を慎重に判断しなければならない。また,ステロイドの併用効果は,開始4〜8日後にみられることが多く[13],この期間を経過しても治療への反応がみられないようであれば,治療の見直しが必要である。重症症例では,ステロイドパルスも考慮されるが,減量法や,投与期間などに関して明らかではない。

PCPの予防について

一般的に,未発症患者に対する発症予防を一次予防,発症後の再発予防を二次予防と称する。HIV例において,PCPの一次予防および二次予防の有用性は広く知られており,CD4細胞数200/μl未満の場合と口腔・咽頭カンジダ症を認める際に一次予防が推奨されている(表2,3)[14]。中止基準として,抗HIV治療を開始し,CD4細胞数が200/μl以上で3カ月経過した時点で中止を検討する。HIV-RNA量が検出限界未満であるにもかかわらず,CD4細胞数が100〜200/μlのまま上昇しない場合にも,中止を検討してもよい[14]。

非HIV例では,基礎疾患,免疫抑制薬投与の有無,臓器移植などの免疫抑制状態があれば予防投与が行われる(表2)。血液疾患では急性リンパ性白血病,慢性リンパ性白血病,成人T細胞性白血病リンパ腫,プリンアナログ,抗胸腺細胞グロブリン,同種造血幹細胞移植の免疫抑制期間中に投薬が推奨される[15]。ステロイドに関しては,PSL換算で20 mg/日を4週間以上投与するといった長期ステロイド投与症例にも,実施することが望ましい[16]。生物学的製剤としては,インフリキシマブ(infliximab:IFX),エタネルセプト(etanercept:

表2 一次予防の基準

HIV症例	CD4細胞数＜200/μlもしくは口腔・咽頭カンジダ症がある。
非HIV症例	・免疫抑制薬使用中：急性リンパ性白血病，慢性リンパ性白血病，成人T細胞性白血病リンパ腫，各種血管炎，同種造血幹細胞移植や臓器移植など。 ・プリンアナログ，抗胸腺細胞グロブリン投与期間中。 ・ステロイド投薬中：PSL換算で20mg/日を4週間以上の投与など。 ・生物学的製剤投与中：RAではそれに加えて①基礎肺疾患，②65歳以上，③PSL 6 mg/日以上の併用

〔文献14)〜19)より引用〕

表3 一次予防，二次予防の選択薬

- ST合剤 1日1錠内服
- ST合剤 1回2錠，週3回内服
- PM 1回300mg，月1回吸入
- ATV 1回1,500mg，1日1回内服

〔文献15)20)〜22)より引用〕

ETN），アダリムマブ（adalimumab：ADM），トシリズマブ（tocilizumab：TCZ），アバタセプト（abatacept：ABA）などが挙げられる。これら使用中の発症率は0.1〜0.3％と頻度は高くないが[17)18)]，①基礎肺疾患あり，②65歳以上，③PSL 6mg/日以上の併用投与の3つのリスク因子のいずれかに該当する場合，一次予防を実施することが望ましい[19)]。

予防投与法として，ST合剤を連日1錠または週3回2錠ずつの経口投与が一般的である（表3）[20)]。しかし，副作用などでST合剤が使用できない場合もあり，PM吸入月1回投与[21)]，または，ATV内服[22)]で代用されるが，予防効果はST合剤と比較して低い（表3）。PCP発症・治療開始後に，免疫抑制薬を減量するべきかどうかは明らかではない。

おわりに

PCPの無治療経過例はほぼ全例死亡するが，抗菌薬治療を行うことにより，AIDS例では死亡率は10％前後とされている。しかし，非AIDS例では死亡率は非常に高いため，早期診断と適切な治療を心がける必要があるとともに，さらなる診断・治療法の開発が求められる。

利益相反なし。

● 文献

1) Wharton JM, Coleman DL, Wofsy CB, et al. Trimethoprim-sulfamethoxazole or pentamidine for Pneumocystis carinii pneumonia in the acquired immunodeficiency syndrome. A prospective randomized trial. Ann Intern Med 1986；105：37-44.
2) Lau WK, Young LS. Trimethoprim-sulfamethoxazole treatment of Pneumocystis carinii pneumonia in adults. N Engl J Med 1976；295：716-8.
3) Winston DJ, Lau WK, Gale RP, et al. Trimethoprim-sulfamethoxazole for the treatment of Pneumocystis carinii pneumonia. Ann Intern Med 1980；92：762-9.
4) Jacobs JA, Dieleman MM, Cornelissen EI, et al. Bronchoalveolar lavage fluid cytology in patients with Pneumocystis carinii pneumonia. Acta Cytol 2001；45：317-26.
5) Hughes W, Leoung G, Kramer E, et al. Comparison of atovaquone (566C80) with trimethoprim-sulfamethoxazole to treat Pneumocystis carinii pneumonia in patients with AIDS. N Engl J Med 1993；328：1521-7.
6) Sattler FR, Cowan R, Nielsen DM, et al. Trimethoprim-sulfamethoxazole compared with pentamidine for treatment of Pneumocystis carinii pneumonia in the acquired immunodeficiency syndrome. A prospective, noncrossover study. Ann Intern Med 1988；109：280-7.
7) O'Brien JG, Dong BJ, Coleman RL, et al. A 5-year retrospective review of adverse drug reactions and their risk factors in human immunodeficiency virus-infected patients who were receiving intravenous pentamidine therapy for Pneumocystis carinii pneumonia. Clin Infect Dis 1997；24：854-9.
8) Limper AH, Knox KS, Sarosi GA, et al. An official American Thoracic Society statement：treatment of fungal infections in adult pulmonary and critical care patients. Am J Respir Crit Care Med 2011；183：96-128.
9) Consensus statement on the use of corticosteroids as adjunctive therapy for pneumocystis pneumonia in the acquired immunodeficiency syndrome. The National Institutes of Health-University of California Expert Panel for Corticosteroids as Adjunctive Therapy for Pneumocystis Pneumonia. N Engl J Med 1990；323：1500-4.
10) Pareja JG, Garland R, Koziel H. Use of adjunctive corticosteroids in severe adult non-HIV Pneumocystis carinii pneumonia. Chest 1998；113：1215-24.
11) Delclaux C, Zahar JR, Amraoui G, et al. Corticosteroids as adjunctive therapy for severe Pneumocystis carinii

pneumonia in non-human immunodeficiency virus-infected patients : retrospective study of 31 patients. Clin Infect Dis 1999 ; 29 : 670-2.

12) Moon SM, Kim T, Sung H, et al. Outcomes of moderate-to-severe Pneumocystis pneumonia treated with adjunctive steroid in non-HIV-infected patients. Antimicrob Agents Chemother 2011 ; 55 : 4613-8.

13) Kovacs JA, Hiemenz JW, Macher AM, et al. Pneumocystis carinii pneumonia : a comparison between patients with the acquired immunodeficiency syndrome and patients with other immunodeficiencies. Ann Intern Med 1984 ; 100 : 663-71.

14) National Institutes of Health, AIDSinfo. Guidelines for the prevention and treatment of opportunistic infections in HIV-infected adults and adolescents. URL : http://www.aidsinfo.nih.gov (Accessed 1/Aug/2016).

15) 深在性真菌症のガイドライン作成委員会, 編. 深在性真菌症の診断・治療のガイドライン 2014. 東京：協和企画, 2014 : 133-4.

16) Yale SH, Limper AH. Pneumocystis carinii pneumonia in patients without acquired immunodeficiency syndrome : associated illnesses and prior corticosteroid therapy. Mayo Clinic Proceedings 1996 ; 71 : 5-13.

17) Takeuchi T, Tatsuki Y, Nogami Y, et al. Postmarketing surveillance of the safety profile of infliximab in 5000 Japanese patients with rheumatoid arthritis. Ann Rheum Dis 2008 ; 67 : 189-94.

18) Koike T, Harigai M, Inokuma S, et al. Postmarketing surveillance of the safety and effectiveness of etanercept in Japan. J Rheumatol 2009 ; 36 : 898-906.

19) Stern A, Green H, Paul M, et al. Prophylaxis for Pneumocystis pneumonia (PCP) in non-HIV immunocompromised patients. Cochrane Database Syst Rev 2014 ; 1 : 10.

20) Green H, Paul M, Vidal L, et al. Prophylaxis of Pneumocystis pneumonia in immunocompromised non-HIV-infected patients : systematic review and meta-analysis of randomized controlled trials. Mayo Clin Proc 2007 ; 82 : 1052-9.

21) Marras TK, Sanders K, Lipton JH, et al. Aerosolized pentamidine prophylaxis for Pneumocystis carinii pneumonia after allogeneic marrow transplantation. Transpl Infect Dis 2002 ; 4 : 66-74.

22) Colby C, McAfee S, Sackstein R, et al. A prospective randomized trial comparing the toxicity and safety of atovaquone with trimethoprim/sulfamethoxazole as Pneumocystis carinii pneumonia prophylaxis following autologous peripheral blood stem cell transplantation. Bone Marrow Transplant 1999 ; 24 : 897-902.

第4章

抗ウイルス薬
（インフルエンザ，サイトメガロウイルスなど）

1. 抗インフルエンザ薬の種類と使い分け

三木 祐

ポイント
- インフルエンザ対策では，予防に加え早期診断・早期治療が重要である。
- ノイラミニダーゼ阻害薬は，症状発現から2日以内に投与開始する。
- 重症度からインフルエンザ患者を分類し，使用薬剤を選択する。
- 病院・高齢者施設などでは，施設内で患者発生時，抗インフルエンザ薬の予防投与も考慮する。

はじめに

インフルエンザの流行が科学的に立証されるようになったのは，1900年頃からであるが，インフルエンザの流行ではないかと思われる記述は，紀元前よりある。人類は20世紀になってから，数回の新型インフルエンザによる世界的大流行を経験している。1918〜1919年にかけて発生したスペインインフルエンザA(H1N1)は，世界的大流行となり感染者は約6億人，死亡者は2,000〜5,000万人と言われている。その後も新型インフルエンザとして，1957年にはアジアインフルエンザA(H2N2)，1968年から1969年にかけては香港インフルエンザA(H3N2)が大流行した。最近では，2009年の新型インフルエンザウイルスA(H1N1)pdm09が世界中で大流行し，多くの国で多数の感染者と死亡例が報告されたが，わが国の死亡者は非常に少なかった。その理由は，迅速診断キットによる早期診断と，抗インフルエンザ薬による早期治療によるものと考えられ，米国疾病予防管理センター(Centers for Disease Control and Prevention：CDC)や世界保健機関(World Health Organization：WHO)も治療指針を変更した。

抗インフルエンザ薬の種類と作用機序

抗インフルエンザ薬として3種類の作用機序の

異なる薬剤があるが，現在はノイラミニダーゼ阻害薬だけが実際に使用されている．1998年，抗インフルエンザ薬として最初に臨床現場で使用されたのは，M2蛋白阻害薬であるアマンタジン（amantadine）である．その後，2001年にノイラミニダーゼ阻害薬のオセルタミビル（oseltamivir）とザナミビル（zanamivir）がA型，B型に保険適用となり，抗インフルエンザ薬によるインフルエンザ治療が本格的に始まった．2010年には，さらに2種類のノイラミニダーゼ阻害薬であるペラミビル（peramivir）とラニナミビル（laninamivir）が承認された．また，作用機序が従来のものとはまったく異なるRNAポリメラーゼ阻害薬のファビピラビル（favipiravir）が，2014年3月に製造販売承認を取得した．しかし，適応は「新型または再興型インフルエンザウイルス感染症（ただし，ほかの抗インフルエンザウイルス薬が無効または効果不十分なものに限る）」という特殊な承認となっている．

■M2蛋白阻害薬

M2蛋白阻害薬としてはアマンタジンがある．インフルエンザウイルスの感染と増殖の過程で，A型インフルエンザウイルス粒子の表面に存在するイオンチャンネルであるM2蛋白の働きを阻害することで，細胞内に侵入したウイルスがウイルス遺伝子を細胞質内へ放出する脱核という過程を抑制し，インフルエンザウイルスが感染細胞で増殖できなくする．B型インフルエンザウイルスにはM2蛋白が存在しないので，アマンタジンはA型には効果を示すが，B型には効果がない．アマンタジンは容易に耐性となりやすく，現在流行しているA型インフルエンザウイルスのアマンタジン耐性率は非常に高い．また，不眠，抑うつなどの中枢神経系の副作用が多いことなどから，現在国内外で臨床使用はほとんどされていない[1]．

■ノイラミニダーゼ阻害薬

ノイラミニダーゼ阻害薬は，インフルエンザウイルス粒子の表面にあるウイルス蛋白質のひとつであるノイラミニダーゼの機能を阻害する．ノイラミニダーゼは，シアリダーゼとも呼ばれ糖鎖切断活性をもち，宿主細胞内で産生されたインフルエンザウイルスが感染細胞から効率的に遊離・放出されるのを促進する．ノイラミニダーゼ阻害薬は，ノイラミニダーゼの酵素活性部位に結合し，シアリダーゼ活性を抑制することにより，子孫ウイルスが感染細胞から遊離できなくなり宿主周辺の非感染細胞への感染拡大が抑えられる．このような作用機序により，添付文書にもノイラミニダーゼ阻害薬は症状発現から2日以内あるいは可能な限りすみやかに投与開始することとなっており，症状発現から48時間経過後に投与開始した患者での有効性を裏付けるデータはないとされている．また，小児・未成年者では薬剤との因果関係は不明だが，異常行動などの精神・神経症状を発現した例が報告されており，異常行動による転落などの万が一の事故を防止するために，薬剤治療開始後は異常行動の発現のおそれがあることや，少なくとも2日間は小児・未成年者が1人にならないよう配慮することについて患者・家族に対し説明を行うこととされている．ノイラミニダーゼ阻害薬は，A型，B型両方のインフルエンザウイルスに有効であり，耐性ウイルスの出現率が低く，副作用も少ないことが特徴である．

●オセルタミビル

オセルタミビルは内服で使用するノイラミニダーゼ阻害薬であり，小児用ドライシロップもあり1歳以上で広く使われてきた．ただし，異常行動などの精神神経系の副作用が懸念され，10歳以上の未成年では合併症，既往症などでハイリスクと判断される場合を除いては，原則として使用できなくなった．経口投与後消化管で吸収され，速やかに肝臓で加水分解されて活性体になり，投与48時間までに70～80％が尿中に排泄されるため，腎機能障害者では血中濃度が上昇するので投与方法を調整する必要がある．

薬剤耐性に関しては，2007年以降Aソ連型

(H1N1)の耐性ウイルスが世界中に蔓延し，2008〜2009年にはほぼ100％オセルタミビルに耐性となったが，2009年のA(H1N1)pdm09パンデミックによりAソ連型は消失している。そのため，現時点では流行しているインフルエンザに有効と考えられる。A(H1N1)pdm09のオセルタミビル耐性化は低く，国立感染症研究所によると2014〜2015年シーズンでは検出されておらず，2015〜2016年シーズンでは1.9％と耐性率は低いが[2]，今後も引き続き警戒は必要である。

● ザナミビル

ザナミビルは吸入薬で，ウイルスの感染・増殖部位である気道系に直接かつ迅速に作用することより全身への影響は少なく，耐性ウイルスの報告はほとんどない。また，オセルタミビル耐性ウイルスにも効果がある。小さい子供では吸入が難しく，日本小児科学会では10歳以上の小児に推奨している。吸入薬のため気管支喘息および慢性閉塞性肺疾患などの慢性呼吸器疾患のある患者では，吸入後に気管支攣縮が起こる可能性があるので注意が必要である。

● ペラミビル

ペラミビルは長時間作用する薬剤であり，1回の点滴投与で効果が持続する。経口や吸入投与困難な症例や，小児にも投与可能である。さらに，肺炎の合併があるなどの重症例やハイリスク例には，通常の倍量（600 mg）までの投与や連日反復投与が可能である。しかし，オセルタミビルやザナミビルなどで治療可能な軽症例に使用すべきではない。ペラミビルは基本的構造がオセルタミビルに似ているため，オセルタミビル耐性ウイルスはペラミビルに対しても同程度の感受性低下が報告されているが，点滴投与後の血中濃度は高く，耐性の影響は受けにくいと考えられる。

● ラニナミビル

ラニナミビルは日本で開発された長時間作用型の薬剤であり，単回吸入で治療が完結するため，吸入手技がうまくできればコンプライアンスの面でも優れている。また，オセルタミビル耐性ウイルスにも有効である。ザナミビルと同様に吸入薬のため気管支喘息および慢性閉塞性肺疾患などの慢性呼吸器疾患のある患者では，吸入後に気管支攣縮が起こる可能性があるので注意が必要である。

■ RNAポリメラーゼ阻害薬

ファビピラビルは従来の抗インフルエンザウイルス薬とは作用機序が異なる経口薬である。インフルエンザウイルスのRNA複製過程に作用するRNAポリメラーゼを選択的に阻害することで，ウイルスが感染細胞内で増殖することを抑制するため，感染後48時間以降の投与が遅れた場合でも効果を示す。このような作用機序より，鳥インフルエンザA(H5N1)およびA(H7N9)などのインフルエンザ以外にも，多くのRNAウイルスに対しても抑制効果を示すことが報告されている[3]。2014年3月に承認されたが，動物実験で催奇形性が確認されているため，新型または再興型インフルエンザウイルス感染症が発生し，ほかの抗インフルエンザ薬が無効または効果不十分なときに，国が当該インフルエンザウイルスへの対策に使用すると判断した場合に，患者への投与が検討される。

抗インフルエンザ薬の使い方

2009年のA(H1N1)pdm09によるパンデミックの際，日本では日本感染症学会の提言[4)5]やガイドライン[6]などが速やかに出され，迅速診断キットによる早期診断と抗インフルエンザ薬による早期治療により，世界で日本の死亡率は最も低く被害は少なく済んだ[7]。当初，WHOやCDCは「リスクのない健康成人に対しては抗インフルエンザ薬の投与は必要ない」という治療指針を示していたが，日本の積極的な投与の成績を受けて，WHOやCDCも治療指針を改定した。

I 呼吸器感染症

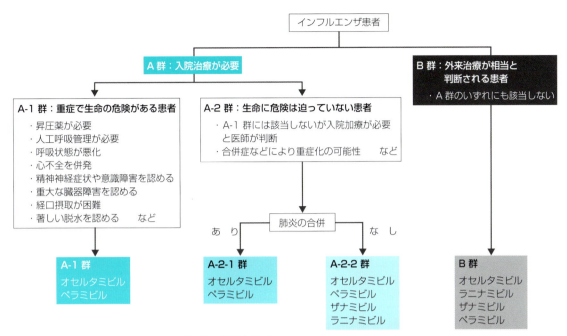

図 重症度からみたインフルエンザ患者の分類と治療
〔日本感染症学会・新型インフルエンザ対策委員会. 日本感染症学会提言「抗インフルエンザ薬の使用適応について(改訂版)」. 日本感染症学会, 2011年3月1日. URL：http://www.kansensho.or.jp/guidelines/pdf/110301soiv_teigen.pdf より引用〕

日本で現在使用可能な抗インフルエンザ薬は, 4剤のノイラミニダーゼ阻害薬である。したがって, 作用機序より抗インフルエンザ薬の早期, 特に発症後48時間以内に投与開始することが重要である。ここでは抗インフルエンザ薬の使い方を, 日本感染症学会のガイドライン, 提言[8]をもとに述べるが, 小児に関しては日本小児科学会のインフルエンザ治療指針[9]が参考になる。

インフルエンザの治療は外来診療が基本であるが, 基礎疾患などのリスクの有無にかかわらず健康人でも重症化することがある。入院治療の検討や治療様式の判断では, 基礎疾患の有無やその程度のみならず, 患者の重症度そのものを重視して判断する必要がある。重症度からみたインフルエンザ患者の分類と使用薬剤を図に示す。

■重症度からみたインフルエンザ患者の分類

患者の症状などの状態から, 入院治療が必要なA群と外来治療が相当なB群に分ける。さらに, A群は重症で生命の危険があるA-1群と生命の危険は迫っていないが入院管理が必要なA-2群とに分ける。A-1群と判断するのは, 昇圧薬投与や人工呼吸管理などの全身管理が必要な例, 肺炎・気道感染による呼吸状態の悪化例, 心不全併発例, 精神神経症状や意識障害を含むその他の重大な臓器障害例, 経口摂取困難や下痢などによる著しい脱水で全身管理が必要な例などである。A-2群になるのは, A-1群には該当しないが医師の判断により入院が必要と考えられる患者, 合併症などにより重症化するおそれのある患者などである。さらにA-2群は, 肺炎を併発しているA-2-1群と肺炎を併発していないA-2-2群に分ける。B群は, 上記A群のいずれにも該当しないインフルエンザ患者となる。

■抗インフルエンザ薬の使用指針

以下は成人に対する使用指針であり, 小児への投与に関しては各薬剤の使用指針に従って適宜増減する必要がある。ノイラミニダーゼ阻害薬同士の併用は避けるべきであり, オセルタミビルとザナミビルの併用で, オセルタミビル単独よりもウ

イルス学的にも臨床的にも効果が低下することが報告されている[10]。各群に対する薬剤を推奨順に示す。

● A-1群(入院管理が必要,重症で生命の危険がある患者)

オセルタミビル,ペラミビル

オセルタミビルは今までに重症例での使用が最も多いため推奨されるが,経口投与が困難な場合や吸収不良を考慮した場合には,経静脈投与のペラミビルを使用する。1日1回300mgの投与を基本とするが,重症度に応じて1回600mgに増量あるいは反復投与を考慮するが,副作用の発現に十分留意する必要がある。この群では吸入困難な患者が多いと考えられ,吸入薬は避けるべきである。

● A-2-1群(生命に危険は迫っていないが入院管理が必要,肺炎を合併している患者)

オセルタミビル,ペラミビル

オセルタミビルの使用を考慮するが,医師が静注治療を適当だと判断した場合にはペラミビルの使用を考慮する。ペラミビルの増量例や反復投与例では,副作用の発現に十分留意する。この群では肺炎を合併しているため吸入薬の吸入効率の低下が考えられるので,吸入薬は避ける。

● A-2-2群(生命に危険は迫っていないが入院管理が必要,肺炎を合併していない患者)

オセルタミビル,ペラミビル,ザナミビル,ラニナミビル

オセルタミビルの使用を第一に考慮するが,経静脈補液を行う場合など,医師が静注治療を適当だと判断した場合にはペラミビルの使用も考慮する。ペラミビルの増量例や反復投与例では,副作用の発現に十分留意する。吸入投与が可能な例ではザナミビル,ラニナミビルの投与も考慮する。

● B群(外来治療が相当と判断される患者)

オセルタミビル,ラニナミビル,ザナミビル,ペラミビル

オセルタミビル,ラニナミビルやザナミビルの使用を考慮する。ラニナミビルは1回で治療が完結するため,医療機関で吸入を行うことで確実なコンプライアンスが得られるが,吸入可能な患者に限られる。経口や吸入が困難な場合や,医師が静注治療を適当だと判断した場合にはペラミビルの使用も考慮する。外来での点滴静注や吸入投与に際しては,ほかの患者などへのインフルエンザ感染拡散防止策が必要である。

■抗インフルエンザウイルス薬の用法・用量(表)

成人における各薬剤の用法・用量は以下のようになる。

オセルタミビル:1回75 mg(1 Cap),1日2回,5日間。

ザナミビル:1回10 mg(2ブリスター),1日2回,5日間。

ペラミビル:300 mgを15分以上かけて単回点滴静注。重症化のおそれがあれば1日1回600 mgを15分以上かけて単回点滴静注するが,症状に応じて連日反復投与可。

ラニナミビル:40 mg(2容器),単回吸入。

小児における各薬剤の用法・用量は以下のようになる。

オセルタミビル:1回2 mg/kg(最高用量75mg),1日2回,5日間。

ザナミビル:1回10 mg(2ブリスター,成人と同量),1日2回,5日間。

ペラミビル:10 mg/kgを15分以上かけて単回点滴静注。症状に応じて連日反復投与可。

ラニナミビル:10歳未満 20 mg(1容器),単回吸入。

10歳以上 40 mg(2容器),単回吸入。

■抗インフルエンザ薬の予防投薬

予防投与が承認されているのは,オセルタミビル,ザナミビルと2013年12月にラニナミビルが追加された。予防投薬は保険適用がなく,自費診療になるので注意が必要である。予防投与も一定の効果があるとされるが,ワクチンに比べ副作用も多く,予防効果期間も限られることより安易な投与は避けるべきである。しかしながら毎年,病

表 抗インフルエンザウイルス薬の種類と使い方

一般名 (製品名)	オセルタミビル (タミフル®)	ザナミビル (リレンザ®)	ペラミビル (ラピアクタ®)	ラニナミビル (イナビル®)
剤形	経口薬 【カプセル】成人,小児※1 【ドライシロップ】1歳以上	吸入薬 (成人,小児※3)	注射薬 (成人,小児)	吸入薬 (成人,小児)
1日投与量 成人	【カプセル】 75 mg×1日2回	10 mg※4×1日2回	300 mg※5	40 mg※7
小児	【ドライシロップ】 2 mg/kg×1日2回	10 mg※4×1日2回	10 mg/kg※6	10歳未満:20 mg※8 10歳以上:40 mg※7
投与日数	5日間	5日間	単回点滴静注 症状に応じ連日反復投与可	単回吸入
予防投与	(成人,小児※1) 75 mg×1日1回 7～10日間※2 (幼少時) 2 mg/kg×1日1回 10日間	(成人,小児※3) 10 mg※4×1日1回 10日間	未承認	(成人,10歳以上小児) 20 mg※8×1日1回 2日間

※1:小児≧37.5 kg(10歳以上の未成年患者には原則として使用禁止)。
※2:小児は10日間。
※3:適切に吸入投与できると判断された場合のみ。ただし4歳以下に対する安全性は確立していない。
※4:5 mg ブリスター×2。
※5:重症化するおそれのある患者:600 mg/日を15分以上かけて単回点滴静注,症状に応じて連日反復投与可。
※6:症状に応じ連日反復投与可,投与量上限は1回600 mg。
※7:20 mg容器×2。
※8:20 mg容器×1。
(各製品添付文書より作成)

院や高齢者施設などにおいてインフルエンザが流行し,死亡者が発生する事例が報告されている。このような事態を防ぐためには,病院や施設などでは日本感染症学会の提言[11]を参考に抗インフルエンザ薬の予防投与を考慮する必要がある。

予防投与における用法・用量は以下のようになる(表)。

オセルタミビル:成人 1回75 mg(1 Cap),1日1回,7～10日間。

体重37.5 kg以上の小児 1回75 mg(1 Cap),1日1回,10日間。

幼少児 1回2 mg/kg(最高用量75 mg),1日1回,10日間。

ザナミビル:成人,小児 1回10 mg(2ブリスター),1日1回,10日間。

ラニナミビル:成人,10歳以上の小児 20 mg(1容器),1日1回,2日間。

まとめ

インフルエンザ対策では感染予防および感染拡散防止が重要あり,ワクチン接種に加え,飛沫感染を中心に接触感染と一部空気感染を考慮し,手洗い,マスク,咳エチケット,距離の保持や換気などといった物理的な対策が必要である。そのうえで,早期診断,早期治療を行うことが重要となる。現在インフルエンザの治療に使用可能な抗インフルエンザ薬は,オセルタミビル,ラニナミビル,ザナミビル,ペラミビルの4剤あるが,いずれもノイラミニダーゼ阻害薬であるため早期投与,発症後48時間以内に投与開始することが必要である。投与経路も経口,吸入,経静脈と選択肢が増えたが,患者のリスク因子,状態や重症度などにより,適切に薬剤を選択し投与期間も含め確実に投与することが重要である。

利益相反なし。

● 文献

1) Centers for Disease Control and Prevention. Antiviral Agents for the Treatment and Chemoprophylaxis of Influenza: Recommendations of the Advisory Committee on Immunization Practices(ACIP). Recommendations and reports. January 21, 2011 / 60(RP01); 1-24. URL: http://www.cdc.gov/mmwr/preview/mmwrhtml/rr6001a1.htm (Accessed 23/Oct/2016)

2) 国立感染症研究所. 抗インフルエンザ薬耐性株サーベイランス. URL: http://www.nih.go.jp/niid/ja/influ-resist.html (Accessed 23/Oct/2016)

3) Furuta Y, Takahashi K, Shiraki K, et al. T-705 (favipiravir) and related compounds: novel broad-spectrum inhibitors of RNA viral infections. Antiviral Res 2009; 82: 95-102.

4) 日本感染症学会・新型インフルエンザ対策ワーキンググループ. 日本感染症学会緊急提言「一般医療機関における新型インフルエンザへの対応について」. 日本感染症学会, 2009年5月21日. URL: http://www.kansensho.or.jp/guidelines/pdf/090521soiv_teigen.pdf(最終閲覧2016年10月23日)

5) 日本感染症学会・新型インフルエンザ対策ワーキンググループ. 日本感染症学会緊急提言「一般医療機関における新型インフルエンザへの対応について」(第2版). 日本感染症学会, 2009年9月15日. URL: http://www.kansensho.or.jp/guidelines/pdf/090914soiv_teigen2.pdf(最終閲覧2016年10月23日)

6) 日本感染症学会・新型インフルエンザ対策委員会・診療ガイドラインワーキンググループ. 新型インフルエンザ診療ガイドライン(第1版). 日本感染症学会, 2009年9月15日. URL: http://www.kansensho.or.jp/guidelines/pdf/influenza_guideline.pdf(最終閲覧2016年10月23日)

7) 厚生労働省新型インフルエンザ対策推進本部. 第7回新型インフルエンザ(A/H1N1)対策総括会議参考資料, 2010年6月8日. URL: http://www.mhlw.go.jp/bunya/kenkou/kekkaku-kansenshou04/dl/infu100608-03.pdf(最終閲覧2016年10月23日)

8) 日本感染症学会・新型インフルエンザ対策委員会. 日本感染症学会提言「抗インフルエンザ薬の使用適応について(改訂版)」. 日本感染症学会, 2011年3月1日. URL: http://www.kansensho.or.jp/guidelines/pdf/110301soiv_teigen.pdf (最終閲覧2016年10月23日)

9) 日本小児科学会・インフルエンザ対策ワーキンググループ. 2013/2014シーズンのインフルエンザ治療指針. 日本小児科学会, 2014年1月27日. URL: http://www.jpeds.or.jp/uploads/files/2013_2014_influenza_all.pdf(最終閲覧2016年10月23日)

10) Duval X, van der Werf S, Blanchon T, et al. Efficacy of oseltamivir-zanamivir combination compared to each monotherapy for seasonal influenza: a randomized placebo-controlled trial. PLoS Med 2010; 7: e1000362.

11) 日本感染症学会・インフルエンザ委員会. 日本感染症学会提言2012「インフルエンザ病院内感染対策の考え方について(高齢者施設を含めて)」. 日本感染症学会, 2012年8月20日. URL: http://www.kansensho.or.jp/guidelines/pdf/1208_teigen.pdf(最終閲覧2016年10月23日)

2. サイトメガロウイルスその他の呼吸器ウイルスに対する治療

伊藤嘉規

ポイント

- サイトメガロウイルスは臓器・造血細胞移植後など，免疫抑制状態での肺炎を引き起こす。
- サイトメガロウイルス肺炎の治療には，抗ウイルス薬のガンシクロビル・バルガンシクロビルが使用される。
- 免疫抑制状態では重症化しやすいため，抗ウイルス薬の予防投与・先制治療が重要な治療戦略である。
- RSウイルス・ヒトメタニューモウイルスは，乳児期の細気管支炎・肺炎の起因ウイルスとして重要であるが，抗ウイルス薬はなく主に対症療法を行う。

はじめに

呼吸器感染症において，抗ウイルス薬による治療が行われる患者は，インフルエンザ以外では限定される。市中の気道感染症についてウイルスが原因となるものは，成人に比べて小児で多い。免疫低下状態にある場合には，サイトメガロウイルス（cytomegalovirus：CMV）が重要である。本項では，呼吸器感染症における病原ウイルスについて，主に小児を中心に概説し，RS（respiratory syncytial）ウイルス，ヒトメタニューモウイルス，サイトメガロウイルスによる呼吸器感染症について述べる。

呼吸器感染症における病原ウイルス

表1に小児期呼吸器感染症の部位別原因ウイルスの一覧を示す。上気道感染症では，ライノウイルス，コロナウイルスが主であるが，下気道感染症では，パラインフルエンザウイルス，RSウイルス，ヒトメタニューモウイルスが原因微生物として重要である。その他，インフルエンザウイルス，アデノウイルスなどが呼吸器感染症の原因としてよく知られている。

小児では，年齢に応じて好発する微生物が異なる特徴がある。肺炎に関しては，図1に示す通り，小児期を通して20％程度がウイルス性である。ウイルス性肺炎の頻度は2歳未満の年齢で多く，6歳以上になると市中肺炎の原因としては少なくなる。

呼吸器感染症の原因ウイルスについて，発症早期に特定するのは，迅速診断キットが利用できるRSウイルス，ヒトメタニューモウイルス，インフルエンザウイルス，アデノウイルス以外では容易ではない。さらに，抗ウイルス薬の適応がある呼吸器感染症は限定される。ウイルス性呼吸器感染症に対しては，対症療法が基本であり，重症度や微生物学診断に基づいて，抗ウイルス薬が投与される。治療方針を判断するうえで，重症度の判定は重要であり，小児市中肺炎の身体所見・検査所見による重症度分類を表2に示す。

感染症は，宿主の免疫状態により病原微生物の

表1 小児呼吸器感染症の部位別原因ウイルス

	ライノ	コロナ	RS	ヒトメタニューモ	パラインフルエンザ	インフルエンザ	アデノ	コクサッキーA	非ポリオエンテロ	EB	単純ヘルペス	サイトメガロ	麻疹
急性鼻咽頭炎(普通感冒)	●	●	◎		●	○	○	○	○				
急性咽頭扁桃炎					◎	◎	●		○	○	○		○
急性喉頭炎(クループ)	○		○	○	●	◎	◎	△			△		○
急性喉頭蓋炎													
急性気管炎													
急性気管支炎	○		◎	○	●	◎	◎	△	△				○
遷延性気管支炎													
急性細気管支炎	○		●	●	○	○	◎		○				
肺炎	△		◎	○			△					◎	○
肺腫瘍													
胸膜炎													
膿胸													

●◎○△：高率から低率まで頻度順。

(小児呼吸器感染症診療ガイドライン作成委員会．小児呼吸器感染症の原因微生物とその検出法．小児呼吸器感染症診療ガイドライン2011．東京：協和企画，2011：4-14 より一部改変引用)

頻度が異なる．免疫低下を呈する疾患，治療による免疫抑制がその代表である．同種造血細胞移植後における感染性の肺合併症の代表的病原微生物，発症時期を図2に示す．病原ウイルスとしては，CMVが特に重要である．

抗ウイルス薬が考慮される代表的な病原ウイルス

■RSウイルス

●疫学

通常は冬から春に毎年流行する．2歳未満の乳幼児に多いが，成人でも一般的に認められる．飛沫感染し，潜伏期間は4～6日程度と考えられる[4]．

●臨床症状

RSウイルス初感染では，20～30％の児が，細気管支炎・肺炎を発症する．細気管支炎は，乳児期において頻度が高く，重要な呼吸器疾患である．細気管支炎では多呼吸，喘鳴，咳，努力呼吸などを呈し，胸部X線所見では過膨張所見が認められる[4]．未熟児や慢性肺疾患，先天性心疾患を有する児は重症化しやすい[5]．

●検査

一般的に鼻咽頭検体から迅速診断キットにより診断する．感度・特異度とも80～90％と考えられる[6]．

●治療

輸液，酸素投与，鼻汁吸引などの対症療法が中心である．喘鳴が明らかな症例では，気管支拡張薬やステロイド投与が考慮されるが，エビデンスが少ない．リバビリン(ribavirin)は抗RSウイルス活性があり，吸入療法を行った症例が報告されている．重症例に考慮されるが，エビデンスは乏

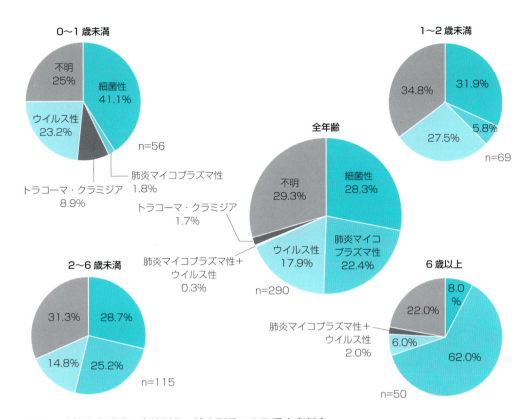

図1　小児市中肺炎の身体所見・検査所見による重症度判定
（小児呼吸器感染症診療ガイドライン2011．肺炎．小児呼吸器感染症診療ガイドライン作成委員会．東京：協和企画，2011：29-49より引用）

表2　小児市中肺炎の身体所見・検査所見による重症度判定

	軽症	中等症	重症
全身状態	良好		不良
チアノーゼ	なし		あり
呼吸数[*1]	正常		多呼吸
努力呼吸（呻吟，鼻翼呼吸，陥没呼吸）	なし		あり
胸部X線での陰影	一側肺の1/3以下		一側肺の2/3以上
胸水	なし		あり
SpO$_2$	>96%		<90%[*2]
循環不全	なし		あり[*2]
人工呼吸管理	不要		必要[*2]
判定基準	上記すべてを満たす	軽症でも重症でもない場合	[*2]：いずれか1つを満たす

[*1]：年齢別呼吸数（回／分）：新生児<60，乳児<50，幼児<40，学童<30。
（小児呼吸器感染症診療ガイドライン2011．肺炎．小児呼吸器感染症診療ガイドライン作成委員会．東京：協和企画，2011：29-49より引用）

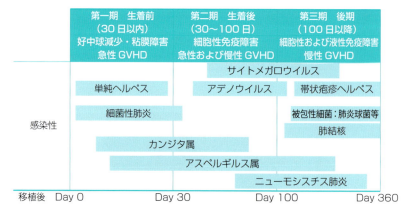

図2 同種造血幹細胞移植後の感染性肺合併症
（小児呼吸器感染症診療ガイドライン2011．基礎疾患のある肺炎．小児呼吸器感染症診療ガイドライン作成委員会．東京：協和企画，2011：52-67より一部改変引用）

しい[4]。

●予防

パリビズマブ（palivizumab）は抗RSウイルスヒト化モノクローナル抗体であり，RSウイルス感染症の重症化予防に効果がある．以下の症例には15 mg/kg/回を，RSウイルス流行期を通して月1回筋肉内に投与する[6]．

- 在胎期間28週以下の早産で，12カ月齢以下の新生児および乳児
- 在胎期間29～35週の早産で，6カ月齢以下の新生児および乳児
- 過去6カ月以内に気管支肺異形成症の治療を受けた24カ月齢以下の新生児，乳児および幼児
- 24カ月齢以下の血行動態に異常のある先天性心疾患の新生児，乳児および幼児
- 24カ月齢以下のダウン症候群の新生児，乳児および幼児
- 24カ月齢以下の免疫不全を伴う新生児，乳児および幼児

■ヒトメタニューモウイルス

●疫学

温帯地域で毎年晩冬から早春に流行する．潜伏期間は3～5日と考えられている．移行抗体が消失する生後6カ月頃から感染が始まり，5歳までにすべての小児が既感染者となる[7]．

●臨床症状

急性細気管支炎の原因ウイルスとして，RSウイルスに次ぐ．臨床像はRSウイルスと類似する[5]．

●検査

2014年1月に鼻咽頭検体を用いる迅速診断キットに保険適用が認められた[5]．

●治療

対症療法を行う．リバビリンは，動物モデルなどの実験では有効性が示されたが，臨床試験の報告がない[7]．

■CMV

●疫学

乳幼児期を中心に水平感染し，70%程度の成人が既感染．垂直感染は1%程度．造血細胞移植・臓器移植でも感染する場合がある．潜伏期間は，水平感染では不明，移植では1～4カ月と考えられている[8]．

●臨床症状

宿主の年齢・免疫状態により多様な臨床像を示す．抗ウイルス薬の治療適応がある主な患者は，悪性腫瘍で治療中などの免疫抑制状態にある者，後天性免疫不全症候群（acquired immune

表3 ガンシクロビルの腎機能に合わせた投与量

クレアチニンクリアランス値(ml/min)	初期治療 用量(mg/kg)	初期治療 投与間隔(時間)	維持治療 用量(mg/kg)	維持治療 投与間隔(時間)
≧70	5.0	12	5.0	24
50〜69	2.5	12	2.5	24
25〜49	2.5	24	1.25	24
10〜24	1.25	24	0.625	24
<10	1.25	透析後週3回	0.625	透析後週3回

(添付文書より)

deficiency syndrome：AIDS)患者，臓器・造血細胞移植後の患者である。これらの患者では，肺炎，結腸炎，網膜炎などが代表的な感染症である。CMV肺炎では，発熱，呼吸困難，乾性咳嗽，低酸素血症などを認め，胸部X線・CT検査で間質性陰影などの肺炎所見を示す[9]。

● 検査

初感染あるいは既感染の診断は，それぞれ酵素免疫測定法(enzyme immunoassay：EIA)法による特異的IgM，IgGが用いられることが多い。免疫低下のある患者では，アンチゲネミア法によるウイルス抗原の検出や定量ポリメラーゼ連鎖反応(polymerase chain reaction：PCR)法によるウイルスDNA量の測定が診断に利用される。CMV肺炎の確定診断には，気管支肺胞洗浄液や生検肺組織でCMV感染を証明する[9]。

● 治療

抗ウイルス薬による治療は，①予防投与，②先制治療，③確定治療がある。CMV肺炎はいったん発症すると重症化しやすいため，抗ウイルス薬による予防とCMVの再活性化をアンチゲネミア法・定量PCR法でモニタリングして，一定の基準以上で抗ウイルス薬の投与を開始する先制治療があり，後者が現在の主流である。確定診断例は以下の治療が行われる[9]〜[12]。

● ガンシクロビル(ganciclovir)

DNAポリメラーゼ阻害薬。第一選択薬である。初期治療では5 mg/kg/回，1日2回，2〜3週間，1時間以上かけて点滴する。維持療法では5 mg/kg/回を1日1回，週に7日，または6 mg/kg/回を1日1回，週に5日，1時間以上かけて点滴する。腎機能低下時には，クレアチニンクリアランス値による投与量・投与間隔の調整が必要である(表3)。

● バルガンシクロビル(valganciclovir)

ガンシクロビルの経口プロドラッグである。初期治療では900 mg/回，1日2回，3週間まで。維持療法では900 mg/回を1日1回。ガンシクロビルと同様に腎機能に応じた用法・用量調節が必要である。

● ホスカルネット(foscarnet)

DNAポリメラーゼ阻害薬。初期治療では90 mg/kg/回，12時間毎，2〜3週間，2時間以上かけて，または60 mg/kg/回，8時間毎，2〜3週間，1時間以上かけて点滴する。維持療法では90〜120 mg/kg/回を1日1回，2時間以上かけて点滴する。ガンシクロビルと同様に腎機能に応じた用法・用量調節が必要である。

● 薬剤耐性

ガンシクロビルの投与開始後1〜2週が過ぎた後に，ガンシクロビル投与が継続されているにもかかわらず，2週間以上ウイルス量に増加が認められる場合には，薬剤耐性ウイルスを考慮する。ホスカルネットへの変更，追加，ガンシクロビルの増量が試みられる。

■インフルエンザウイルス

「抗インフルエンザ薬の種類と使い分け」(p. 54)を参照。

利益相反なし。

●文献
1) 小児呼吸器感染症診療ガイドライン作成委員会. 小児呼吸器感染症の原因微生物とその検出法. 小児呼吸器感染症診療ガイドライン 2011. 東京：協和企画, 2011：4-14.
2) 小児呼吸器感染症診療ガイドライン 2011. 肺炎. 小児呼吸器感染症診療ガイドライン作成委員会. 東京：協和企画, 2011：29-49.
3) 小児呼吸器感染症診療ガイドライン 2011. 基礎疾患のある肺炎. 小児呼吸器感染症診療ガイドライン作成委員会. 東京：協和企画, 2011：52-67.
4) American Academy of Pediatrics. Respiratory syncytial virus. Red Book：2015 Report of the Committee on Infectious Diseases, 30th ed. Elk Grove Village, 2015：667-76.
5) 小児呼吸器感染症診療ガイドライン作成委員会. 細気管支炎. 小児呼吸器感染症診療ガイドライン 2011. 東京：協和企画, 2011：26-8.
6) 福田啓伸. RSウイルス感染症. 水口 雅, 一橋 光, 崎山 弘, 編. 今日の小児治療指針, 第16版. 東京：医学書院, 2015：395-7.
7) American Academy of Pediatrics. Human metapneumovirus. Red Book：2015 Report of the Committee on Infectious Diseases, 30th ed. Elk Grove Village, 2015：558-60.
8) American Academy of Pediatrics. Cytomegalovirus infection. Red Book：2015 Report of the Committee on Infectious Diseases, 30th ed. Elk Grove Village, 2015：317-22.
9) 竹中克斗. 日本造血細胞移植学会ガイドライン委員会. サイトメガロウイルス感染症第3版. 東京：医薬ジャーナル社, 2014：126-60.
10) 井口光孝. 抗サイトメガロウイルス薬を賢く使うには？ 八木哲也, 編. 抗菌薬・抗微生物薬の選び方・使い方Q&A. 東京：文光堂, 2014：259-64.
11) 金兼弘和. サイトメガロウイルス感染症. 水口 雅, 一橋 光, 崎山 弘, 編. 今日の小児治療指針, 第16版. 東京：医学書院, 2015：331-2.
12) JAID/JSC感染症治療ガイド・ガイドライン作成委員会. 真菌・ウイルス性肺炎. JAID/JSC感染症治療ガイド2014. 東京：ライフサイエンス出版, 2104：113-24.

II 気管支喘息

- 第1章 治療アルゴリズムについて
- 第2章 吸入ステロイド薬
  （各種吸入薬のデバイスも含めた特徴，使い分け）
- 第3章 長時間作用性β_2刺激薬（LABA）
- 第4章 抗アレルギー薬
  （LTRA，Th2サイトカイン阻害薬，TXA_2阻害薬）
- 第5章 その他の内服薬（テオフィリン製剤・β_2刺激薬など）
- 第6章 モノクローナル抗体
- 第7章 増悪期の治療

第1章 治療アルゴリズムについて

大田 健

ポイント

- 喘息を良好にコントロールするうえで基本となるのが長期管理である。
- 該当する治療ステップを選択して治療を開始し，コントロール状態を判定して治療内容を調整する。
- 治療効果が期待通り得られないときは，鑑別診断，治療アドヒアランス，合併症の管理，増悪因子の確認と排除などをチェックし，難治性喘息を鑑別する。
- 呼吸困難の症状を主訴とする患者では，安易に喘息と決めつけることなく，鑑別診断を行う。
- 喘息発作の診断後は，発作強度の判定と発作治療ステップの選択，治療効果の判定とその結果に応じた調整により最適の治療を施行する。

はじめに

気管支喘息（以下，喘息）は，最新の『喘息予防・管理ガイドライン2015』（JGL2015）で述べられているように，「気道の慢性炎症を本態とし，臨床症状として変動性を持った気道狭窄（喘鳴，呼吸困難）や咳で特徴づけられる疾患」である[1]。つまり喘息は変動性をもつことから，治療に際しては，対象となる患者の状態を把握し，状態に合わせた治療戦略を立てることが求められる。治療の前には適切な診断が前提であるが，本項では，診断がついた状態でいかに治療を進めていくかということに焦点を当てて，治療のアルゴリズムについて概説する。

喘息治療のアルゴリズム総論

JGLに沿った喘息治療の実行を促すためには，治療の流れをアルゴリズムとして示すことが非常に有用だと考えられる。まず喘息であることの診

表1 成人喘息での診断の目安

1. 発作性の呼吸困難，喘鳴，咳（夜間，早朝に出現しやすい）の反復
2. 可逆性気流制限：自然に，あるいは治療により寛解する。PEF値の日内変動20％以上，β_2刺激薬吸入により1秒量が12％以上増加かつ絶対量200 ml以上増加
3. 気道過敏性の亢進：アセチルコリン，ヒスタミン，メサコリンに対する気道収縮反応の亢進
4. アトピー素因：環境アレルゲンに対するIgE抗体の存在
5. 気道炎症の存在：喀痰，末梢血中の好酸球数の増加，ECP高値，クレオラ体の証明，呼気中NO濃度上昇
6. 鑑別診断疾患の除外：症状がほかの心配疾患によらない

（日本アレルギー学会喘息ガイドライン専門部会，監修．喘息予防・管理ガイドライン2012．東京：協和企画，2012：4より引用）

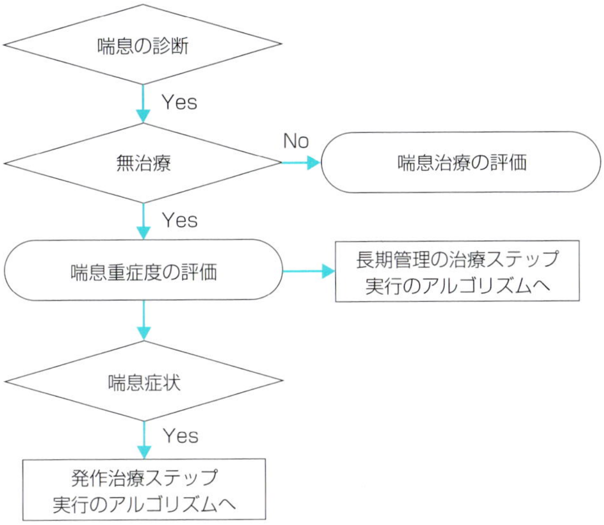

図1 喘息治療のアルゴリズム

断には，JGL2012で詳しく表示されている診断の目安の項目について検討を加える（表1）[2]。診断に際しては，1，2，6が重要となる。また，呼吸機能の検査結果が正常な場合には，3と5が喘息の診断を支持し，4はアレルギー性喘息を示唆する。これらの項目のうち，特に1と5は，診断後に患者の状態を把握するうえでも有用である。また症状を中心に客観化するには検証済みの問診票が有用である。患者の状態から，長期管理と発作治療のアルゴリズムに沿った組み立てを行うことになる（図1）。

長期管理のアルゴリズム

喘息を良好にコントロールするうえで基本となるのが長期管理である。良好なコントロールとは，喘息症状がなく，健康な人と同じように日常の活動ができる状態である（表2）[1]。この状態を目指して治療計画を立て，実行と評価を繰り返しながら良好なコントロールを達成し維持するのである（図2）。

■ 治療ステップの選択とその後の調整

無治療で受診している患者の場合は，まず症状を目安に重症度を判定し（表3）[1]，該当する治療ステップを選択して治療を開始する（表4）[1]。すなわち，症状が毎週は出ていない場合は軽症間欠型相当として治療ステップ1を選択し，毎日ではないが毎週出ている場合には軽症持続型相当で治療ステップ2を選択し，毎日出ているが日常生活に支障がないときは中等症持続型相当で治療ステップ3を選択し，毎日で日常生活に支障があるときは重症持続型相当で治療ステップ4を選択する。治療中の場合は，コントロール良好かどうかを判定して治療内容を調整する（表5）[1]。治療中でも症状が軽症間欠型相当みられる場合には，同じ治療ステップで内容を強化する。軽症持続型相当では，治療ステップを1段階ステップアップする。中等症持続型～重症持続型相当であれば2段階ステップアップする。ただし，ステップアップの際には，後述する「治療効果が期待通り得られないときの対応」を実践する。ステップアップにより改善し，3～6カ月間コントロールされた状態が得られたら，ステップダウンする。ただし，ステップダウンに際しては，客観的な指標である表2の呼吸機能とピークフロー（peak expiratory flow：PEF）の日内変動に加えて，表1の項目5による気道炎症の評価や検証済みの質問票も活用して，単に症状に頼ることなく慎重に対処する。

第1章 治療アルゴリズムについて

表2 喘息コントロール状態の評価

	コントロール良好 (すべての項目が該当)	コントロール不十分 (いずれかの項目が該当)	コントロール不良
喘息症状(日中および夜間)	なし	週1回以上	コントロール不十分の項目が3つ以上当てはまる
発作治療薬の使用	なし	週1回以上	
運動を含む活動制限	なし	あり	
呼吸機能 (FEV_1 および PEF)	予測値あるいは 自己最良値の80%以上	予測値あるいは 自己最良値の80%未満	
PEFの日(週)内変動	20%未満[*1]	20%以上	
増悪 (予定外受診,救急受診,入院)	なし	年に1回以上	月に1回以上[*2]

[*1]:1日2回測定による日内変動の正常上限は8%である。
[*2]:増悪が月に1回あればほかの項目が該当しなくてもコントロール不良と評価する。
(日本アレルギー学会喘息ガイドライン専門部会,監修.喘息予防・管理ガイドライン2015.東京:協和企画,2015:137 より引用)

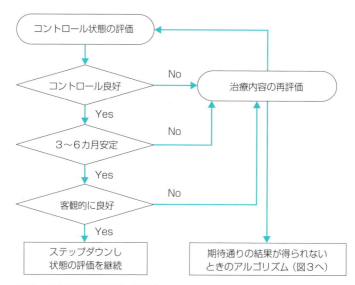

図2 長期管理のアルゴリズム

表3 未治療患者の症状と目安となる治療ステップ

	治療ステップ1	治療ステップ2	治療ステップ3	治療ステップ4
対象症状	(軽症間欠型相当) ・症状が週1回未満 ・症状は軽度で短い ・夜間症状は月に2回未満	(軽症持続型相当) ・症状が週1回以上,しかし毎日ではない ・月1回以上日常生活や睡眠が妨げられる ・夜間症状は月2回以上	(中等症持続型相当) ・症状が毎日ある ・短時間作用性吸入β_2刺激薬がほぼ毎日必要 ・週1回以上日常生活や睡眠が妨げられる ・夜間症状が週1回以上	(重症持続型相当) ・治療下でもしばしば増悪 ・症状が毎日ある ・日常生活が制限される ・夜間症状がしばしば

(日本アレルギー学会喘息ガイドライン専門部会,監修.喘息予防・管理ガイドライン2015.東京:協和企画,2015:141 より引用)

II 気管支喘息

表4 喘息治療ステップ

		治療ステップ1	治療ステップ2	治療ステップ3	治療ステップ4
長期管理薬	基本治療	吸入ステロイド薬（低用量）	吸入ステロイド薬（低～中用量）	吸入ステロイド薬（中～高用量）	吸入ステロイド薬（高用量）
		上記が使用できない場合は以下のいずれかを用いる LTRA テオフィリン徐放製剤 ※症状がまれなら必要なし	上記で不十分な場合に以下のいずれか1剤を併用 LABA（配合剤使用可）[*5] LTRA テオフィリン徐放製剤	上記に下記のいずれか1剤、あるいは複数を併用 LABA（配合剤使用可）[*5] LTRA テオフィリン徐放製剤 LAMA[*6]	上記に下記の複数を併用 LABA（配合剤使用可） LTRA テオフィリン徐放製剤 LAMA[*6] 抗IgE抗体[*2,*7] 経口ステロイド薬[*3,*7]
	追加治療	LTRA以外の抗アレルギー薬[*1]	LTRA以外の抗アレルギー薬[*1]	LTRA以外の抗アレルギー薬[*1]	LTRA以外の抗アレルギー薬[*1]
発作治療[*4]		吸入SABA	吸入SABA[*5]	吸入SABA[*5]	吸入SABA

ICS：吸入ステロイド薬，LABA：長時間作用性β_2刺激薬，LAMA：長時間作用性抗コリン薬，LTRA：ロイコトリエン受容体拮抗薬，SABA：短時間作用性β_2刺激薬．

[*1]：抗アレルギー薬は，メディエータ遊離抑制薬，ヒスタミンH_1拮抗薬，トロンボキサンA_2阻害薬，Th2サイトカイン阻害薬を指す．
[*2]：通年性吸入アレルゲンに対して陽性かつ血清総IgE値が30～1,500 IU/mlの場合に適用となる．
[*3]：経口ステロイド薬は短期間の間欠的投与を原則とする．短期間の間欠投与でもコントロールが得られない場合は，必要最小量を維持量とする．
[*4]：軽度の発作までの対応を示し，それ以上の発作についてはガイドラインの「急性増悪（発作）への対応（成人）」の項を参照．
[*5]：ブデソニド／ホルモテロール配合薬で長期管理を行っている場合には，同剤を発作治療にも用いることができる．長期管理と発作治療を合わせて1日8吸入までとするが，一時的に1日合計12吸入まで増量可能である．ただし，1日8吸入を超える場合は速やかに医療機関を受診するよう患者に説明する．
[*6]：チオトロピウム臭化物水和物のソフトミスト製剤．
[*7]：LABA，LTRAなどをICSに加えてもコントロール不良の場合に用いる．
（日本アレルギー学会喘息ガイドライン専門部会，監修．喘息予防・管理ガイドライン2015．東京：協和企画，2015：140より引用）

■治療効果が期待通り得られないときの対応

JGL2015では，これまでのJGLと同様に治療ステップ4に沿って，高用量吸入ステロイド薬（inhaled corticosteroid：ICS）にこれまでのステップに出てくる併用薬をすべて投与してもコントロールができず毎日症状が出現する状態を最重症持続型，すなわち難治性喘息として位置づけている（表5）[1]．そして，評価項目として，鑑別診断，薬物療法の確認，合併症の管理，増悪因子の確認と排除を取り上げまとめている（表6）[1]．すなわち，診断は喘息で間違いないのか，治療薬の服薬が指示通りに遵守されているか（アドヒアランスは良好か），また吸入は適切な手技で実行されているか，喘息に影響を及ぼす合併症がある場合に合併症への対処が適切に行われているか，喘息を増悪させる因子を回避しているか，といった項目をチェックし，いずれの項目も満足できる状態でもコントロールが得られない場合に難治性喘息として診断する．また治療ステップ3でコントロールされない場合には専門医への紹介を勧めており，その内容をアルゴリズムで示している（図3）[1]．

発作治療のアルゴリズム

呼吸困難の症状を主訴とする患者では，安易に喘息と決めつけることなく，鑑別診断を行うことが重要である．高齢化社会を迎え，うっ血性心不全による心臓喘息といわれる状態との鑑別，またその原因として，急性心筋梗塞の有無にまで思いを巡らす必要がある．急性発症の呼吸困難という点では，緊急な対応を必要とする気胸と肺血栓塞栓症を見逃してはならない．また喘息には気道感染の併発が高率にみられることも考慮する．最初

表5 現在の治療を考慮した喘息重症度の分類（成人）

現在の治療における患者の症状	現在の治療ステップ			
	治療ステップ1	治療ステップ2	治療ステップ3	治療ステップ4
コントロールされた状態 ・症状を認めない ・夜間症状を認めない	軽症間欠型	軽症持続型	中等症持続型	重症持続型
軽症間欠型相当 ・症状が週1回未満である ・症状は軽度で短い ・夜間症状は月に2回未満である	軽症間欠型	軽症持続型	中等症持続型	重症持続型
軽症持続型相当 ・症状が週1回以上，しかし毎日ではない ・症状が月1回以上で日常生活や睡眠が妨げられる ・夜間症状が月2回以上ある	軽症持続型	中等症持続型	重症持続型	重症持続型
中等症持続型相当 ・症状が毎日ある ・短時間作用性吸入β_2刺激薬がほとんど毎日必要である ・週1回以上，日常生活や睡眠が妨げられる ・夜間症状が週1回以上ある	中等症持続型	重症持続型	重症持続型	最重症持続型
重症持続型相当 ・治療下でもしばしば増悪する ・症状が毎日ある ・日常生活が制限される ・夜間症状がしばしばある	重症持続型	重症持続型	重症持続型	最重症持続型

（日本アレルギー学会喘息ガイドライン専門部会，監修．喘息予防・管理ガイドライン2015．東京：協和企画，2015：141より引用）

表6 難治例への対応

鑑別診断 （喘息の診断は正しいか）	・喘息と間違えやすい疾患が鑑別されているか？ 　声帯機能不全（VCD），気管支結核や肺癌による気道狭窄，気管軟化症，気管支拡張症，COPD，心不全，誤嚥，アンジオテンシン変換酵素阻害薬など薬物による咳嗽など
薬物療法の確認 （服薬アドヒアランスや吸入手技）	・吸入手技や服薬回数などの用法に誤りがないか？ ・長期管理の必要性が理解され，服薬アドヒアランスが良好か？ ・重症度やコントロール状態に応じた用量で薬剤が選択されているか？
合併症の管理	・喘息の重症かと関連する合併症の診断と治療が適切に行われているか？ 　鼻炎，副鼻腔炎，COPD，逆流性食道炎，好酸球性多発血管炎性肉芽腫症，アレルギー性肺真菌症，睡眠時無呼吸症候群，肥満，うつ病，不安症など
増悪因子の確認と排除	・増悪させ得る薬剤が服薬されていないか？ 　NSAIDs，β遮断薬など ・職場，学校および過程における増悪因子は適切に回避・除去されているか？ 　喫煙，ダニ・真菌・ペットなどの感作アレルゲンなど

（日本アレルギー学会喘息ガイドライン専門部会，監修．喘息予防・管理ガイドライン2015．東京：協和企画，2015：144より引用）

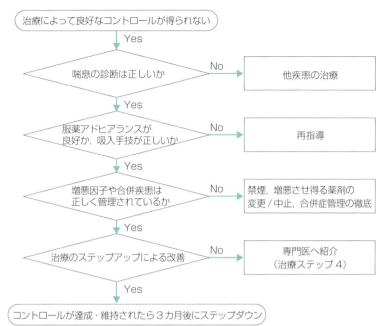

図3 喘息長期管理の進め方

* : 治療ステップ3以上の治療にもかかわらずコントロール不良の場合は専門医への紹介が推奨される。

表7 喘息発作の強度と目安となる発作治療ステップ

発作強度*	呼吸困難	動作	検査値				選択する発作治療ステップ
			PEF	SpO_2	PaO_2	$PaCO_2$	
喘鳴／胸苦しい	急ぐと苦しい 動くと苦しい	ほぼ普通	80％以上	96％以上	正常	45 mmHg 未満	発作治療ステップ1
軽度（小発作）	苦しいが横になれる	やや困難					
中等度（中発作）	苦しくて横になれない	かなり困難かろうじて歩ける	60〜80％	91〜95％	60 mmHg 超	45 mmHg 未満	発作治療ステップ2
高度（大発作）	苦しくて動けない	歩行不能 会話困難	60％未満	90％以下	60 mmHg 以下	45 mmHg 以上	発作治療ステップ3
重篤	呼吸減弱 チアノーゼ 呼吸停止	会話不能 体動不能 錯乱 意識障害 失禁	測定不能	90％以下	60 mmHg 以下	45 mmHg	発作治療ステップ4

* : 発作強度は主に呼吸困難の程度で判定する（ほかの項目は参考事項とする）。異なる発作強度の症状が混在する場合は強いほうをとる。

（日本アレルギー学会喘息ガイドライン専門部会，監修．喘息予防・管理ガイドライン2015．東京：協和企画，2015：154 より引用）

に選択する発作治療ステップを決定するためには，発作強度の判定が必要である（表7）[1]。発作強度を判定する目安としては，苦しいが横になれる場合（軽度）は発作治療ステップ1，苦しくて横になれないが動ける場合（中等度）は発作治療ステップ2，さらに治療効果や発作の強さに応じて発作治療ステップ3や4へと順次ステップアップする（表8）[1]。「反応良好」の判定基準は，喘鳴消失，呼吸困難なし（％PEF 80％以上，SpO_2 95％超を目安）が1時間以上続くことである。以上の

表8　喘息の発作治療ステップ

	治療	自宅治療可，救急外来入院，ICU管理[*1]
発作治療ステップ1	短時間作用性β₂刺激薬吸入[*2] ブデソニド／ホルモテロール吸入薬追加吸入	自宅治療可
発作治療ステップ2	短時間作用性β₂刺激薬ネブライザー吸入反復[*3] アミノフィリン点滴静注[*4] 酸素吸入（SpO₂ 95％前後を目標） ステロイド薬全身投与[*5] 抗コリン薬吸入 ボスミン®（0.1％アドレナリン）皮下注[*6]	救急外来 ・1時間で症状が改善すれば帰宅 ・2〜4時間で反応不十分 ・1〜2時間で反応なし 入院治療：高度喘息症状として発作治療ステップ3を施行
発作治療ステップ3	短時間作用性β₂刺激薬ネブライザー吸入反復[*3] ステロイド薬全身投与[*5] 酸素吸入（SpO₂ 95％前後を目標） アミノフィリン点滴静注（持続）[*7] 抗コリン薬吸入 ボスミン®（0.1％アドレナリン）皮下注[*6]	救急外来 1時間以内に反応なければ入院治療 悪化すれば重篤症状の治療へ
発作治療ステップ4	上記治療継続 症状，呼吸機能悪化で挿管[*1] 酸素吸入にもかかわらず PaO_2 50 mmHg以下および／または意識障害を伴う急激な $PaCO_2$ の上昇 人工呼吸[*1]，気管支洗浄 全身麻酔（イソフルラン，セボフルランなどによる）を考慮	ただちに入院，ICU管理[*1]

[*1]：ICUまたは，気管挿管，補助呼吸，気管支洗浄などの処置ができ，血圧，心電図，パルスオキシメータによる継続的モニターが可能な病室．重症呼吸不全時の挿管，人工呼吸装置の装着は，時に危険なので，緊急処置としてやむを得ない場合以外は複数の経験のある専門医により行われることが望ましい．

[*2]：短時間作用性β₂刺激薬 pMDIの場合：1〜2パフ，20分おき2回反復可．

[*3]：短時間作用性β₂刺激薬ネブライザー吸入：20〜30分おきに反復する．脈拍を130／分以下に保つようにモニターする．

[*4]：アミノフィリン6 mg/kgを等張補液薬200〜250 mlに入れ，1時間程度で点滴投与する．副作用（頭痛，吐き気，動悸，期外収縮など）の出現で中止．発作前にテオフィリン薬が十分に投与されている場合は，アミノフィリンを半量もしくはそれ以下に減量する．可能な限り血中濃度を測定しながら投与する．

[*5]：ステロイド薬点滴静注：ヒドロコルチゾン200〜500 mg，メチルプレドニゾロン40〜125 mg，デキサメタゾン，あるいはベタメタゾン4〜8 mgを点滴静注．以後ヒドロコルチゾン100〜200 mgまたはメチルプレドニゾロン40〜80 mgを必要に応じて4〜6時間ごとに，あるいはデキサメタゾンあるいはベタメタゾン4〜8 mgを必要に応じて6時間ごとに点滴静注，またはプレドニゾロン0.5 mg/kg/日，経口．ただし，アスピリン喘息の場合，あるいはアスピリン喘息が疑われる場合は，コハク酸エステル型であるメチルプレドニゾロン，水溶性プレドニゾロンの使用を回避する．

[*6]：ボスミン®（0.1％アドレナリン）：0.1〜0.3 ml皮下注射20〜30分間隔で反復可．原則として脈拍は130／分以下に保つようにモニターすることが望ましい．虚血性心疾患，緑内障〔開放隅角（単性）緑内障は可〕，甲状腺機能亢進症では禁忌，高血圧の存在下では血圧，心電図モニターが必要．

[*7]：アミノフィリン持続点滴：最初の点滴〔上記6）参照〕後の持続点滴はアミノフィリン250 mgを5〜7時間で（およそ0.6〜0.8 mg/kg/時）で点滴し，血中テオフィリン濃度が10〜20 μg/ml（ただし最大限の薬効を得るには15〜20 μg/ml）になるように血中濃度をモニターして中毒症状の発現で中止．

（日本アレルギー学会喘息ガイドライン専門部会，監修．喘息予防・管理ガイドライン2015．東京：協和企画，2015：155より引用）

流れをまとめると呼吸困難の鑑別診断による喘息発作の診断，発作強度の判定と発作治療ステップの選択，治療効果の判定とその結果に応じた調整ということになる（図4）。

おわりに

喘息治療の一連の流れをアルゴリズムとして図示できるよう考察し，長期管理と発作治療につい

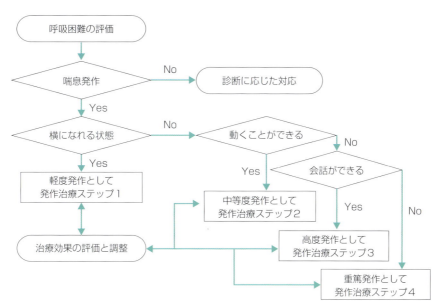

図4 発作治療のアルゴリズム

てまとめた。

利益相反なし。

● 文献
1) 日本アレルギー学会喘息ガイドライン専門部会, 監修. 喘息予防・管理ガイドライン 2015. 東京：協和企画, 2015.
2) 日本アレルギー学会喘息ガイドライン専門部会, 監修. 喘息予防・管理ガイドライン 2012. 東京：協和企画, 2012.

第2章

吸入ステロイド薬
（各種吸入薬のデバイスも含めた特徴，使い分け）

新実彰男

ポイント

- 本邦で成人喘息に使用できる吸入ステロイド(ICS)製剤として，ICS単剤が5薬剤，8剤型(ブデソニド吸入液を含む)，長時間作用性吸入β_2刺激薬(LABA)との配合剤は4薬剤，5剤型が発売されている。
- エアロゾル(pMDI)製剤とドライパウダー(DPI)製剤の特徴や使い分けをまず理解することが重要である。DPI製剤ではさらに薬剤によって異なるデバイスの手技に習熟する必要がある。
- 喘息診療の現場では，患者の年齢(特に高齢者)やデバイスの違いに基づいた個々の患者の使いやすさや好み，吸入感，副作用，薬価などで薬剤を選択しているのが現状である。
- 今後は個々の患者における病変の首座(中枢気道あるいは末梢気道)，症状(呼吸困難，咳)，重症度など病態に応じた薬剤選択の根拠となるエビデンスが構築されることが期待される。

はじめに

喘息は，気道の慢性炎症に基づく可逆性の気流閉塞，気道過敏性亢進，気道リモデリングを基本病態とする疾患である。薬物治療の中心となる長期管理薬は強力な抗炎症薬である吸入ステロイド薬(inhaled corticosteroid：ICS)であり[1]，その早期導入が呼吸機能の改善(リモデリングの防止)のみならず総合的な喘息コントロールの改善をもたらすことが多くの研究で示されている[2)3)]。本章では成人喘息におけるICSの選択，使い分けについて述べる。

成人喘息に使用できるICS製剤として，ICS単剤が5薬剤，8剤型(ブデソニド吸入液を含む)，長時間作用性吸入β_2刺激薬(long acting β_2 agonist：LABA)との配合剤は4薬剤，5剤型が発売されている。加圧式定量噴霧式吸入器(pressurized metered-dose inhaler：pMDI)製剤，ドライパウダー吸入器(dry powder inhaler：DPI)製剤に分類した一覧を表1[4)]に示す。いずれも適応症は喘息で，フルチカゾンプロピオン酸エステル/サルメテロールキシナホ酸塩(FP/SM)とブデソニド/ホルモテロールフマル酸塩水和物(BUD/FM)の中間用量のみが慢性閉塞性肺疾患(chronic obstructive pulmonary disease：COPD)の保険適用も取得している。

本邦で使用できるICS製剤

成人喘息に使用できるICS製剤として，ICS

pMDI製剤とDPI製剤の差異[5)]

DPI製剤は薬の残量がわかりやすく〔特にFP

表1 吸入ステロイド薬の種類（含む配合剤）

	pMDI（加圧式定量吸入器）	DPI（ドライパウダー定量吸入器）
BDP（ベクロメタゾンプロピオン酸エステル）	BDP-HFA（キュバール®）	なし
FP（フルチカゾンプロピオン酸エステル）	FP-HFA（フルタイド® エアゾール）	FP-DPI（フルタイド® ディスカス、フルタイド® ディスクヘラー）
FPと**SM**（サルメテロールキシナホ酸塩）との配合剤	FP/SM-HFA（アドエア® エアゾール）	FP/SM-DPI（アドエア® ディスカス）
FPと**FM**（ホルモテロールフマル酸塩水和物）との配合剤	FP/FM-HFA（フルティフォーム® エアゾール）	なし
BUD（ブデソニド）*	なし	BUD-DPI（パルミコート® タービュヘイラー）
BUDと**FM**（ホルモテロールフマル酸塩水和物）との配合剤	なし	BUD/FM-DPI（シムビコート® タービュヘイラー）
CIC（シクレソニド）	CIC-HFA（オルベスコ®）	なし
MF（モメタゾンフランカルボン酸エステル）	なし	MF-DPI（アズマネックス® ツイストヘラー）
FF（フルチカゾンフランカルボン酸エステル）/**VI**（ビランテロールトリフェニル酢酸塩）との配合剤	なし	FF/VI-DPI（レルベア® エリプタ）

緑太字：ICS，黒太字：LABA，緑細字：ICS単剤，淡緑細字：ICS/LABA配合剤。
* BUDには吸入懸濁液（BIS）がある。
（日本アレルギー学会喘息ガイドライン専門部会，監修．喘息予防・管理ガイドライン2015．東京：協和企画，2015より一部改変引用）

とモメタゾンフランカルボン酸エステル（MF）〕，吸入にpMDI製剤のような噴霧との同期やスペーサーの使用を要さない点が利点である。一方pMDI製剤は局所の副作用（嗄声，口内炎，口腔内カンジダ症など）が比較的少なく〔特にプロドラッグであるシクレソニド（CIC）〕，また十分な吸気流量が得られにくい高齢者や神経筋疾患を有する患者でも使用しやすいことが長所である。認知症を有する患者などにおける介助者による吸入にもpMDI製剤が適している。また粒子径が比較的小さいので末梢気道病変に対する有効性が高い（後述）。欠点は，噴霧と吸気を同調させるのがしばしば難しく，スペーサーの使用を要する場合が多いこと，残量がわかりにくいことである（注：FP/SM，FP/FMには残量表示あり）。

ICSの局所副作用は，咽頭違和感や，何となく痰が引っかかっている感じといった訴えまで含めるとかなり頻度は高く，十分なうがいでも防止できずに薬剤の減量や中止までも余儀なくされることも少なくないので，ICS製剤の選択においては特に留意が必要である。ICS吸入により惹起される咳も特に咳喘息や咳優位型喘息の患者において

は重要な問題である。BUDの2剤型の比較においては，pMDI製剤（本邦未発売）に比較してDPI製剤（パルミコート® タービュヘイラー）では吸入時に咳が惹起されにくいことが報告されている[6]。平均粒子径が大きく添加剤（輸送粒子）の乳糖が多いタイプのDPI製剤（ディスカス，ディスクヘラー，エリプタ）は上記の局所副作用や吸入時の咳が惹起されやすい。一方pMDI製剤ではFP，FP/SM以外の製剤に添加されているエタノールの臭いや刺激を嫌う患者が存在する。

以上のような剤型や製剤の特徴をよく理解して使い分ける必要があるが，いずれの剤型，製剤でも吸入指導が極めて重要であることはいうまでもない。

単剤か配合剤か？

ICSの有効性は比較的低い用量から得られるが，吸入量を増やしても用量依存的な効果が得られるとは限らず，副作用のリスクが高くなる[4]。ICS単剤で効果不十分な患者においてはICSの増量よりも

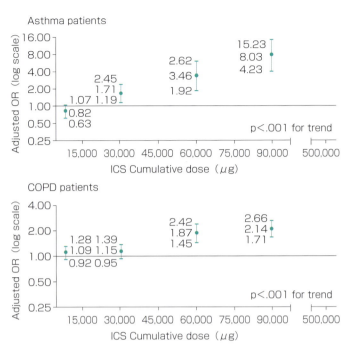

図1　ICSの累積投与量と結核の発症リスク
COPD患者と比較して，喘息患者では累積投与量依存性の結核の発症リスク増大がより顕著である。
(Lee CH, Kim K, Hyun MK, et al. Use of inhaled corticosteroids and the risk of tuberculosis. Thorax 2013；68：1105-13より引用)

ほかの長期管理薬追加の有効性が高いことが数多くのエビデンスで示されている。中でも吸入LABAは抗ロイコトリエン薬やテオフィリン製剤と比較して症状や呼吸機能の改善効果が優れていることから，ガイドラインで上乗せ薬の第一選択に位置付けられ[4]，数多くのICS/LABA配合剤の開発・普及に至っている。1剤で低用量から高用量まで調節でき増悪時の頓用吸入(symbicort maintenance and reliever therapy：SMART療法)も可能なBUD/FM，1日1回型でデバイスがシンプルなフルチカゾンフランカルボン酸エステル/ビランテロール(FF/VI)など，治療の選択肢が増えている。

　一方ICS用量が高いほど重篤な増悪のリスクは低くなるとのエビデンスもある[7]。有害事象増加の懸念からLABAの使用に慎重な姿勢を貫いている米国食品医薬品局(Food and Drug Administration：FDA)の見解もさることながら，ICSの全身性副作用は高用量を用いない限りはおおむね許容範囲にあるという理解と[4]，何よりも炎症の抑制を重要視する考えから，中用量ICSで効果不十分か，不十分と予測される場合に初めてLABAなどのほかの長期管理薬を上乗せする方針であった専門医は筆者を含めて少なくなかったと思われる。しかし喘息における最近のトピックスとして，ICS治療が用量/累積投与量依存性に呼吸器感染症〔肺炎[8]，結核[9]（図1），肺非結核性抗酸菌症[10]〕のリスクを高めることが近年相次いで報告されている。薬剤の種類ではCOPDにおける肺炎発症リスクで報告されたのと同様にFPのリスクが高い可能性が示されており[8)10]，またBUDの使用は肺炎発症に関連しなかったとの報告もある[11]。一方最近のメタ解析では，ICSは観察研究の解析では肺炎発症のリスクを上げるが無作為化比較試験の解析ではむしろリスクを下げると報告されており[12]，今後さらに検証を要するが，現時点でも感染症のリスクを考慮して，ほかの長期管理薬の併用によりICSの用量を必要最低限にすることは重要であろう。もうひとつのトピックスは，気道リモデリングが炎症を伴わないメサコリン吸入による気道収縮で惹起

されるとの報告である[13]。わずか3回のメサコリン曝露で惹起された「リモデリング」が慢性炎症の持続により生じる不可逆的なリモデリングと同様のものであるかは不明だが，従来から強調された抗炎症治療だけでなく，持続的な気管支拡張療法もリモデリングの防止には必要かもしれない。以上の観点から，治療開始時からICS単剤でなく，ICSの用量はなるべく抑えて積極的にLABA(配合剤)やチオトロピウムなどを使用すべきである可能性が示唆されるが，医療経済的な配慮も必要であろう。

気道炎症の部位によるICSの使い分け[14]

喘息における末梢気道病変の病態生理学的な重要性が近年明らかにされてきている。すなわち，切除肺での検討で好酸球性炎症が中枢気道よりも末梢気道で強いこと，HRCTで評価した末梢気道病変(肺野濃度でみたair trapping)が喘息の重症度や気道過敏性と相関すること[15]，呼気中NO濃度の肺胞-末梢気道成分(alveolar NO)や強制オシレーション法の末梢気道の不均等換気・周波数依存性を反映すると想定される指標(X_5, AX, F_{res}, R_5-R_{20}など)が喘息のコントロール不良と相関する[16][17]ことなどが報告されている。末梢気道病変の喘息増悪への寄与を示すエビデンスも数多くあり，末梢気道を意識した治療戦略が特に重症例では必要と考えられる。

ICSの気道~肺への到達度はその粒子径に大きく影響され，粒子径が大きいほど中枢気道に沈着しやすいのに対して，微細な粒子径成分を多く含む薬剤ほど末梢気道まで到達しやすい。DPI製剤に比べてpMDI製剤では粒子径が小さく肺沈着率が高い傾向がある(ICS単剤の粒子径：$6\mu m$ > FP-DPI > FP-HFA(フルオロエタン) > BUD-DPI > MF-DPI > CIC-HFA = BDP-HFA > $1\mu m$)[4]。実際に平均粒子径の微細なICSが末梢気道病変に奏効することが，インパルスオシレーション法(impulse ascillation system：IOS)や alveolar NOなどを指標とする研究で明らかにされている[18]。また粒子径の大きなICS, ICS/LABAでコントロールできない一見難治例に微細粒子径のICSを上乗せすることで劇的に改善する場合も少なくない[19]。金子らはFP-DPI 800μg/日，LABAなど多剤の併用でも不安定で気流閉塞が持続する重症喘息7例でBDP-HFA 400μg/日の上乗せ効果を検討したところ，朝夕のピークフロー(peak expiratory flow：PEF)は改善し，日内変動も安定化した。予定外受診は半減し，経口ステロイド薬を服用していた3例は全例中止でき，7例中6例で抗喘息薬を減量できた[20]。筆者らもFP-DPIその他の多剤治療下に頻回に増悪を生じたが，微細粒子径ICS(CIC-HFA)の追加投与により増悪と発作治療薬の使用が激減した症例を経験した(図2)[19]。いずれも粒子径の大きなDPI製剤が到達しにくい末梢気道病変にpMDI製剤が奏効したと考えられる。ただし筆者は幸いに経験していないが，保険の査定には注意を要する。なお最近英国からも従来のICS治療下に好酸球性炎症が残存する患者におけるCIC-HFAの上乗せ抗炎症効果が報告された[21]。

一方でIOSで評価した中枢気道，末梢気道の両者が喘息患者の健康関連QOL(health-related QOL：HRQOL)に独立して寄与することや[22]，喘息患者の呼吸困難が末梢気道狭窄，咳が中枢気道狭窄に由来する可能性[23]などから，中枢気道の炎症の制御も必要である。中枢気道への薬剤送達には平均粒子径が$2.0~5.0\mu m$の薬剤，末梢気道から肺実質への薬剤送達には$0.8~3.0\mu m$の薬剤が適しているとされるが[24]，実際には平均粒子径だけではなく粒子径の分布も重要である(図3)[25]。優位な気道炎症部位に個人差(フェノタイプ)があることも想定され[26]，今後臨床研究の発展により薬剤選択の客観的な基準が確立されていくことが期待される。

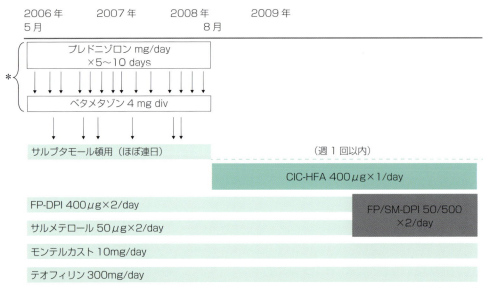

図2 微細粒子径 ICS の追加投与でコントロールが顕著に改善した重症喘息例（77歳女性，非アトピー）
発作治療であるサルブタモール使用頻度が激減し，ステロイド（＊）はゼロになった。
（新実彰男．MDI 製剤・DPI 製剤併用のメリット．薬局 2013；64：71 より一部改変引用）

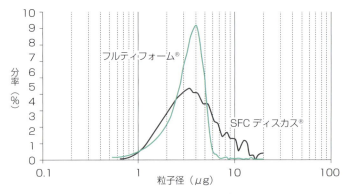

図3 平均粒子径が同程度の配合剤の粒度分布
Aerodynamic Particle Sizer による測定，吸引流量 30L/ml。
（田村 弦．物理的性質から見たフルティフォームの有用性．吸入療法 2014；6：34-40 より一部改変引用）

おわりに

喘息診療の現場では，デバイスの違いに基づいた個々の患者の使いやすさや好み，吸入感，副作用，薬価などで ICS を選択しているのが現状である。私見ではあるが ICS および併用薬の選択例を表2に示す[27]。今後はさらに詳細な病態に応じた薬剤選択の根拠となるエビデンスが構築されることに期待したい。

利益相反なし。

●文献
1）新実彰男．気管支喘息診療の進歩 2014：吸入ステロイド薬．日呼吸誌 2014；3：162-9．
2）Selroos O, Lofroos AB, Pietinalho A, et al. Asthma control and steroid doses 5 years after early or delayed introduction of inhaled corticosteroids in asthma：a real-life study. Respir Med 2004；98：254-62.
3）Niimi A, Matsumoto H, Amitani R, et al. Effect of short-term treatment with inhaled corticosteroid on airway wall thickening in asthma. Am J Med 2004；116：725-31.
4）日本アレルギー学会喘息ガイドライン専門部会，監修．喘息予防・管理ガイドライン 2015．東京：協和企画，2015．

表2 薬価や副作用も意識したICSおよび併用薬の選択例

- ●薬価
    - 単剤：オルベスコ(200)，パルミコート(200)112吸入
    - 配合剤：レルベア，フルティフォーム
    - シムビコート↔パルミコート切り替え療法(コントロール悪化時のみ前者)
    - パルミコート＋オーキシス(ただし喘息では適用外)
- ● SMART療法：シムビコートのみに適用
- ●局所副作用が問題になる場合
    - オルベスコ＋ホクナリンテープ
    - オルベスコ＋LTRA
- ●エタノール臭が問題になる場合(pMDI)：フルタイド・アドエアエアゾール
- ●咳喘息・むせやすい患者
    - アドエアディスカス，レルベアは合わないことが多い
    - エタノール含有のpMDIも合わないことあり
- ●デバイスの簡便さ(DPI)：アズマネックス，レルベア

5) 新実彰男. 吸入ステロイド薬 Up-Date：成人患者での病態と重症度に応じた吸入ステロイド製剤の使い分け. 喘息 2012；25：132-9.
6) Engel T, Heinig JH, Malling HJ, et al. Clinical comparison of inhaled budesonide delivered either via pressurized metered dose inhaler or Turbuhaler. Allergy 1989；44：220-5.
7) Pauwels RA, Löfdahl CG, Postma DS, et al. Effect of inhaled formoterol and budesonide on exacerbations of asthma. Formoterol and Corticosteroids Establishing Therapy(FACET)International Study Group. N Engl J Med 1997；337：1405-11.
8) McKeever T, Harrison TW, Hubbard R, et al. Inhaled corticosteroids and the risk of pneumonia in people with asthma：a case-control study. Chest 2013；144：1788-94.
9) Lee CH, Kim K, Hyun MK, et al. Use of inhaled corticosteroids and the risk of tuberculosis. Thorax 2013；68：1105-13.
10) Hojo M, Iikura M, Hirano S, et al. Increased risk of nontuberculous mycobacterial infection in asthmatic patients using long-term inhaled corticosteroid therapy. Respirology 2012；17：185-90.
11) O'Byrne PM, Pedersen S, Carlsson LG, et al. Risks of pneumonia in patients with asthma taking inhaled corticosteroids. Am J Respir Crit Care Med 2011；183：589-95.
12) Bansal V, Mangi MA, Johnson MM, et al. Inhaled corticosteroids and incident pneumonia in patients with asthma：systematic review and meta-analysis. Acta Med Acad 2015；44：135-58.
13) Grainge CL, Lau LC, Ward JA, et al. Effect of bronchoconstriction on airway remodeling in asthma. N Engl J Med 2011；364：2006-15.
14) 新実彰男. 末梢気道と吸入ステロイド薬. アレルギーの臨床 2014；34：938-40.
15) Ueda T, Niimi A, Matsumoto H, et al. Role of small airways in asthma：investigation using high-resolution computed tomography. J Allergy Clin Immunol 2006；118：1019-25.
16) Puckett JL, Taylor RW, Leu SY, et al. Clinical patterns in asthma based on proximal and distal airway nitric oxide categories. Respir Res 2010；11：47.
17) Jabbal S, Manoharan A, Lipworth J, et al. Utility of impulse oscillometry in patients with moderate to severe persistent asthma. J Allergy Clin Immunol 2016；138：601-3.
18) Yamaguchi M, Niimi A, Ueda T, et al. Effect of inhaled corticosteroids on small airways in asthma：investigation using impulse oscillometry. Pulm Pharmacol Ther 2009；22：326-32.
19) 新実彰男. MDI製剤・DPI製剤併用のメリット. 薬局 2013；64：71.
20) 金子教宏, 大国義弘, 田辺裕子, ほか. フルタイド™とキュバール™の吸入ステロイド併用療法の有用性. アレルギー 2008；57：706-12.
21) Hodgson D, Anderson J, Reynolds C, et al. A randomised controlled trial of small particle inhaled steroids in refractory eosinophilic asthma(SPIRA). Thorax 2015；70：559-65.
22) Takeda T, Oga T, Niimi A, et al. Relationship between small airway function and health status, dyspnea and disease control in asthma. Respiration 2010；80：120-6.
23) McFadden ER Jr. Exertional dyspnea and cough as preludes to acute attacks of bronchial asthma. N Engl J Med 1975；292：555-9.
24) Aerosol consensus statement. Consensus Conference on Aerosol Delivery. Chest 1991；100：1106-9.
25) 田村 弦. 物理的性質から見たフルティフォームの有用性. 吸入療法 2014；6：34-40.
26) Lipworth B, Manoharan A, Anderson W. Unlocking the quiet zone：the small airway asthma phenotype. Lancet Respir Med 2014；2：497-506.
27) 新実彰男. 吸入ステロイド薬の使い分け. アレルギー 2016；65：757-63.

第3章
長時間作用性β₂刺激薬（LABA）

相良博典

ポイント

- LABAは強力な気管支拡張作用のみならず，特有の抗炎症作用をもちあわせる薬剤である。
- 気道収縮によるメカニカルストレスはリモデリングを誘導する可能性がある。
- β₂アドレナリン受容体は年齢により数および機能低下が生じる。
- LABAの固有活性を加味した治療戦略が重要。
- SABAは使用回数はコントロール不良の証拠であり，服薬アドヒアランスも同時にチェックする必要性ある。

はじめに

長時間作用性β₂刺激薬（long acting β₂ agonist：LABA）は気管支拡張薬の中でも最も強い平滑筋の拡張作用を有する薬剤であり，同じ気管支拡張薬と比較しても高い有用性を示すことから，気管支喘息治療における拡張薬選択の中では，第一に用いられることが多い。作用としては気道平滑筋の拡張作用はもちろんのこと，線毛運動の活性化作用も有することから喀痰を中心とする気道分泌物の排出促進作用がある。薬剤としては，経口薬，貼付薬，吸入薬の3剤型があるが，経口薬は最近ではあまり用いられないのが現状である。本章では，気管支拡張効果，本剤のもつ抗炎症効果，受容体における薬剤特性などに関してまとめ，また，短時間作用性β₂刺激薬に関しても若干の知見を加えてみたい。

LABAのもつ抗炎症作用

図1に示すようにβ₂刺激薬は，マスト細胞からのヒスタミンなどのメディエータ遊離抑制作用，気道上皮線毛運動亢進作用，神経原性炎症抑制作用，好中球性炎症抑制作用，肺胞サーファクタントの活性化作用などの抗炎症効果がある。しかし，喘息に特有な好酸球やT細胞の活性化抑制作用はなく，喘息に用いる場合には吸入ステロイド（inhaled corticosteroid：ICS）が必須の併用薬となる。喘息治療におけるICS併用のメリットとして，副腎皮質ステロイド（以下，ステロイド）受容体の活性化作用，またステロイドによるβ受容体の発現作用も認められ，これらの相乗作用により気管支拡張効果，およびさらなる抗炎症効果が誘導されることが説明できる。したがって，従来使用すべきステロイドの用量が併用することにより少量ですむ可能性も示唆される。配合剤からステップダウンする際にLABAを除いてICS単剤にするよりも，配合剤のまま，これらの

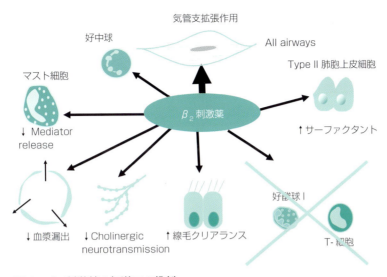

図1 β₂刺激薬の気道での役割

表1 肺・気道におけるβ受容体の局在

気道		
平滑筋	β_2	弛緩，増殖の抑制
気道上皮	β_2	イオントランスポートの増加（線毛運動の増加）
炎症細胞		
マスト細胞，一部の好酸球	β_2	メディエータの遊離抑制
肺胞構造		
I，II型肺胞上皮	$\beta_1\beta_2$	サーファクタント増加
肺血管	β_2	血管拡張

用量を減量していくことがよりコントロール良好な状態を得られるのは，このゆえんである．本章の主題であるLABAに対する抗炎症作用の機序を説明するうえで重要になってくるのが表1に示す受容体の局在部位である．多くの炎症性細胞や気道構成細胞に発現しており，またそれらの役割は気管支拡張効果のみならず炎症という観点からも重要な役割を演じることがわかる．あくまでも，Th2型あるいはアレルギー性好酸球性炎症に関しては弱いものがあるため喘息に関しての抗炎症薬としては脇役となる．しかし，最近の研究においてはメカニカルストレスによる気道収縮そのものが，喘息における気道リモデリングの引き金になってくるとの報告もあり（図2）[1]，LABAに対しての気管支拡張薬という抗炎症作用として

の従来の考え方から位置づけも上がってきつつある．また，図3に示すようにT細胞に対する抗炎症効果の機序も徐々にわかりつつあり興味がもたれる[2]．特にLABAがもつ抗炎症作用について整理してみると，表2のようにまとめることができる．すなわち，拡張作用以外に気道平滑筋細胞増殖抑制作用や好中球に対する活性の抑制効果が認められ，喘息や慢性閉塞性肺疾患（chronic obstructive pulmonary disease：COPD）の病態において増悪の回避に重要な役割を演じていることが示唆される．

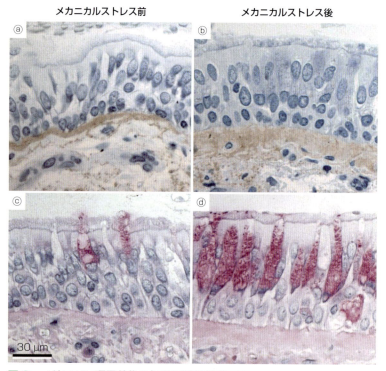

図2 メサコリン曝露前後の気道組織顕微鏡写真
　AとCは曝露前，BとDは曝露後。AとBは3型コラーゲン染色（基底膜網状層）。CとDはPAS染色（杯細胞）。
(Grainge CL, Lau LC, Ward JA, et al. Effect of broncohoconstriction on airway remodeling in asthma. N Engl J Med 2011；364：2006-15 より引用)

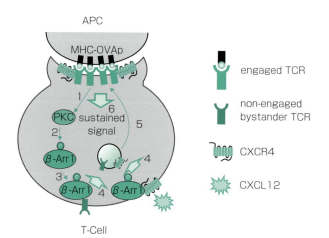

図3 TCRのクロストーク：PLCにより誘導されたβ-Arr1リン酸化および役割
　T-Cellの活性化はAPCからのシグナルが入ることによりβ-Arr1のリン酸が制御していることが明らかになってきている。そこには，TCRやCXCR4などその結合が影響を与える。
(Fernández-Arenas E, Calleja E, Martínez-Martín N, et al. β-Arrestin-1 mediates the TCR-triggered re-routing of distal receptors to the immunological synapse by a PKC-mediated mechanism. EMBO J 2014；33：559-77 より引用)

II 気管支喘息

表2　気管支拡張効果以外の作用

1）気管支平滑筋細胞増殖抑制作用

2）抗好中球活性
　好中球接着の抑制
　炎症性物質放出の抑制
　アポトーシスの誘導 ➡ ウイルス感染による喘息増悪の抑制やCOPDの
　　　　　　　　　　　　病態生理の悪循環改善

3）気管支上皮細胞に対する作用
　線毛運動の刺激
　粘液線毛輸送の刺激
　H. influenza などの細菌に対する防御反応
　➡ 呼吸器感染症の抑制，急性増悪の頻度の低下

表3　喘息・COPDにおける β_2 刺激薬の役割

メリット
1. 喘息と同様COPDにおいても抗コリン薬と同様の気管支拡張効果が期待できる
2. ・気管支拡張作用　　　・運動能力(耐容能)の改善
　　・残気量の減少　　　・呼吸困難感の改善
　　・QOLの改善
3. 気管支拡張作用の効果発現が速い (short acting β_2)
4. 中枢から末梢までの気管支拡張作用
5. すべてのメディエータに対する機能的拮抗作用 (full agonist)
　血管透過性改善や気道上皮の炎症の修正の可能性 (full および paritial agonist)
6. 喘息に比し，COPDでは耐性に関しては臨床的にあまり問題にならない
7. 通常量では心循環系への影響(不整脈)はまれ
8. 抗コリン薬・テオフィリン薬との追加・相加効果がある
　①作用機序の違い
　②作用発現期間の違い
　③副作用の違い
　④コンプライアンスの改善(特に抗コリン薬＋ β_2 刺激薬の合剤)

デメリット
副作用(心循環系・骨格筋への作用)

予後への影響
長期予後(経年的 FEV_1 の低下)には影響しない

喘息・COPDにおける β_2 刺激薬の役割

表3に示すように両疾患における気道平滑筋拡張効果に対して多くのメリットがある。COPDにおいても長時間作用性抗コリン薬(long acting muscarinic antagonist：LAMA)と同様の気管支拡張効果が期待でき，日本呼吸器学会のCOPDガイドラインにおいては，1st ラインでの治療介入はLAMAからLAMAまたはLABAに変更された。その理由は気管支拡張作用に加え，運動能力(耐容能)の改善，残気量の減少や呼吸困難感の改善，また生活の質(quality of life：QOL)の改善が示されたからである。また，β 受容体は中枢から末梢まで分布しており，幅広い気管支拡張効果が期待できる。通常量では心循環系への影響(不整脈)はまれであり，現在われわれが使用しているLABAは比較的安全性が高いといえる。また，LAMA・テオフィリン薬との追加・相加効果も示されている。デメリットとして，一部の骨格筋に対しての作用が認められ，こむら返りなどの症例も散見される。

β_2 アドレナリン受容体の特性と β_2 刺激薬の固有活性

β_2 アドレナリン受容体は年齢や β_2 刺激薬の投与により，数の減少や機能低下が起こってくる。

表4 β₂受容体への作用特性

	メリット	デメリット
full agonist	気管支拡張作用が最大に達する	余剰受容体が少ない細胞では耐性が生じやすい
partial agonist	余剰受容体数にかかわらず耐性は生じにくい	気管支拡張作用は最大に達する前に頭打ちになる

(上川雄一郎. 吸入ステロイド薬と経口ステロイド薬の役割と位置づけ. Medical Practice 1998;15:1893-91 より一部改変引用)

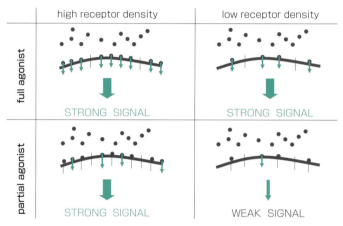

● : Drug, | : inactive receptor, ↑ : inactive drug-bound receptor, ↓ : active drug-bound receptor

図4 受容体の数および機能低下は full agonist または panlink agonist の効果に違いが出る
(Hanania NA, Sharafkhaneh A, Barber R, et al. Beta-agonist intrinsic efficacy: measurement and clinical significance. Am J Respir Crit Care Med 2002;165:1353-8 より引用)

特に高齢者の場合には受容体そのものの数も減少してくると同時に機能が低下してくる. したがって, いかに有効に効果を引き出すかは, 薬剤のもつ特性を活かして使用する必要性がある. 表4 に示すように[3] full agonist と partial agonist のメリットとデメリットがある. 図4に示すように partial agonist の場合には耐性は生じにくいが, 余剰受容体の数が少なくなってきた場合には効果が減弱する可能性もある[4]. したがって, 各β₂刺激薬の特性をよく理解しながら使用していく必要がある[5].

薬理遺伝学作用の考察[6]

β₂受容体の16番目のアミノ酸が Arg(アルギニン)/Arg 型をもつ喘息患者は, Gly(グリシン)/Gly 型の患者と比較して, 短時間作用性β₂刺激薬(short acting β₂ agonist:SABA, サルブタモール)連用による臨床効果の減弱が報告されているが, LABA ではその影響を受けないとの報告が多い. したがって, 以前より LABA の長期連用による懸念が問われる中で, 現時点では長期の連用が効果の減弱に直接つながるとは考えにくい. しかし, 喘息における単独療法は禁忌である.

薬物有害反応および生理機能に与える影響

● 副作用

振戦, 動悸, 頻脈などがみられ, 「経口薬>貼付

表5 1μMおよび10μM MCh収縮に対する各種β₂刺激薬の固有活性の値

β₂刺激薬	固有活性(%) (1μM MCh)	固有活性(%) (10μM MCh)	分類
イソプロテレノール	100.0	100.0	Full Agonist
インダカテロール	100.0	72.3	Strong Partial Agonist
ホルモテロール	100.0	68.9	Strong Partial Agonist
プロカテロール	100.0	66.8	Strong Partial Agonist
オロダテロール	100.0	66.0	Strong Partial Agonist
ビランテロール	100.0	59.3	Strong Partial Agonist
サルブタモール	78.1	48.2	Weak Partial Agonist
サルメテロール	59.4	32.1	Weak Partial Agonist
ツロブテロール	34.6	20.6	Weak Partial Agonist
プロプラノロール	0	0	Antagonist

〔久米裕昭,磯矢嵩亮,東田有智.LABA(長時間作用性β₂刺激薬).吸入療法 2016;8:27-39 より引用〕

薬＞吸入薬」の順で出現し，訴えに応じて，減量，中止が必要である．重大な副作用としては血清カリウム値の低下がある．なお，貼付薬の副作用として貼付部位の皮膚の掻痒感とかぶれがある．

● 肝・腎障害に対する薬物投与

特にLABAは主として肝チトクロームp-4503A4(CYP3A4)で代謝されるため，リトナビルなどCYP3A4阻害作用を有する薬剤を併用する場合には注意が必要である．

● 高齢者に対する薬物投与

用法・用量は一般成人と同じであるが，一般に高齢者では生理機能が低下しているので，患者の状態を観察しながら慎重に投与する．

● 妊産婦に対する薬物投与

妊娠または妊娠している可能性のある婦人には，治療上の有益性が危険性を上回ると判断される場合にのみ投与する．米国食品医薬品局(Food and Drug Administration:FDA)のPregnancy categoryでは，LABAは「C」に分類されている．

短時間作用性β₂刺激薬(SABA)[7]

発作治療薬と位置づけられるSABAは，吸入方法によって加圧噴霧式定量吸入器(pMDI)，ドライパウダー吸入器(DPI)およびネブライザーがある．吸入療法は経口薬と同等以上の気管支拡張作用を示すが，心血管系の刺激作用，骨格筋の振戦，低カリウム血症などの副作用は少ない．頓用回数の増加はコントロールの悪化とみなされ，喘息予防・管理ガイドライン(JGL2015)に記載があるように，SABAの使用回数が1日に5回以上になれば，治療のステップアップ(長期管理薬の強化)が必要である．その際には，現在の治療における服薬アドヒアランスの確認，併存疾患の有無などに注意を払う必要がある．しかし，発作が起きた場合には，我慢せず吸入することを指導することも重要である．吸入回数としてはpMDIかDPIで1〜2噴霧(各薬剤の添付文書を参考にする)を吸入するが，必要に応じて反復するが，1時間まで20分おきに吸入を繰り返しても効果が不十分であれば医療機関を受診するよう指示すべきである．

おわりに

　気道平滑筋の強力な拡張作用は従来から知られているものの，おのおのの薬剤特性を十分に理解しながら使用していくことが，さらに効果発現に寄与できるものと考える。喘息におけるメカニカルストレスの解除による気道リモデリング形成の抑制，またCOPDにおいては固定性の気流制限の回復が示され身体活動性の上昇に貢献できる可能性が大いに示唆される。今後，さらなる研究の進歩が疾患における有用性を示すことになるだろう。

　利益相反なし。

●文献

1) Grainge CL, Lau LC, Ward JA, et al. Effect of broncohoconstriction on airway remodeling in asthma. N Engl J Med 2011；364：2006-15.
2) Fernández-Arenas E, Calleja E, Martínez-Martín N, et al. β-Arrestin-1 mediates the TCR-triggered re-routing of distal receptors to the immunological synapse by a PKC-mediated mechanism. EMBO J 2014；33：559-77.
3) 上川雄一郎. 吸入ステロイド薬と経口ステロイド薬の役割と位置づけ. Medical Practice, 1998；15：1893-91.
4) Hanania NA, Sharafkhaneh A, Barber R, et al. Beta-agonist intrinsic efficacy：measurement and clinical significance. Am J Respir Crit Care Med 2002；165：1353-8.
5) 久米裕昭，磯矢嵩亮，東田有智. LABA（長時間作用性β_2刺激薬）. 吸入療法 2016；8：27-39.
6) Nelson HS1, Weiss ST, Bleecker ER, et al. The Salmeterol Multicenter Asthma Research Trial：a comparison of usual phaemacotherapy for asthma or usual pharmacotherapy p;us salmeterol. Vhest 2006；129：15-26.
7) 日本アレルギー学会喘息ガイドライン専門部会，編. 喘息予防・管理ガイドライン2015. 東京：協和企画，2015.

第4章

抗アレルギー薬

(LTRA, Th2サイトカイン阻害薬, TXA$_2$阻害薬)

福永興壱, 田野﨑貴絵

ポイント

- ロイコトリエン受容体拮抗薬は最新の喘息予防・管理ガイドライン上でも喘息基本治療薬として位置づけられている唯一の経口アレルギー薬である。ロイコトリエン受容体を介して産生されるシスティニルロイコトリエンを抑えることで気道炎症抑制, 気管支拡張作用を発揮する。
- ロイコトリエン受容体拮抗薬は吸入ステロイドの併用薬として有用であり, 特にアレルギー性鼻炎合併喘息などに対して効果が期待できる薬剤である。
- Th2サイトカイン阻害薬はTh2細胞から産生されるIL-4, IL-5を抑制することで, 喘息病態に効果を発揮する薬剤であり, アトピー性喘息の約50%に効果があるとされている。
- その他の抗アレルギー薬としてトロンボキサンA$_2$阻害薬が気道過敏性を改善させるなどの報告があるが, 多くの抗アレルギー薬は喘息における明確なエビデンスに乏しく症例ごとの使い分けが必要である。

はじめに

喘息の長期管理のための基本治療は吸入ステロイド薬(inhaled corticosteroid：ICS)であるが, これが使用できないあるいは治療不十分な場合にはほかの基本治療薬を用いるか追加をする。基本治療薬の中に唯一含まれる抗アレルギー薬がロイコトリエン受容体拮抗薬(leukotriene receptor antagonist：LTRA)である。さらに治療不十分の場合にはその追加治療の選択肢としてTh2サイトカイン阻害薬, メディエータ遊離抑制薬, ヒスタミンH1拮抗薬, トロンボキサンA$_2$阻害薬などを考慮することが最新の喘息予防・管理ガイドライン2015にも記されている[1]。本章では喘息において最も多く処方される抗アレルギー薬であるロイコトリエン受容体拮抗薬の作用機序やその使い方を中心に述べ, さらに追加可能なほかの抗アレルギー薬についても概説する。

ロイコトリエン受容体拮抗薬

■ロイコトリエン受容体拮抗薬(leukotriene receptor antagonist：LTRA)の作用機序

細胞膜に存在するアラキドン酸は細胞の活性化により5-リポキシゲナーゼ(5-lypoxygenase：5-LOX)系代謝酵素を介してプロスタノイド(プロスタグランジンおよびトロンボキサン)やロイコトリエンに生成される(図)。ロイコトリエンの中でもロイコトリエンC4, D4, E4はシステイニルロイコトリエン(CysLTs)と呼ばれ, 活性化した好酸球, 好塩基球, マスト細胞などにおいて合成

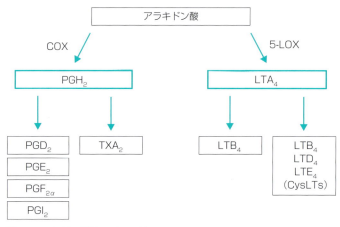

図 アラキドン酸カスケード
LOX：lipoxygenase, LT：leukotriene, CysLTs：cysteinyl leukotoriene,
COX：cyclooxygenase, PG：prostaglandin, TX：tromboxane.

表1 ロイコトリエン受容体拮抗薬

一般名	商品名	用法・用量	注意事項
プランルカスト水和物	オノン	1回225mg，1日2回	特になし
モンテルカスト	シングレア，キプレス	1回10mg，1日1回	細粒は光に不安定で開封後ただちに内服

され，ヒスタミンの約1,000倍近い気管支平滑筋収縮作用がある。ほかにも気管支平滑筋収縮増殖，血管透過性亢進，気道粘液分泌を誘導するなど喘息病態に深くかかわるメディエータのひとつである[2]。このメディエータは3つの受容体（CysLT1，CysLT2，CysLT3）に作用するが，ロイコトリエン受容体拮抗薬はCysLT1受容体に対して拮抗作用を示す。CysLT1受容体は気管平滑筋，マクロファージ，好酸球，B細胞，線維芽細胞，樹状細胞，血管内皮細胞などに発現している[2]。

■**実際の処方と注意点**

現在日本で処方できるロイコトリエン受容体拮抗薬はモンテルカスト，プランルカストの2種類がある。本薬剤の効果は少なくとも数週間〜数カ月の内服によって病態あるいは症状緩和につながる。この2つの薬剤の抗アレルギー効果はこれまでの報告からは大きな差はないが服用回数の点で異なる。プランルカストは4カプセルを（朝食および夕食後の）2回に分けて経口投与する。モンテルカストは1錠1日1回就寝前内服である（表1）。モンテルカストの内服法が就寝前となっている理由のひとつとして抗アレルギー薬にみられる眠気の副作用の回避が考えられるが，本剤の眠気の副作用としては1％以下であり，朝あるいは夕食後の内服でも問題はない。

また妊婦への本剤の投与は注意が必要である。モンテルカストは米国食品医薬品局（Food and Drug Administration：FDA）分類ではカテゴリーBとして位置づけられ，妊娠中の使用もほぼ安全と考えられているが，一般的にはICSなど安全性が確立された薬剤を用いてもコントロール不良の場合など，有益性が危険性を上回ると考えられる場合のみ使用する。

■**ICSの併用薬としての役割**

成人喘息においてロイコトリエン受容体拮抗薬はICSとの併用療法として主に用いられる。特に低〜中用量のICSによって喘息がコントロールされないときに追加される薬剤として推奨されている。その理由のひとつとしてロイコトリエン

産生に関わる一部の代謝酵素は副腎皮質ステロイド（以下，ステロイド）によって抑制どころか亢進してしまうことがあるため，ステロイドが抑制できない経路を介して産生されるCysLTsに対してロイコトリエン受容体拮抗薬の併用はステロイド治療の補完的な治療になり得ると考えられている。ただし，低用量のICSを必要とする軽症患者に本剤単独での使用はその効果は劣るといわれている[3]。またICS単独でコントロールが不良の場合の追加薬としてICSの増量，長時間作用性β_2刺激薬およびロイコトリエン受容体拮抗薬のいずれもが選択肢となるが，The Best Add-on Therapy Giving Effective Responses（BADGER）試験の報告では長時間作用性β_2刺激薬の追加のほうが良好な反応例が多かったとされている[4]。しかし，ロイコトリエン受容体拮抗薬での良好な反応例もあり症例の選択によっては効果があることが示唆された。そこで次にロイコトリエン受容体拮抗薬が有効な薬剤として選択，考慮される症例について述べたい。

■ロイコトリエン受容体拮抗薬の効果が期待できる疾患

●アレルギー性鼻炎合併症例

日本で行われた調査では鼻炎合併例喘息は67.3％存在する[5]といわれており，実際鼻炎が増悪すると喘息が悪化することはしばしば臨床でも経験する。また中用量のICSを使用しても喘息が完全にコントロールされない症例の中で，鼻炎合併例に関してはロイコトリエン受容体拮抗薬の追加投与はICSを倍量した場合と同等であるなどの報告[6]からも，鼻炎合併喘息におけるICSの併用薬として有効な薬剤と考えられる。

●非ステロイド性抗炎症薬（NSAIDs）過敏喘息

非ステロイド性抗炎症薬（non-steroidal anti-inflammatory drugs：NSAIDs）過敏喘息は，aspirin-exacerbated respiratory disease（AERD）とも呼ばれるが，アスピリンをはじめとしたNSAIDs投与を行った際に強い鼻閉，鼻汁，喘息発作が誘発され，時に生命の危機にさらされる。病態としてアラキドン酸カスケードにあるシクロオキシゲナーゼ（cyclooxygenase：COX），特にCOX-1の発現減弱によるその下流の抗炎症性作用をもつプロスタグランジンE2の産生低下，一方で炎症性作用の強いCysLTsの過剰産生といった脂質メディエータの不均衡が原因と考えられている。NSAIDs過敏喘息の安定期の治療として吸入ステロイドが推奨されているが，病態を考慮するとロイコトリエン受容体拮抗薬による長期管理が有用と考えられ，報告もされている[7]。

●喫煙者の喘息

喘息における喫煙率は約30％といわれ，喫煙者は喘息発作頻度が高いなど喘息増悪などに影響を及ぼすだけでなくICSをはじめ経口ステロイド薬や長時間作用性β_2刺激薬の効果を減弱する[8]~[11]。一方喫煙はCysLTs産生を助長させることから，喘息で喫煙がやめられない患者にはICSとロイコトリエン受容体拮抗薬との併用が有効な場合もある。ただし，禁煙は喘息における最優先治療であることには変わりはない。

●運動誘発性喘息

運動を契機に喘息発作が誘発される運動誘発性喘息では，尿中LTE4値が上昇することから病態にCysLTsが関与している可能性があり，本疾患の長期管理としてロイコトリエン受容体拮抗薬は有用であるといわれている[12]。

●肥満者の喘息

肥満者の血中では肥満細胞から産生されるレプチンの増加を認めているが，このレプチンはロイコトリエン産生を増強させる働きがあり，実際に肥満を伴う喘息患者では尿中のロイコトリエンの増加を認める。ゆえに肥満者の喘息の中でICSへの反応が悪い症例ではロイコトリエン受容体拮抗薬の併用は有効性を示す可能性がある[13]。

表2 Th2サイトカイン阻害薬

一般名	商品名	用法・用量	注意事項
スプラタストトシル酸塩	アイピーディー	1回100mg、1日3回	特になし

● 高齢者の喘息

2013年の統計ではわが国の喘息死亡者数の89.6％が65歳以上の高齢者である（厚生労働省人口動態統計2013年度版）。その理由として高齢者はそもそも合併症が多いなどが考えられるが、実際に身体的、認知的な問題で高齢者にとって吸入手技が難しいケースもありICSがうまく使用できていない症例も存在する。そのような患者において内服薬であるロイコトリエン受容体拮抗薬と貼付型のβ_2刺激薬の併用療法はひとつの選択肢として考えられ、実際にこれらの併用療法の有用性も報告されている[14]。

ロイコトリエン受容体拮抗薬以外の抗アレルギー薬

ロイコトリエン受容体拮抗薬以外の抗アレルギー薬は、I型アレルギー反応に関与する化学伝達物質の遊離ならびに作用を調節する薬剤であり、メディエータ遊離抑制薬、ヒスタミンH1拮抗薬、トロンボキサンA_2（TXA_2）阻害・拮抗薬、Th2サイトカイン阻害薬が含まれ、これらの薬剤はアトピー型喘息の30〜40％に効果があるとされている。現在日本で喘息に適用が認められている抗アレルギー薬を表2に示す。本項では、これらの薬剤の中で、Th2サイトカイン阻害薬やTXA_2阻害・拮抗薬について述べる。

■Th2サイトカイン阻害薬

● Th2サイトカインと喘息の関係

2型ヘルパーT細胞（Th2）はアレルギー炎症に関わるサイトカイン（Th2サイトカイン）IL-4、IL-5、IL-13などを産生するT細胞のひとつで、液性免疫を活性化する作用を担う。IL-4はナイーブT細胞のTh2分化誘導さらにB細胞の活性化からIgE産生形質細胞へのクラススイッチの促進など多彩な作用を有している。IL-5は好酸球の活性化、走化性亢進、生存率の延長などを誘導し、主に好酸球性炎症の成立および維持に関与している。すなわち好酸球やIgEなど喘息病態に関わる重要な因子をつくる細胞のひとつである。

● Th2サイトカイン阻害薬の薬理効果

こうしたTh2細胞から産生されるIL-4、IL-5を抑制する薬剤として、1995年わが国でつくられたものがスプラタストトシル酸塩である（表2）。このTh2サイトカイン阻害薬の詳細なサイトカイン制御メカニズムは明らかではないが、Th2からのIL-4およびIL-5産生を選択的に抑えることで、IgE抗体の産生や好酸球性気道炎症を抑制することが示されており[15]、ほかの阻害薬や拮抗薬などの抗アレルギー薬とは作用が異なるユニークな薬剤である。

● Th2サイトカイン阻害薬の臨床的効果

実際にスプラタストトシル酸塩を喘息患者に投与すると、症状や呼吸機能、気道過敏性の改善を認め[16]、気道上皮の杯細胞が抑制されたと報告されている[17]。また、軽症喘息患者においてスプラタストトシル酸塩の内服は、ICSと比較しても、ピークフロー、1秒量、短時間作用性β_2刺激薬の使用頻度は変わらず、喀痰中eosinophil cationic protein（ECP）、呼気中NO、気道過敏性を同様に改善させた[18]という報告や、高用量ICS使用中の中等症〜重症の喘息患者への上乗せ効果については、1秒量、朝のピークフロー値、血中のECP値、総IgE値はプラセボ群と比較して改善していた[19]という報告もある。ただし喘息における中等度以上の改善は約5割程度であり、実際には本剤単剤での喘息に対する治療効果には期待できないが、ICSや先のロイコトリエン受容体拮抗薬の代替薬または上乗せ効果をねらった治療薬

表3 TXA₂阻害薬

一般名	商品名	用法・用量	注意事項
塩酸オザグレル	ドメナン, ベガ	1回200mg, 1日2回	出血傾向
セラトロダスト	ブロニカ	1回80mg, 1日1回	肝機能障害
ラマトロバン	バイナス	1回75mg, 1日2回	アレルギー性鼻炎のみの適用

として期待される。また本薬剤の副作用としては一般的に胃部不快感，嘔気，肝機能障害，眠気などがあるがいずれも頻度は0.5％未満で，長期使用に際しても副作用の報告が少なく（3.6％）比較的安全に用いることができる薬剤である。ただし，授乳婦が内服する際には授乳を中止させることになっている。

■TXA₂合成酵素阻害薬

●TXA₂と喘息

TXA₂は前述のアラキドン酸カスケードにおけるCOX系の代謝産物であり，その受容体（TP）は血小板，血管内皮細胞，血管平滑筋細胞，単球，腎臓，脳，脾臓，胸腺，胎盤などに広く分布している。喘息においてTXA₂は気道平滑筋細胞上に分布するTPを介し，気道収縮反応や浮腫を誘発する[20]。TXA₂はその代謝産物も含め好酸球性気道炎症および気道過敏性の亢進に関与するといわれている。

●TXA₂阻害薬の効果

現在上市されているTXA₂に関連する抗アレルギー薬は，TXA₂合成酵素阻害薬のオザグレルとTXA₂受容体拮抗薬のセラトロダストとラマトロバンがある（表3）。ただしTXA₂受容体拮抗薬のうち喘息の適用があるのはセラトロダストで，ラマトロバンはアレルギー性鼻炎のみ適用がある。喘息患者に対するセラトロダスト投与により，気道過敏性が有意に低下したが，呼気中NO・喀痰中好酸球には変化を認めなかったという報告[21]や，喘息患者の咳嗽に対してはオザグレルが咳感受性を低下させる[22]といった報告があるが，喘息治療に対する明らかなエビデンスは乏しいのが現状である。

おわりに

喘息における基本的治療薬はICSであるが，ICSで十分にコントロールできない症例において異なる作用機序を持つロイコトリエン受容体拮抗薬はその併用薬として有効な薬剤である。またTh2サイトカイン阻害薬やTXA₂阻害薬などほかの抗アレルギー薬については現状ではエビデンスとしては乏しいが，症例毎に症状などをみながらうまく使い分け喘息治療の追加補助薬として考慮していく。

利益相反なし。

●文献

1) 日本アレルギー学会. 喘息ガイドライン専門部会, 監修. 喘息予防・管理ガイドライン2015. 東京：協和企画, 2015：115-36.
2) Singh RK, Gupta S, Dastidar S, et al. Cysteinyl leukotrienes and their receptors. Pharmacology 2010；85：336-49.
3) Peters SP, Anthonisen N, Castro M, et al. Randomized comparison of strategies for reducing treatment in mild persistent asthma. N Engl J Med 2007；356：2027-39.
4) Lemanske RF Jr, Mauger DT, Sorkness CA, et al. Step-up therapy for children with uncontrolled asthma receiving inhaled corticosteroids. N Engl J Med 2010；362：975-85.
5) Ohta K, Bousquet PJ, Aizawa H, et al. Prevalence and impact of rhinitis in asthma. SACRA, a cross-sectional nation-wide study in Japan. Allergy 2011；66：1287-95.
6) Price DB, Swern A, Tozzi CA, et al. Effect of montelukast on lung function in asthma patients with allergic rhinitis：analysis from the COMPACT trial. Allergy 2006；61：737-42.
7) Dahlen SE, Malmstrom K, Nizankowska E, et al. Improvement of aspirin-intolerant asthma by montelukast, a leukotriene antagonist：a randomized, double-blind, placebo-controlled trial. Am J Respir Crit Care Med 2002；165：9-14.
8) Pedersen B, Dahl R, Karlstrom R, et al. Eosinophil and neutrophil activity in asthma in a one-year trial with inhaled budesonide. The impact of smoking. Am J Respir Crit Care Med 1996；153：1519-29.

9) Livingston E, Thomson NC, Chalmers GW. Impact of smoking on asthma therapy: a critical review of clinical evidence. Drugs 2005 ; 65 : 1521-36.
10) Chalmers GW, Macleod KJ, Little SA, et al. Influence of cigarette smoking on inhaled corticosteroid treatment in mild asthma. Thorax 2002 ; 57 : 226-30.
11) Chaudhuri R, Livingston E, McMahon AD, et al. Cigarette smoking impairs the therapeutic response to oral corticosteroids in chronic asthma. Am J Respir Crit Care Med 2003 ; 168 : 1308-11.
12) Parsons JP, Hallstrand TS, Mastronarde JG, et al. An official American Thoracic Society Clinical practice guideline: exercise-induced bronchoconstriction. Am J Respir Crit Care Med 2013 ; 187 : 1016-27.
13) Peters-Golden M, Swern A, Bird SS, et al. Influence of body mass index on the response to asthma controller agents. Eur Respir J 2006 ; 27 : 495-503.
14) 近藤りえ子, 堀口高彦, 大竹洋一郎, ほか. 吸入ステロイド薬が使用不可能な軽症高齢者喘息におけるロイコトリエン受容体拮抗薬と貼付型β2刺激薬(ホクナリンテープ)の併用療法. アレルギー・免疫 2007 ; 14 : 1354-9.
15) Sano Y, Yamada H. Progress in suplatast tosilate research. Clin Exp Allergy 2007 ; 37 : 970-2.
16) Sano Y, Suzuki N, Yamada H, et al. Effects of suplatast tosilate on allergic eosinophilic airway inflammation in patients with mild asthma. J Allergy Clin Immunol 2003 ; 111 : 958-66.
17) Hoshino M, Fujita Y, Saji J, et al. Effect of suplatast tosilate on gobletcell metaplasia in patients with asthma. Allergy 2005 ; 60 : 1394-400.
18) Shiga M, Horiguchi T, Kondo R, et al. Long-term monotherapy with suplatast tosilate in patients with mild atopic asthma: a pilot comparison with low-dose inhaled fuluticasone. Asian Pac J Allergy Immunol 2011 ; 29 : 134-42.
19) Tamaoki J, Kondo M, Sakai N, et al. Effect of suplatast tosilate, a Th2 cytokine inhibitor, on steroid-dependent asthma: a double blind randomized study. Tokyo Joshi-Idai Asthma Research Group. Lancet 200 ; 356 : 273-8.
20) Devillier P, Bessard G. Thromboxane A2 and related prostaglandins in airways. Fudam Clin Phamacol 1997 ; 11 : 2-18.
21) Aizawa H, Inoue H, Nakano H, et al. Effects of thromboxane A2 antagonist on airway hyperresponsiveness, exhaled nitric oxide, and induced sputum eosinophils in asthmatics. Prostaglandins Leukot Essent Fatty Acids 1998 ; 59 : 185-90.
22) Fujimura M, Kamio Y, Kasahara K, et al. Prostanoids and cough response to capsaicin in asthma and chronic bronchitis. Eur Respir J 1995 ; 8 : 1499-505.

第5章 その他の内服薬
（テオフィリン製剤・β_2刺激薬など）

長瀬洋之

ポイント

- 徐放性テオフィリン薬の気管支拡張効果は長時間作用性吸入β_2刺激薬(LABA)より弱く，抗炎症効果も吸入ステロイド薬(ICS)より弱い。
- ガイドラインでは，ICSへの併用薬として，まずLABAが推奨され，ついで徐放性テオフィリン薬やロイコトリエン受容体拮抗薬が位置づけられている。
- 経口／貼付β_2刺激薬を長期管理薬として用いるときは，吸入薬のLABAと同様に，ICSと併用することが必須である。
- 経口β_2刺激薬については，ICSへの上乗せ効果を検討した大規模試験がなく，ガイドラインでの位置づけは明記されていない。
- ツロブテロール貼付薬は，ICSへの上乗せ効果を検討した臨床試験があり，ピークフローが有意に増加することが示されている。

はじめに

現在の喘息治療においては，吸入ステロイド薬(inhaled corticosteroid：ICS)および，ICSと長時間作用性β_2刺激薬(long acting β_2 agonist：LABA)との配合剤(ICS/LABA)が中心的な役割を担っている。現在の喘息診療ガイドラインでは[1)2)]，経口テオフィリン製剤は，LABAの次の追加薬としての位置づけとなっている。経口β_2刺激薬については，ICSへの上乗せ効果のエビデンスに乏しく，その位置づけが明記されていない。わが国で開発された貼付β_2刺激薬は，ICSへの上乗せ効果が示されている。本章では，これらの薬剤の作用機序，臨床的エビデンス，使用上の注意点，ガイドラインでの位置づけについて述べる。

テオフィリン徐放製剤

■作用機序

テオフィリン製剤は脂溶性であり，容易に細胞膜を通過して，細胞膜上の受容体を介さずに作用を発揮する。非特異的ホスホジエステラーゼ(phosphodiesterase：PDE)阻害作用により，気管支拡張，粘液線毛輸送促進，肺血管拡張作用が生じる。またPDE4阻害作用や，ヒストン脱アセチル化酵素2(histone deacetylase 2：HDAC2)活性化作用により抗炎症効果が発現し，副腎皮質ステロイド(以下，ステロイド)薬の作用補強効果も期待されている[3)]。抗炎症作用としては，リンパ球や好酸球の気道への浸潤抑制[4)～6)]，T細胞の増殖・サイトカイン産生抑制[7)]，好酸球アポトー

表1 テオフィリンの血中濃度に影響を及ぼす因子

クリアランスの減少（血中濃度を上げる）

加齢，肥満，肝障害，心不全，ウイルス感染，発熱

薬剤：アロプリノール，マクロライド，シメチジン，ジアゼパム，ニューキノロンなど

クリアランスの増加（血中濃度を下げる）

喫煙者（15本／日以上）

薬剤：バルビツール系，抗てんかん薬，リファンピシン，イソプロテレノールなど

（日本アレルギー学会喘息ガイドライン専門部会，監修．「喘息予防・管理ガイドライン2015」作成委員，作成．喘息予防・管理ガイドライン2015．東京：協和企画，2015より改変引用）

シス誘導[8]などが挙げられる．これらは受容体の分布に影響されないため，中枢から末梢気道まで広く効果が期待できる．一方，細胞膜上のアデノシン受容体の拮抗により，呼吸中枢が刺激され，横隔膜収縮力も増強する．

いずれも即効性の効果ではなく，副作用を回避するためにも，現在は徐放製剤を1日2, 3回定期投与する，round the clock（RTC）療法での使用が多い．

■臨床的エビデンス

気管支拡張効果はテオフィリン薬よりもLABAのほうが強く，また抗炎症効果はICSのほうが強力である[1]．ICSへの追加効果としても，300〜400 mg／日ではLABAと比較してやや劣り[9]，ロイコトリエン受容体拮抗薬（leukotriene receptor antagonist：LTRA）と同等かやや劣るとされている[10]．これらのことから，テオフィリン徐放製剤は，その他の治療によって効果不十分な場合に追加使用することが推奨されている[1]．

ただし，抗炎症効果は，低〜中用量のICSにテオフィリン徐放製剤を併用した場合，ICSの使用量を増加させるのとほぼ同等の効果が得られるとされている[11]．また，喫煙喘息患者では，ICSの効果が減弱しており，ステロイド抵抗性が惹起されているが，低用量テオフィリンを併用すると，ICSの効果が回復するとする小規模試験がある[12]．この機序として，喫煙により低下したHDAC2活性が，テオフィリンによって回復する可能性が示唆されている．

■使用上の注意

テオフィリンの有効安全域は狭く，その代謝は個人差，年齢差が大きく，発熱や食事内容，マクロライドなどの薬剤に影響されるため（表1），副作用の回避に血中濃度モニタリングが有用である．血中濃度20μg/mlまでは重篤な副作用を来さず，濃度依存性に気管支拡張作用が得られるが，抗炎症効果は5〜10μg/mlでも得られることから[5]，ガイドラインでは，血中濃度の目標を5〜15μg/mlとしている[1]．

テオフィリンの副作用には悪心，嘔吐などの胃腸症状がある．血中濃度の上昇による中毒症状としては，まず悪心，嘔吐などの消化器症状があり，さらに血中濃度が上昇すると頻脈，不整脈を来し，高度になると痙攣から死に至ることがある．

乳幼児では，テオフィリン使用中の痙攣重積や，これに伴う後遺症が問題となったため，ガイドラインでもその使用についての注意喚起がなされており（表2），テオフィリン徐放製剤の使用は著しく減少している．

高齢者ではテオフィリンクリアランスが低下するため，使用する場合は血中濃度5〜10μg/mlを目標とする．特に，75歳以上では高濃度での副作用が重篤となり，致死的になる可能性があるとの報告もあるので注意を要する[13]．

II 気管支喘息

表2 乳児喘息長期管理におけるテオフィリン徐放製剤の定期内服の位置づけと留意点

- 治療ステップ4以上の患者において考慮される追加治療の一つである。
- 6カ月未満の児は原則としてテオフィリン徐放製剤による長期管理の対象とならない。
- 6カ月以上でも，てんかんや熱性痙攣などの痙攣性疾患を有する児には，原則として推奨しない。
- 発熱出現時には，一時減量あるいは中止するかどうかをあらかじめ指導しておくことが望ましい。
- テオフィリン徐放製剤投与中は，テオフィリンクリアランスを抑制して血中濃度を上昇させる薬物（マクロライドなど）の併用には注意が必要である。
- けいれん閾値を下げる可能性が報告されている．中枢神経系への移行性の高いヒスタミンH1拮抗作用を主とする抗アレルギー薬との併用は，乳児喘息においては注意が必要であるかもしれない。
- 定期内服中の坐薬の使用は推奨できない。

（日本アレルギー学会喘息ガイドライン専門部会，監修．「喘息予防・管理ガイドライン2015」作成委員，作成．喘息予防・管理ガイドライン2015．東京：協和企画，2015より改変引用）

表3 ガイドラインにおける徐放性テオフィリン薬の位置づけ

		標準治療	徐放性テオフィリン薬の位置づけ
日本（文献1）	治療ステップ1	低用量ICS	ICSが使用できない場合のオプションとしてLTRAと併記 抗炎症作用はICSに劣る
	治療ステップ2	低〜中用量ICS	ICSで不十分な際にLABAの代替薬としてLTRAと併記
	治療ステップ3	中用量ICS＋LABA	ICS/LABAで不十分な際の追加薬としてLTRA，LAMAと併記
	治療ステップ4	高用量ICS＋LABA＋複数の薬剤	ICS/LABAへの追加薬として，LTRA，LAMAと併記
GINA（文献2）	Step 1	SABA頓用	
	Step 2	低用量ICS＋SABA頓用	ICSのオプションとしては効果が低く，副作用が強いため推奨しない。
	Step 3	低用量ICS/LABA＋SABA頓用 低用量BUD/FOR SMART療法	ICS/LABAに劣るオプションとして以下が記載 ・中用量ICS ・低用量ICS＋LTRA ・低用量ICS＋徐放性テオフィリン
	Step 4	中用量ICS/LABA＋SABA頓用 低用量BUD/FOR SMART療法	増悪歴を有する患者への追加薬としてLAMA その他のオプション ・高用量ICS/LABA（副作用多く，上乗せ効果少ないため，中用量ICS/LABA＋LTRAまたは徐放性テオフィリンが無効な場合に考慮） ・中〜高用量ICSへのLTRAまたは徐放性テオフィリン追加（LABAよりは効果が低い）

BUD/FOR SMART療法：ブデソニド/ホルモテロール配合剤による維持＋頓用療法．GINA：Global Initiative for Asthma．ICS：吸入ステロイド薬．LTRA：ロイコトリエン受容体拮抗薬．LAMA：長時間作用性吸入抗コリン薬。

■テオフィリン徐放製剤のガイドラインでの位置づけ（表3）

わが国の喘息予防・管理ガイドラインでは[1]，治療ステップ1では，低用量ICSが使用できない場合のオプションとして記載されている。治療ステップ2では，低〜中用量ICSで不十分な場合の追加薬としてLABAがまず推奨され，その代替薬としてLTRAとともに，テオフィリンが記載されている[1]。治療ステップ3でも，中〜高用量ICSとLABAの併用が推奨され，これで不十分な場合の追加薬として，LTRA，長時間作用性吸入抗コリン薬（long acting muscarinic antagonist：LAMA）とともに記載されている[1]。ICSへの併用薬としての位置づけはLABAに次ぐものであるが，低薬価はテオフィリンの利点であるとしている[1]。

国際的なガイドラインであるGlobal Initiative for Asthma（GINA）においては，以下のように位置づけられている[2]。

STEP 3では，標準治療として，低用量ICS/LABAと短時間作用性β₂刺激薬（short acting β_2 agonist：SABA）の必要時追加か，低用量ブデソニド/ホルモテロール（budesonide/formoterol：BUD/FOR）の維持療法と追加頓用（symbicort maintenance and reliever therapy：

表4 わが国で使用できる経口・貼付β_2刺激薬

世代	薬品名, 商品名	剤型	用法・用量
2	サルブタモール硫酸塩 ベネトリン®	錠(2mg), シロップ(0.4mg/ml)	1回4mgを1日3回内服 症状が激しい場合は1回8mgを1日3回内服
			＊小児に対して：1日0.3mg/kgを3回分服
2	テルブタリン硫酸塩 ブリカニール®	錠(2mg)	1回4mgを1日3回内服
		シロップ(0.5mg/ml)	1日0.45ml(0.225mg)/kgを3回分服。年齢, 症状で増減
			＊小児に対して：錠：5歳以下は1回1mg, 6歳以上は1回2mgを1日3回内服 シロップ：1日0.45 ml(0.225mg)/kgを3回分服(年齢, 症状で増減)
3	ツロブテロール塩酸塩 ホクナリン® ベラチン®	錠(1mg), ドライシロップ(0.1% 1mg/g)	1回1mgを1日2回内服
		ホクナリンテープ(0.5mg, 1mg, 2mg)	1回2mgを1日1回胸部, 背部, 上腕部に貼付
			＊小児に対して：錠, ドライシロップ：1日0.04mg/kgを2回分服 テープ：0.5～3歳未満は0.5mg, 3～9歳未満は1mg, 9歳以上は2mgを1日1回胸部, 背部, 上腕部に貼付
3	プロカテロール塩酸塩水和物 メプチン®	顆粒(0.01% 100μg/g), 錠(50μg), ミニ錠(25μg), シロップ(5μg/ml) ドライシロップ(0.005% 50μg)	1回50μgを1日1～2回内服 ＊小児に対して：6歳未満1回1.25μg/kgを1日2～3回, 6歳以上1回25μgを1日1～2回内服
3	フェノテロール臭化水素酸塩 ベロテック®	錠(2.5mg), シロップ(0.5mg/ml)	1回2.5mgを1日3回内服
			＊小児に対して：1日0.375mg/kg(0.75ml/kg)を3回分服
3	クレンブテロール塩酸塩 スピロペント®	顆粒(0.002% 20μg/g), 錠(10μg)	1回20μgを1日2回内服(朝, 就寝前)。頓用の場合は1回20μg。
			＊小児に対して：5歳以上の小児には1回0.3μg/kgを1日2回内服(朝, 就寝前)

SMART療法)が推奨されている。その中で, ICS/LABAに劣るオプションとして, 中用量ICS, 低用量ICS＋LTRAとともに, 低用量ICS＋徐放性テオフィリンが記載されている[11]。

STEP 4では, 中用量ICS/LABAとSABA必要時追加か, 低用量BUD/FORによるSMART療法が推奨されている。ほかのオプションとして, 増悪歴のある患者へのLAMA追加がまず記載されている。そして, 中～高用量ICSへの追加薬として, LABAよりは効果が弱いが, LTRAと低用量徐放性テオフィリンが記載されている[15]。

以上のように, ガイドラインでは, ICSへの併用薬としては, まずLABAが推奨され, ついで徐放性テオフィリン薬やLTRAが位置づけられている。

経口／貼付β_2刺激薬 (表4)

経口β_2刺激薬には, プロカテロール塩酸塩, クレンブテロール塩酸塩などがある。マブテロール塩酸塩は, 2010年に製造中止となっている。また, 貼付薬としては, わが国で開発されたツロブテロール貼付薬がある。β_2刺激薬は, 開発が進むにつれて, β_2受容体の選択性が強く, 動悸や振戦などの副作用が少なくなっている。プロカテロール, クレンブテロール, ツロブテロールは, 第三世代に属する。

■作用機序

β_2刺激薬は，気道平滑筋のβ_2受容体に作用して気管支平滑筋を弛緩させ，線毛運動による気道分泌液の排泄を促す．ICSとLABAを同時に使用すると，ステロイドがβ_2受容体数を増加させ，β_2刺激薬はステロイド受容体の核内移行を促進し，相互の作用を増強する[16]．また，IgE架橋によるマスト細胞からのヒスタミンやロイコトリエン放出を抑制する[17]．

固有活性とは，気道平滑筋の最大弛緩を引き起こす能力を示す．プロカテロールは，受容体親和性が高く，固有活性が強いfull agonistで，クレンブテロールは，固有活性はやや低いpartial agonistとされている．β_2受容体数の多い状態では，同様の気管支拡張作用が得られるが，β_2受容体数が減少している場合はpartial agonistによる弛緩作用が弱い可能性が示唆されているが[18]，臨床的な効力の差については十分には解析されていない．

プロカテロールについては，抗炎症作用を検討した報告が，わが国から複数報告されている．In vivoでは，マウス喘息モデルにおいて，気管支肺胞洗浄液中の好酸球を減少させた[19]．また，炎症細胞や気道構築細胞での抗炎症効果が，in vitroで示されている．プロカテロールは，好酸球機能抑制的に作用するPPARγ発現を誘導し[20]，ステロイドやテオフィリンと相乗的に作用して，好酸球機能を抑制する[21)22)]．T細胞からのサイトカイン産生[23]，好塩基球遊走[24]，気道上皮細胞からのケモカインを含めた好酸球遊走因子の産生[25)~27)]，線維芽細胞の遊走[28]などを抑制する．さらに，気道上皮細胞へのウイルス感染を抑制することも報告されている[29]．

■臨床的エビデンス

経口プロカテロールの気管支拡張効果は30分後から認められ，2時間後にピークを迎える．$100\mu g$では8時間後も効果が持続し，1日2回投与では$100\mu g$の方が，$50\mu g$よりも日中のピークフローが有意に高値であったが[30]，最大効果は$50\mu g$以下で得られるとする報告もある[31]．わが国の成人での用法は，$50\mu g$を1日1～2回内服となっている．

経口β_2刺激薬の比較試験について述べる．連用においては，プロカテロール（$100\mu g$ 1日2回）の作用時間は5時間以上で，サルブタモール（2 mg 1日3回）の約3時間より長く，内服1.5時間後の拡張効果は，プロカテロールが優れていたとしている[32]．一方，プロカテロール（50または$100\mu g$ 1日2回）とテルブタリン（5 mg 1日3回）の比較では，テルブタリンの効果が優れるとする報告があり[33]，小児におけるプロカテロール（$1.5\mu g$/kg）とクレンブテロール（$0.75\mu g$/kg）の比較では，クレンブテロールの拡張効果が高かったとしている[34]．

夜間喘息への有効性も報告されている[35]．運動誘発喘息については，pMDIによる吸入プロカテロール（$5\mu g$）と経口薬（$25\mu g$）を比較すると，運動5分後の気管支拡張効果は吸入薬のほうが優れていた[36]．

岡田らは，ICS，テオフィリンと経口β_2刺激薬を併用している安定喘息患者32例を対象に，経口β_2刺激薬を中止した際の変化を4週後に検討した[37]．中止後も，自覚症状，1秒量には有意な変化は認めず，再開した患者は2例のみであった．しかし，$\dot{V}_{50}$と$\dot{V}_{25}$は有意に低下し，経口β_2刺激薬の末梢気道閉塞への効果が示唆された[37]．

ツロブテロール貼付薬は，持続的に一定量の薬剤が経皮吸収されることにより，継続的な拡張作用を有し，1回の貼付で24時間気管支拡張効果が維持される．乳幼児を含め，吸入や内服が困難な症例に有用である．経口β_2刺激薬と異なり，ICSへの上乗せ効果を検討した臨床試験があり，朝夕のピークフローが有意に増加することが示されている[38]．朝のピークフローの増加は，2 mg製剤の効果が1 mg製剤より有意に高い．

■使用上の注意

吸入薬同様に，経口／貼付β_2刺激薬を長期管

理薬として用いるときは吸入ステロイド薬と併用することが必須である[1]。β₂刺激薬の作用減弱を来し得る，脱感作(tachyphylaxis)については，経口プロカテロール(100〜200μg/日)を4週間使用すると，*in vitro*での好中球β受容体機能は減弱したが，イソプロテレノールに対する気管支拡張作用は減弱していない[39]。

副作用として振戦，動悸，頻脈などがみられ，「経口薬＞貼付薬＞吸入薬」の順で出現し，訴えに応じて減量，中止が必要である。振戦は用量依存的に早期に生じるが，軽度で一過性とされている[40]。重大な副作用としては血清カリウム値の低下がある。虚血性心疾患や甲状腺機能亢進症，糖尿病のある症例には特に注意して用いる。貼付β₂刺激薬の副作用として，貼付部位の皮膚の瘙痒感とかぶれがある。貼付薬の後発品は，薬物貯留システムの違いから皮膚の状況によっては先発品とは経皮吸収速度が異なり，作用時間が短い可能性があるため，効果不十分な場合は先発品の使用を考慮する[41]。

アスリート喘息管理における注意点として，LABAは，サルメテロール，ホルモテロールともに使用が認められているが，ツロブテロール貼付薬やすべての経口β₂刺激薬は使用禁止薬であり，therapeutic use exemptions(TUE)*申請も認められていない。ちなみに，発作治療薬としてのSABAについては，サルブタモールはTUE申請の必要性はなく，24時間で最大1,600μgまで使用が認められているが，プロカテロールにはTUE申請が必要である[1]。テオフィリン薬の使用は，注射，内服ともに認められており，TUE申請も必要ない。

■ガイドラインでの位置づけ

LABAについては，ICSへの追加効果について，大規模試験によるエビデンスが豊富に存在するため，まず併用する薬剤として位置づけられている[1]。一方，経口β₂刺激薬については，ICSへの上乗せ効果を検討した大規模試験がない。また，経口薬や貼付薬の副作用は，吸入薬よりも多い可能性がある[1]。このため，標準的な長期管理薬としては，国際的，あるいはわが国のガイドラインで，経口β₂刺激薬の位置づけは明記されていない。現時点では，吸入や内服が困難な例で，経口・貼付β₂刺激薬を用いるのが妥当と考えられる。

おわりに

吸入療法を問題なく行うことができる喘息患者においては，経口テオフィリン製剤や，経口・貼付β₂刺激薬の位置づけは限定的である。しかし，高齢化社会を迎え，吸入流速，握力，認知力の低下により吸入療法が不可能な患者も増加している。個々人に適した喘息治療の組み立てには，これらの薬剤の存在意義は十分にあると考えられる。

利益相反なし。

● 文献

1) 日本アレルギー学会喘息ガイドライン専門部会．監修．「喘息予防・管理ガイドライン2015」作成委員，作成．喘息予防・管理ガイドライン2015．東京：協和企画，2015．
2) 2016 GINA Report, Global Strategy for Asthma Management and Prevention. URL：http://ginasthma.org/2016-gina-report-global-strategy-for-asthma-management-and-prevention/（Accessed 1/Sep/2016）
3) Barnes PJ. Theophylline. Am J Respir Crit Care Med 2013；188：901-6.
4) Finnerty JP, Lee C, Wilson S, et al. Effects of theophylline on inflammatory cells and cytokines in asthmatic subjects：a placebo-controlled parallel group study. Eur Respir J 1996；9：1672-7.
5) Sullivan P, Bekir S, Jaffar Z, et al. Anti-inflammatory effects of low-dose oral theophylline in atopic asthma. Lancet 1994；343：1006-8.
6) Minoguchi K, Kohno Y, Oda N, et al. Effect of theophylline withdrawal on airway inflammation in asthma. Clin Exp Allergy 1998；28：57-63.
7) Mary D, Aussel C, Ferrua B, et al. Regulation of interleukin 2 synthesis by cAMP in human T cells. J Immunol 1987；139：1179-84.
8) Ohta K, Sawamoto S, Nakajima M, et al. The prolonged survival of human eosinophils with interleukin-5 and its

---

＊使用禁止薬で，治療目的や投与経路によって除外規定が設けられている際の除外措置をTUE(therapeutic use exemptions)と呼ぶ。

inhibition by theophylline via apoptosis. Clin Exp Allergy 1996 ; 26 : 10-5.
9) Adachi M, Aizawa H, Ishihara K, et al. Comparison of salmeterol/fluticasone propionate (FP) combination with FP + sustained release theophylline in moderate asthma patients. Respir Med 2008 ; 102 : 1055-64.
10) Tsuchida T, Matsuse H, Machida I, et al. Evaluation of theophylline or pranlukast, a cysteinyl leukotriene receptor 1 antagonist, as add-on therapy in uncontrolled asthmatic patients with a medium dose of inhaled corticosteroids. Allergy Asthma Proc 2005 ; 26 : 287-91.
11) Evans DJ, Taylor DA, Zetterstrom O, et al. A comparison of low-dose inhaled budesonide plus theophylline and high-dose inhaled budesonide for moderate asthma. N Engl J Med 1997 ; 337 : 1412-8.
12) Spears M, Donnelly I, Jolly L, et al. Effect of low-dose theophylline plus beclometasone on lung function in smokers with asthma : a pilot study. Eur Respir J 2009 ; 33 : 1010.
13) Shannon M, Lovejoy FH Jr. The influence of age vs peak serum concentration of lifethreatening events after chronic theophylline intoxication. Arch Intern Med 1990 ; 150 : 2045-8.
14) Vatrella A, Ponticiello A, Pelaia G, et al. Bronchodilating effects of salmeterol, theophylline and their combination in patients with moderate to severe asthma. Pulm Pharmacol Ther 2005 ; 18 : 89-92.
15) Rivington RN, Boulet LP, Cote J, et al. Efficacy of Uniphyl, salbutamol, and their combination in asthmatic patients on high-dose inhaled steroids. Am J Respir Crit Care Med 1995 ; 151 : 325-32.
16) Usmani OS, Ito K, Maneechotesuwan K, et al. Glucocorticoid receptor nuclear translocation in airway cells after inhaled combination therapy. Am J Respir Crit Care Med 2005 ; 172 : 704-12.
17) Shichijo M, Inagaki N, Nakai N, et al. The effects of anti-asthma drugs on mediator release from cultured human mast cells. Clin Exp Allergy 1998 ; 28 : 1228-36.
18) Nicola AH, Amir S, Roger B, et al. β-agonist intrinsic efficacy measurement and clinical significance. Am J Respir Crit Care Med 2002 ; 165 : 1353-8.
19) Tashimo H, Yamashita N, Ishida H, et al. Effect of procaterol, a beta (2) selective adrenergic receptor agonist, on airway inflammation and hyperresponsiveness. Allergol Int 2007 ; 56 : 241-7.
20) Ueki S, Usami A, Oyamada H, et al. Procaterol upregulates peroxisome proliferator-activated receptor-gamma expression in human eosinophils. Int Arch Allergy Immunol 2006 ; 140 Suppl 1 : 35-41.
21) Yoshida N, Muraguchi M, Kamata M, et al. Procaterol potentiates the anti-inflammatory activity of budesonide on eosinophil adhesion to lung fibroblasts. Int Arch Allergy Immunol 2009 ; 150 : 352-8.
22) Fujisawa T, Kato Y, Terada A, et al. Synergistic effect of theophylline and procaterol on interleukin-5-induced degranulation from human eosinophils. J Asthma 2002 ; 39 : 21-7.
23) Aihara M, Dobashi K, Horie T, et al. Effect of beta-agonists on production of cytokines by activated T cells obtained from asthmatic patients and normal subjects. J Asthma 1999 ; 36 : 619-26.
24) Yamaguchi M, Hirai K, Ohta K, et al. A beta 2-agonist, procaterol, inhibits basophil migration. J Asthma 1995 ; 32 : 125-30.
25) Koyama S, Sato E, Masubuchi T, et al. Procaterol inhibits IL-1beta- and TNF-alpha-mediated epithelial cell eosinophil chemotactic activity. Eur Respir J 1999 ; 14 : 767-75.
26) Huang CH, Chu YT, Kuo CH, et al. Effect of procaterol on Th2-related chemokines production in human monocyte and bronchial epithelial cells. Pediatr Pulmonol 2010 ; 45 : 977-84.
27) Lam KP, Chu YT, Kuo CH, et al. Suppressive effects of procaterol on expression of IP-10/CXCL 10 and RANTES/CCL 5 by bronchial epithelial cells. Inflammation 2011 ; 34 : 238-46.
28) Kohyama T, Yamauchi Y, Takizawa H, et al. Procaterol inhibits lung fibroblast migration. Inflammation 2009 ; 32 : 387-92.
29) Yamaya M, Nishimura H, Hatachi Y, et al. Procaterol inhibits rhinovirus infection in primary cultures of human tracheal epithelial cells. Eur J Pharmacol 2011 ; 650 : 431-44.
30) Siegel SC, Katz RM, Rachelefsky GS, et al. A placebo-controlled trial of procaterol : a new long-acting oral beta 2-agonist in bronchial asthma. J Allergy Clin Immunol 1985 ; 75 : 698-705.
31) Crowe MJ, Counihan HE, O'Malley K. A comparative study of a new selective beta 2-adrenoceptor agonist, procaterol and salbutamol in asthma. Br J Clin Pharmacol 1985 ; 19 : 787-91.
32) Petty TL, Brandon ML, Busse WW, et al. A comparison of oral procaterol and albuterol in reversible airflow obstruction. Am Rev Respir Dis 1988 ; 138 : 1504-9.
33) Dahl R, Harving H, Henriksen J, et al. Procaterol and terbutaline in bronchial asthma. A double-blind, placebo-controlled, cross-over study. Allergy 1985 ; 40 : 501-5.
34) Boner AL, Sette L, Castellani C, et al. Oral clenbuterol and procaterol. A double-blind comparison of bronchodilator effects in children with chronic asthma. J Asthma 1987 ; 24 : 347-53.
35) Baughman RP, Loudon RG. The utility of a long-acting sympathomimetic agent, procaterol, for nocturnal asthma. Chest 1988 ; 93 : 285-8.
36) Morooka T, Nishima S, Ota S. Prevention of exercise-induced bronchospasm in asthmatic children. Effect of aerosol and oral procaterol hydrochloride. J Asthma 1987 ; 24 : 335-46.
37) 岡田宏基,中村洋之,久保昭仁,ほか.多剤併用喘息患者の長時間作動型経口β_2刺激薬中止後の呼吸機能変化に関する検討.日呼吸会誌 2005;43:16-22.
38) Tamura G, Sano Y, Hirata K, et al. Effect of transdermal tulobuterol added to inhaled corticosteroids in asthma patients. Allergol Int 2005 ; 54 : 615-20.
39) Busse WW, Sharpe G, Smith A, et al. The effect of procaterol treatment on beta-adrenergic bronchodilation and polymorphonuclear leukocyte responsiveness. Am Rev Respir Dis 1985 ; 132 : 1194-8.
40) Siegel SC, Katz RM, Rachelefsky GS, et al. A placebo-controlled trial of procaterol : a new long-acting oral beta 2-agonist in bronchial asthma. J Allergy Clin Immunol 1985 ; 75 : 698-705.
41) Yoshihara S, Fukuda H, Abe T, et al. Comparative study of skin permeation profiles between brand and generic tulobuterol patches. Biol Pharm Bull 2010 ; 33 : 1763-5.

第6章

モノクローナル抗体

浅野浩一郎

ポイント

- オマリズマブはIgEのC3ドメインに結合してfree IgEと高親和性IgE受容体との結合を阻害する。
- オマリズマブ治療は高用量の吸入ステロイド薬でコントロール不十分な患者において増悪予防効果を示す。
- マスト細胞・好塩基球の活性化阻害以外に，抗ウイルス自然免疫賦活化作用も増悪抑制に寄与している可能性がある。
- 治療反応性と関連するバイオマーカーとして，呼気NO濃度，末梢血好酸球数，血清ペリオスチン値が注目されている。
- 抗IL-5抗体メポリズマブは，末梢血好酸球数増多を伴う喘息患者での増悪抑制と経口ステロイド薬削減効果が期待できる。
- 抗IL-4受容体α鎖抗体などが新たな喘息治療薬として開発中である。

はじめに

喘息の治療における標準治療は吸入副腎皮質ステロイド（以下，ステロイド）薬（inhaled corticosteroid：ICS）であり，さらに長時間作用性気管支拡張薬やロイコトリエン受容体拮抗薬，テオフィリン徐放製剤を併用することにより軽症〜中等症喘息のコントロールは著しく改善した。しかし，重症喘息患者においてはこれらの薬剤を複数併用してもコントロールが困難である。その中で登場した抗IgE抗体（オマリズマブ）は，従来の治療でコントロールできなかった一部の患者に著効することが臨床的に明らかとなった。さらに，新しい分子を標的とするモノクローナル抗体，特に抗Th2サイトカイン抗体も臨床現場で使用可能となりつつある。本章ではこれらの抗体医薬の適応と臨床効果，さらに近年の研究で明らかになった新しい作用機序について解説する。

抗IgE抗体（オマリズマブ）

■オマリズマブのIgE/IgE受容体経路への作用（表1）

オマリズマブはヒト化抗IgEモノクローナル抗体であり，呼吸器領域で初めて臨床応用された生物学的製剤の一つである。IgEのC3ドメインに結合してfree IgEと高親和性IgE受容体との結合を阻害する作用がある。一般的な抗IgE抗体は高親和性IgE受容体を架橋してマスト細胞

表1 オマリズマブの作用機序

1. free IgE と結合
   - IgE と高親和性 IgE 受容体との結合阻害
   - 高親和性 IgE 受容体の発現抑制
   - 抗原除去 (antigen sweeping) 効果
2. B細胞の膜結合型 IgE と結合
   - IgE 産生阻害
3. IgE 受容体からの IgE 乖離を促進
4. IgE 受容体の架橋形成を誘導しない
   - マスト細胞・好塩基球を活性化しない

を活性化してしまうが，オマリズマブはIgE受容体のクロスリンクを来さないのが特徴である。これは高親和性Fcε受容体や低親和性受容体CD23と結合しているIgEと立体構造的に結合できないためと考えられてきたが，最近の研究ではIgE受容体と結合しているIgEの解離を促進する作用があるとの成果も報告されている[1)2)]。

組織マスト細胞および末梢血好塩基球上の高親和性IgE受容体の発現はIgEの存在下で増加するため，オマリズマブによってIgEと高親和性IgE受容体との結合を阻害することは，このポジティブフィードバックを断ち切る効果がある。オマリズマブ治療によってIgE受容体発現は44〜96％抑制できるとされている。さらに最近では，オマリズマブがB細胞表面上の膜結合型IgEと結合することで膜結合型IgEと低親和性受容体CD23との結合を阻害し，IgE産生を抑制する作用があることも報告されている[3)]。また，free IgEとオマリズマブの複合体が抗原除去(antigen sweeping)効果もあるのではないかと考えられている。

■オマリズマブの臨床効果

高用量のICSでコントロール不十分な患者にオマリズマブを使用した無作為化比較試験によってオマリズマブ治療による増悪予防効果は繰り返し示されており，その効果はメタアナリシスでもオッズ比(OR) 0.55(95％信頼区間0.46-0.65)と明瞭である[4)]。ICSと長時間作用性β2刺激薬を併用してもコントロールが不十分な患者においても，追加投与の有効性が確認されている。無作為化比較試験だけでは明らかにできない実臨床での効果を検討するReal-life試験でも，同様の増悪抑制効果が示されている[5)]。より重度の増悪による入院抑制効果はさらに強力であり，メタアナリシスではOR 0.16(95％信頼区間0.06-0.42)である。一方で症状や生活の質(quality of life：QOL)の改善，ステロイド薬の減量，発作治療薬の使用頻度もみられるが，ばらつきが大きく，平均すると効果は必ずしも強くない。呼吸機能(1秒量やピークフロー値)の改善効果も軽度にとどまる。

現在はオマリズマブ治療開始16週後に主治医がコントロール状態，増悪頻度，呼吸機能などを総合的に評価し，治療継続の可否を決定することになっている。この妥当性を検証する研究では，オマリズマブを含む，あるいは含まない治療を実施16週間後に初回評価，32週後に2回目の評価をして治療効果の再現性・持続性を検討した[6)]。オマリズマブ治療16週後にレスポンダーと判定された患者の92％が32週でもレスポンダーと判定され(オマリズマブを含まない治療では64％)，16週の段階で反応がみられれば治療を継続することが妥当であることが確認された。一方，16週時に非レスポンダーと判定された患者のうち38％は32週の段階でレスポンダーに変わっており，比較的ゆっくりと反応する患者もいることも示唆された。

オマリズマブの抗リモデリング効果についても検討されている[7)]。いくつかの論文では病理学的あるいは画像での検討でリモデリング改善効果があることを報告しているが，いずれも少数例での検討である[8)〜11)]。長期投与で臨床的に意義がある抗リモデリング効果が得られるかについては今後の検討が必要であろう。

■オマリズマブの抗喘息効果の機序

オマリズマブは基本的に気管支拡張作用をもたず，抗炎症薬として喘息の病態を修飾する。最も直接的な作用はマスト細胞・好塩基球の活性化阻害作用であるが，それ以外の炎症細胞にも間接的に作用するとされてきた。その根拠が2004年のDjukanovićらのオマリズマブ治療前後の喀痰と

気管支生検標本での検討である[12]。彼らは45名の患者にオマリズマブ(22名)あるいはプラセボ(23名)を16週間投与し,その前後で喀痰および気道組織を検討することを試みた。うち43名においてオマリズマブ投与前後の喀痰が得られ,喀痰中の好酸球数が有意に減少することを示した。しかし,彼らの研究の主たる成果は28名(オマリズマブ14名,プラセボ14名)で得られた気管支生検標本の解析である。この解析で,オマリズマブ投与後に気道組織中の好酸球,T細胞,B細胞,高親和性IgE受容体陽性細胞,IL-4陽性細胞,IgE陽性細胞の数が減少することを示した。しかし,その後は同様の検討は行われておらず,非侵襲的な気道炎症マーカーである呼気NO濃度についても,低下することを示した報告は決して多くない[8)13)14]。

オマリズマブが喘息の増悪を抑制することは明らかであるにもかかわらず,上述のようにその機序を一般的な好酸球性気道炎症の抑制効果だけで説明するエビデンスは乏しい。オマリズマブの喘息増悪抑制機序を説明し得る新しい仮説として,IgE受容体抑制による抗ウイルス自然免疫の賦活化効果が注目されている(図)。速やかなウイルス排除にはインターフェロンαやλなどのⅠ型・Ⅲ型インターフェロンが重要であるが,アトピー型喘息患者ではその主な産生細胞である形質細胞様樹状細胞(plasmacytic dendritic cell:pDC)のⅠ型・Ⅲ型インターフェロン産生が著しく低下している[15)16]。このような抗ウイルス免疫能低下にはpDC上に発現している高親和性IgE受容体が密接に関連しており,IgE受容体架橋によってウイルス刺激時のpDCからのインターフェロン産生が低下する[15]。オマリズマブ治療を行った喘息患者ではライノウイルスで刺激した末梢血単核球成分からのインターフェロンα産生が増加すること,インターフェロン産生回復効果が大きい症例では臨床的な喘息増悪抑制効果も大きいことが報告されており[17],オマリズマブによる抗ウイルス自然免疫回復効果が臨床的にも重要であることを裏付ける結果となっている。

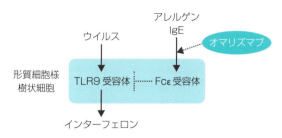

図 オマリズマブによる喘息増悪抑制の機序(仮説)

形質様樹状細胞はウイルス感染時にTLR9受容体などを介して大量のⅠ・Ⅲ型インターフェロンを産生し,ウイルスを排除する。一方,喘息患者ではアレルゲン・IgEによる高親和性IgE受容体のクロスリンクによって,このインターフェロン産生が抑制され,ウイルス感染により増悪しやすい状態にある。オマリズマブはこのIgE受容体活性化を抑制することによって,喘息増悪を予防している可能性がある。

■オマリズマブの適応

オマリズマブの適応患者は通年性吸入抗原(ダニ,動物,真菌など)に感作されている重症アトピー型喘息患者である。従来は血清総IgE値が30～700 IU/mlの範囲にある患者が適応であったが,2013年8月から血清総IgE値の上限が1,500 IU/mlまで拡大された。

しかし薬剤費が高いこともあり,医師も患者もできるだけ奏功する可能性が高い場合に使用したい薬剤である。過去の研究では重症患者(過去1年間に救急外来を受診したことがある,ICSをベクロメサゾン換算で1日800μgを超える量を使用している,1秒量が予測値の65%未満である,など)ほど有効率が高いとされていた。また,初期のINNOVATE試験の解析から血清総IgE値が低い(<76 IU/ml)症例では効果が乏しいとされたが,その後の試験をプールして解析した場合には血清総IgE値による予測効果は得られなかった[18]。そこでそれ以外のバイオマーカーから奏功率を予測できないかというEXTRA試験が実施された[19]。850人のコントロール不良重症喘息患者にプラセボあるいはオマリズマブが48週間投与され,その間の増悪頻度を治療前のバイオマーカー(呼気NO濃度,末梢血好酸球数,血清ペリオスチン値)高値群と低値群で比較した結果が表2である。このうち,ペリオスチンは気管

表2 オマリズマブの効果とバイオマーカー

バイオマーカー	閾値		増悪頻度(48週間)		増悪抑制効果
			プラセボ	オマリズマブ	
呼気NO濃度	19.5ppb	low	0.71	0.60	16%
		high	1.07	0.50	53%
末梢血好酸球数	260/cmm	low	0.72	0.65	9%
		high	1.03	0.70	32%
血清ペリオスチン濃度	50ng/ml	low	0.72	0.73	3%
		high	0.93	0.66	30%

(Hanania NA, Wenzel S, Rosen K, et al. Exploring the effects of omalizumab in allergic asthma: an analysis of biomarkers in the EXTRA study. Am J Respir Crit Care Med 2013; 187: 804-11 より引用)

支上皮細胞,線維芽細胞,血管内皮細胞で産生される細胞外マトリックスの構成蛋白で,IL-13によって産生誘導されることからTh2炎症を反映するバイオマーカーになると期待されている分子である。十分量のICSと長時間作用性β_2刺激薬の使用下でもこれらのバイオマーカーが高値であれば,オマリズマブによる治療が奏功する可能性が高いということになる。同様の結果がほかの研究でも確認されている[20)21)]。

一方で,現在はオマリズマブの適応でない非アトピー型喘息の一部でもオマリズマブが有効である可能性を示唆する報告がある。鼻ポリープを合併するアトピー型喘息(12例)と非アトピー型喘息(12例)に対するオマリズマブとプラセボの二重盲検試験で,オマリズマブは非アトピー型喘息症例においても喘息・鼻ポリープ両者に対して有効であったと報告されている。

抗IL-5抗体(メポリズマブ)

最近承認された抗体薬剤に抗IL-5抗体(メポリズマブ)がある。抗IL-5抗体は末梢血好酸球数および抗原曝露後の喀痰中好酸球数を抑制し,喘息治療への効果が当初から期待されていた薬剤であるが,中等症喘息患者にメポリズマブを投与しても症状,肺機能,QOLなどの指標についてほとんど改善効果がみられなかった[22)]。しかし,ステロイド治療にもかかわらず気道の好酸球性炎症が遷延している重症喘息患者にターゲットを絞り込むことで,QOL,増悪頻度の改善が期待できるとの小規模な研究報告[23)24)]に引き続き,2012年にはより大規模なDREAM研究(621例)で有効性が報告された[25)]。①喀痰中好酸球比率>3%,②呼気NO>50ppb,③末梢血好酸球数>300/μl,④ステロイド減量で増悪のいずれかを満たす「好酸球性喘息」患者に対してメポリズマブが投与された場合に増悪の累積回数が治療群で有意に減少するとされ,ポストホック解析では効果が経口ステロイド薬(oral corticosteroid:OCS)使用/非使用患者でも,アトピー型/非アトピー型喘息患者でも効果に差がないことも確認された[26)27)]。一方でこの試験ではQOLや呼吸機能の改善は認められなかった。

DREAM試験の症例をクラスター解析することにより,メポリズマブの有効性は末梢血好酸球数が150/μl以上であるかどうかによって規定されることが確認され[28)],次に行われたMENSA試験はエントリー時の末梢血好酸球数>150/μl,あるいは過去1年間に>300/μlであった症例のみを対象として実施された[29)]。その結果,増悪抑制,喘息管理質問票(athma control questionnaire:ACQ)スコア改善効果に加えて,軽度ではあるがFEV_1の改善も認められた。また,プレドニゾロンで5〜35 mg(中央値12.5〜15 mg)のOCSを使用中の患者を対象とした研究では,メポリズマブ

治療によりOCS減量が可能な患者の割合が増えること（プレドニゾロン5 mg以下にできた患者が54% vs. 32%，完全に中止できた患者が14% vs. 8%），OCS減量にもかかわらず増悪頻度を減らし，喘息のコントロール状態を改善することが証明された[30]。

現在開発中の別の抗IL-5抗体レスリズマブでも，100例程度での小規模な検討で有意な呼吸機能の改善がみられ[31]，さらに400例以上の好酸球性喘息（末梢血好酸球数＞400/μl）患者に対しての2つの大規模な研究で増悪抑制効果が再確認された[32]。その他にIL-5受容体を標的とした薬剤（ベンラリズマブ）も開発中である。

抗IL-4/IL-13抗体

IL-4/IL-13の阻害薬については，かつて検討されていた可溶性IL-4受容体（アルトラキンセプト）や抗IL-4抗体（パスコリズマブ）は開発中止となったが，抗IL-13抗体（レブリキズマブ）については呼吸機能の有意な改善が認められること，特に血清ペリオスチン濃度高値群でその効果が顕著であることが報告された[33]。血清ペリオスチン濃度高値群ではレブリキズマブが増悪抑制効果や抗原チャレンジ後の遅発型喘息反応抑制効果とも関連することを示唆する報告も有する[34,35]。しかし，フェーズⅢ試験として同時実施された2つのLAVOLTA試験のうち，LAVOLTA Ⅱ試験で増悪を有意に抑制できなかったことから開発が中止となった[36]。ただし，これらの2つの試験いずれでも呼吸機能は有意に改善しており，IL-4/IL-13経路の阻害薬が有効であることを示唆している。

現在は別の抗IL-13抗体（トラロキヌマブ）や抗IL-4受容体α鎖抗体（ドゥピルマブ）について開発が進められており，ドゥピルマブは好酸球性喘息患者がICS/長時間作用性β_2刺激薬を減量・中止する間の増悪を有意に抑制する効果があることが報告されている[37]。

おわりに

喘息の治療薬開発は，ICSなどの標準治療をさらに改善し，患者利便性とコントロール向上を目指した薬剤と，ICSではコントロールできない重症喘息に対する生物学的製剤を中心とした薬剤に2極化している。高額な生物学的製剤については，それらの特性を理解し，適切な患者に使うことが重要である。

利益相反なし。

●文献

1) Serrano-Candelas E, Martinez-Aranguren R, Valero A, et al. Comparable actions of omalizumab on mast cells and basophils. Clin Exp Allergy 2016；46：92-102.
2) Eggel A, Baravalle G, Hobi G, et al. Accelerated dissociation of IgE-FceRI complexes by disruptive inhibitors actively desensitizes allergic effector cells. J Allergy Clin Immunol 2014；133：1709-19.
3) Chan MA, Gigliotti NM, Dotson AL, et al. Omalizumab may decrease IgE synthesis by targeting membrane IgE$^+$ human B cells. Clin Transl Allergy 2013；3：29.
4) Normansell R, Walker S, Milan SJ, et al. Omalizumab for asthma in adults and children. Cochrane Database Syst Rev 2014；1：CD003559.
5) Caminati M, Senna G, Guerriero M, et al. Omalizumab for severe allergic asthma in clinical trials and real-life studies：what we know and what we should address. Pulm Pharmacol Ther 2015；31：28-35.
6) Bousquet J, Siergiejko Z, Swiebocka E, et al. Persistency of response to omalizumab therapy in severe allergic (IgE-mediated) asthma. Allergy 2011；66：671-8.
7) Samitas K, Delimpoura V, Zervas E, et al. Anti-IgE treatment, airway inflammation and remodelling in severe allergic asthma：current knowledge and future perspectives. Eur Respir Rev 2015；24：594-601.
8) Tajiri T, Niimi A, Matsumoto H, et al. Comprehensive efficacy of omalizumab for severe refractory asthma：a time-series observational study. Ann Allergy Asthma Immunol 2014；113：470-5.
9) Mauri P, Riccio AM, Rossi R, et al. Proteomics of bronchial biopsies：galectin-3 as a predictive biomarker of airway remodelling modulation in omalizumab-treated severe asthma patients. Immunol Lett 2014；162：2-10.
10) Riccio AM, Dal Negro RW, Micheletto C, et al. Omalizumab modulates bronchial reticular basement membrane thickness and eosinophil infiltration in severe persistent allergic asthma patients. Int J Immunopathol Pharmacol 2012；25：475-84.
11) Hoshino M, Ohtawa J. Effects of adding omalizumab, an anti-immunoglobulin E antibody, on airway wall thickening in asthma. Respiration 2012；83：520-8.
12) Djukanovic R, Wilson SJ, Kraft M, et al. Effects of

treatment with anti-immunoglobulin E antibody omalizumab on airway inflammation in allergic asthma. Am J Respir Crit Care Med 2004；170：583-93.
13) Pasha MA, Jourd'heuil D, Jourd'heuil F, et al. The effect of omalizumab on small airway inflammation as measured by exhaled nitric oxide in moderate-to-severe asthmatic patients. Allergy Asthma Proc 2014；35：241-9.
14) Silkoff PE, Romero FA, Gupta N, et al. Exhaled nitric oxide in children with asthma receiving Xolair (omalizumab), a monoclonal anti-immunoglobulin E antibody. Pediatrics 2004；113：e308-12.
15) Durrani SR, Montville DJ, Pratt AS, et al. Innate immune responses to rhinovirus are reduced by the high-affinity IgE receptor in allergic asthmatic children. J Allergy Clin Immunol 2012；130：489-95.
16) Tversky JR, Le TV, Bieneman AP, et al. Human blood dendritic cells from allergic subjects have impaired capacity to produce interferon-alpha via Toll-like receptor 9. Clin Exp Allergy 2008；38：781-8.
17) Teach SJ, Gill MA, Togias A, et al. Preseasonal treatment with either omalizumab or an inhaled corticosteroid boost to prevent fall asthma exacerbations. J Allergy Clin Immunol 2015；136：1476-85.
18) Bousquet J, Rabe K, Humbert M, et al. Predicting and evaluating response to omalizumab in patients with severe allergic asthma. Respir Med 2007；101：1483-92.
19) Hanania NA, Wenzel S, Rosen K, et al. Exploring the effects of omalizumab in allergic asthma：an analysis of biomarkers in the EXTRA study. Am J Respir Crit Care Med 2013；187：804-11.
20) Sorkness CA, Wildfire JJ, Calatroni A, et al. Reassessment of omalizumab-dosing strategies and pharmacodynamics in inner-city children and adolescents. J Allergy Clin Immunol Pract 2013；1：163-71.
21) Busse W, Spector S, Rosen K, et al. High eosinophil count：a potential biomarker for assessing successful omalizumab treatment effects. J Allergy Clin Immunol 2013；132：485-6.
22) Flood-Page P, Swenson C, Faiferman I, et al. A study to evaluate safety and efficacy of mepolizumab in patients with moderate persistent asthma. Am J Respir Crit Care Med 2007；176：1062-71.
23) Nair P, Pizzichini MM, Kjarsgaard M, et al. Mepolizumab for prednisone-dependent asthma with sputum eosinophilia. N Engl J Med 2009；360：985-93.
24) Haldar P, Brightling CE, Hargadon B, et al. Mepolizumab and exacerbations of refractory eosinophilic asthma. N Engl J Med 2009；360：973-84.

25) Pavord ID, Korn S, Howarth P, et al. Mepolizumab for severe eosinophilic asthma (DREAM)：a multicentre, double-blind, placebo-controlled trial. Lancet 2012；380：651-9.
26) Prazma CM, Wenzel S, Barnes N, et al. Characterisation of an OCS-dependent severe asthma population treated with mepolizumab. Thorax 2014；69：1141-2.
27) Ortega H, Chupp G, Bardin P, et al. The role of mepolizumab in atopic and nonatopic severe asthma with persistent eosinophilia. Eur Respir J 2014；44：239-41.
28) Ortega H, Li H, Suruki R, et al. Cluster analysis and characterization of response to mepolizumab. A step closer to personalized medicine for patients with severe asthma. Ann Am Thorac Soc 2014；11：1011-7.
29) Ortega HG, Liu MC, Pavord ID, et al. Mepolizumab treatment in patients with severe eosinophilic asthma. N Engl J Med 2014；371：1198-207.
30) Bel EH, Wenzel SE, Thompson PJ, et al. Oral glucocorticoid-sparing effect of mepolizumab in eosinophilic asthma. N Engl J Med 2014；371：1189-97.
31) Castro M, Mathur S, Hargreave F, et al. Reslizumab for poorly controlled, eosinophilic asthma：a randomized, placebo-controlled study. Am J Respir Crit Care Med 2011；184：1125-32.
32) Castro M, Zangrilli J, Wechsler ME, et al. Reslizumab for inadequately controlled asthma with elevated blood eosinophil counts：results from two multicentre, parallel, double-blind, randomised, placebo-controlled, phase 3 trials. Lancet Respir Med 2015；3：355-66.
33) Corren J, Lemanske RF, Hanania NA, et al. Lebrikizumab treatment in adults with asthma. N Engl J Med 2011；365：1088-98.
34) Hanania NA, Noonan M, Corren J, et al. Lebrikizumab in moderate-to-severe asthma：pooled data from two randomised placebo-controlled studies. Thorax 2015；70：748-56.
35) Scheerens H, Arron JR, Zheng Y, et al. The effects of lebrikizumab in patients with mild asthma following whole lung allergen challenge. Clin Exp Allergy 2014；44：38-46.
36) Hanania NA, Korenblat P, Chapman KR, et al. Efficacy and safety of lebrikizumab in patients with uncontrolled asthma (LAVOLTA I and LAVOLTA II)：replicate, phase 3, randomised, double-blind, placebo-controlled trials. Lancet Respir Med 2016；4：781-96.
37) Wenzel S, Ford L, Pearlman D, et al. Dupilumab in persistent asthma with elevated eosinophil levels. N Engl J Med 2013；368：2455-66.

第7章

増悪期の治療

佐野博幸, 東田有智

ポイント

- 呼吸困難の程度, PEF, SpO_2 などから発作強度を判定する。
- 発作強度に従って, 対応する発作治療ステップで治療を行う。
- 治療の基本は, 吸入短時間作用性 β_2 刺激薬, テオフィリン薬による気管支拡張薬と抗炎症作用のあるステロイド薬である。
- アスピリン喘息では, リン酸エステル型製剤であるデキサメタゾンやベタメタゾンを使用する。
- 中発作以上で発作治療ステップ2以上の治療に1〜2時間で反応なし, あるいは2〜4時間で反応不十分の場合は入院の適応である。

はじめに

気管支喘息は日常のコントロールがよくても, ウイルス感染やアレルゲン曝露, ストレスなど種々の要因によって増悪することがある。増悪時（発作時）には, 息切れ, 咳嗽, 喘鳴などの症状が出現するが, これらは気管支平滑筋の収縮, 気道粘膜下浮腫, 気道分泌物（痰）が主な機序となる気道の狭窄によってもたらされる症状である。発作時の治療は, 即時に気管支拡張効果の期待ができる薬物を使用するとともに, 喘息病態の基礎となる気道炎症も同時に治療していくことが必要である。治療方針の立て方は, まず発作強度を理解することにより, それに応じた治療を適切に開始しなければならない。現在, わが国では日本アレルギー学会による喘息予防・管理ガイドライン2015が[1], そして海外では Global Initiative for Asthma（GINA）のガイドラインが発行されており[2], これらに記載されている治療方針に従って治療することが推奨されている。本章では, 実際の処方例も取り入れながら, 増悪時の治療方針の基本を概説する。

来院時の発作強度の評価

喘息発作には, 患者の自覚が乏しいような喘鳴／胸苦しさから, 会話困難や歩行不能となるような高度な発作までさまざまな重症度がある。患者が急性増悪で来院したときには, まず症状から速やかに発作強度の評価を行うことが重要である。これには呼吸困難の程度と歩行や会話が可能かなどの動作の評価が基本であり, さらに％ピークフロー（peak expiratory flow：PEF）（80％以上, 60〜80％, 60％未満, 測定不能）, 経皮的酸素飽和度（SpO_2）（96％以上, 91〜95％, 90％以下）, 動脈血ガス分析 PaO_2（96Torr 以上, 60Torr 超, 60Torr 以下）, $PaCO_2$（45Torr 以上, 45Torr 以下）の検査値を参考にして行う。検査値の評価は, 客

観的に判断しやすいという利点があるが，呼吸困難を呈する患者の治療を速やかに行えるように迅速な評価が重要である．発作強度は表7(p. 73)に示すように，喘鳴／胸苦しい，軽度，中等度，高度，重篤の5段階に分類され，喘鳴／胸苦しい，および軽度を発作治療ステップ1として各段階に対応する治療ステップが4段階に設定されている．以下に各発作強度のポイントについて概説する．

■喘鳴／胸苦しい，または軽度症状(小発作)

「喘鳴／胸苦しい」は，呼吸の際に喘鳴や，胸の動きを重く感じる程度の症状で，動作にはほぼ影響を及ぼさない．「軽度症状」では，安静時に軽度の呼吸困難を認めるが，仰臥位になることが可能であり，日常活動に制限ない程度である．PEFは気管支拡張薬吸入後に予測値または自己最良値の80％以上であり，SpO_2は96％以上と低下を認めない．

■中等度症状(中発作)

中等度症状とは安静時にも呼吸困難を有し，歩行などの動作は困難で，起坐呼吸の状態である．PEFは予測値または自己最良値の60～80％が目安であり，SpO_2は95～91％と低下を認める．特にSpO_2が93％以下の場合は，1～2時間の外来治療でSpO_2が95％以上となるような十分な反応を認めることが乏しい傾向にあり，入院治療を考慮する必要がある．さらに，SpO_2が92％未満の場合は高二酸化炭素血症の可能性を考慮して動脈血ガス分析が必要である[3]．

■高度症状(大発作)

高度症状は，呼吸困難のために患者は歩行不能となり，仰臥位になれないために起坐位となり，会話も困難な状態である．努力呼吸のために呼吸補助筋を用い，胸骨上窩陥凹がみられ，通常，著明な喘鳴を聞く．呼吸機能検査は一般的には不能であり，SpO_2は90％以下となる．PaO_2は60Torr以下であるが，$PaCO_2$も45Torr以上となっている場合は，高度の気道狭窄，換気障害の状態と考えられ，重篤発作への移行に注意を要する．

■重篤喘息症状・エマージェンシー(重篤発作)

重篤症状としては，会話や体動不能の状態で意識障害も認められ，呼吸は減弱してチアノーゼを認めることもある．これらの症状は高度の換気障害を示唆するが，呼吸停止がみられる場合もある．また，後述する気管支拡張薬の吸入や点滴，さらにステロイド薬の全身投与による治療にも反応せず，最大限の酸素療法を行っても動脈血液ガス分析でPaO_2 50Torr未満および／または急激な$PaCO_2$の上昇と意識障害が出現する場合や，$PaCO_2$が1時間で5Torr以上の上昇を認める場合も重篤と判断する．

発作強度に従った治療

喘息の増悪時は発作強度に対応する発作治療ステップ(表8, p.74)に従って治療を行う．

■発作治療ステップ1

喘鳴／胸苦しさ，軽度(小発作)に対応する治療であり，発作治療薬(リリーバー)である短時間作用性β_2刺激薬(short acting β_2 antagonist：SABA)を頓用で吸入する．SABAには，加圧定量噴霧式吸入薬(pressurized meter-dose inhaler：pMDI)とドライパウダー吸入器(dry powder inhaler：DPI)，ネブライザー吸入液があるが，家庭での対応ではpMDI，またはDPIで1～2パフを行い，震戦，動悸に注意して20分おきに2回反復使用する．また，長期管理薬としてホルモテロール／ブデソニド(formoterol/budesonide：F/BUD)を使用している場合はこれを頓用で追加吸入する．これはsingle maintenance and reliever therapy(SMART)療法と呼ばれる治療であり，軽度の喘鳴や胸苦しさが出始めた早期の段階でF/BUDを追加使用する

表 治療反応性の評価と帰宅，入院の基準

反応良好	喘鳴消失，呼吸困難なし。治療後検査の目安は％PEF≧80％，SpO_2＞95％ 上記が1時間続けば帰宅可能。
反応不十分	軽度の喘鳴，呼吸困難の持続が残る。治療後検査の目安は％PEF＜80％，SpO_2≦95％ 発作治療ステップ3の内容で治療を継続し，2～4時間で改善なければ入院加療。
反応なし	著明で広範な喘鳴，呼吸困難（起坐呼吸）の持続する場合を反応なしとする。治療後検査の目安は％PEF＜70％，SpO_2≦95％で改善なし。発作治療ステップ3の内容で治療を継続し，1～2時間で反応なしの場合は入院。

ことで，予定外受診や入院が必要となる増悪を防ぐ効果があることが示されている[4)5)]。また，吸入ができない場合は，テオフィリン薬を経口投与で経過観察してもよい。これらの治療で症状が消失すれば来院の必要はないが，自宅でSABAなどの吸入をせずに患者が来院した場合はSABAをネブライザーで行う。症状が消失して60分間安定していれば，気道狭窄がないことを確認して帰宅可能とする（％PEF＞80％）。一方，症状が消失しない場合は，発作治療ステップ2の治療で対処する。

● 処方例
  ● ネブライザー吸入
  ① メプチン®ユニット吸入液0.3mlまたは0.5ml＋DSCG（インタール吸入液®1％ 2ml）
  ② ベネトリン®吸入液0.5％ 0.3～0.5ml＋生理食塩水5ml

■ 発作治療ステップ2

中等度症状／中発作に対応する治療であるが，まず治療ステップ1と同様にネブライザーでSABAの吸入を行う。20～30分ごとに1時間まで反復吸入を行うが，脈拍が130/分以下に保たれるようにモニターすることが望ましい。1時間以内に症状が改善し，気道狭窄がなく，SpO_2が95％を超えている場合は帰宅可能である。改善を認めない場合は，ヒドロコルチゾン200～500mgまたはメチルプレドニゾロン（methylprednisolone：mPSL）40～125mgの投与を開始するが，アスピリン喘息の患者では，40～60％の患者でコハク酸エステル製剤による発作誘発の可能性があるので，リン酸エステル型製剤であるデキサメタゾンやベタメタゾン4～8mgを使用する。ただし，すでに長期管理薬として高用量吸入ステロイド薬や経口ステロイド薬を常用している場合や，過去1年間に喘息発作で救急外来受診や入院の既往のある場合，また過去に喘息発作で気管挿管をされたことがある場合や[6)]，SABAに過度の依存がある場合は[7)]，重症化や喘息死のハイリスクグループのために来院早期からステロイド点滴治療を開始する。また，発作前にテオフィリンが投与されておらず，テオフィリンのクリアランスが正常であれば，初期治療としてアミノフィリン6mg/kg相当を等張補液薬200～250mlに入れて1時間程度で点滴投与する。一方，テオフィリン薬を1日600mg以上使用している場合やクリアランスが減少していることが予想される場合には，悪心や頻脈の副作用に注意してアミノフィリンを半分に減量する。また，SpO_2 95％未満で呼吸困難が強いときは，SpO_2 95％前後になるように酸素投与を行う。さらに必要に応じて0.1％アドレナリン0.1～0.3mlの皮下注射を行うが，本薬剤はβ作用による気管支平滑筋弛緩とα作用による気道粘膜浮腫の除去作用によって即効性と強い気管支拡張作用を有し[8)]，20～30分ごとに反復使用できる。ただし，不整脈や心停止に注意が必要であり，動脈硬化，甲状腺機能亢進症，糖尿病，重症不整脈，精神神経症，閉塞隅角緑内障がある場合は原則禁忌である。上記の治療を行い，表に示すような反応良好であれば帰宅させるが，2～4時間の治療で反応不十分，あるいは1～2時間の治療で反応なしの場合は入院とする。

● 処方例
● 酸素投与
経鼻カニューラ 1～2L/min（SpO$_2$ 95%目標）
● ネブライザー吸入
例1．メプチン®ユニット吸入液 0.3ml または 0.5ml＋DSCG（インタール吸入液®1% 2ml）
例2．ベネトリン®吸入液 0.5% 0.3～0.5ml＋生理食塩水 5ml
● 点滴
例1．ソリタ®T3 200ml＋ネオフィリン®250mg＋ソルメドロール®80mg
（中～高用量吸入ステロイド薬で治療中の患者では，ソルメドロール 125mg を使用することが多い）
例2．ソリタ®T3 200ml＋ネオフィリン®250mg＋デカドロン®4mg
● 0.1%アドレナリン皮下注
ボスミン®0.1～0.3ml 皮下注

■ 発作治療ステップ3

呼吸困難のために動けず，会話も困難な高度症状（大発作）に対する治療であるが，この状態ではただちに静脈路を確保して，初期治療として発作治療ステップ2を組み合わせて治療を行う．酸素投与はSpO$_2$ 95%を目標とするために発作治療ステップ2よりも多くの酸素が必要であるが，COPD合併例ではCO$_2$ナルコーシスの発現に注意を要する．また，酸素を最大限に投与してもPaO$_2$が50Torr未満の場合やPaCO$_2$が1時間に5Torr以上上昇する場合や急激なPaCO$_2$の上昇に伴う意識障害が伴う場合などは，重篤への移行と判断して気管挿管，人工呼吸器の適応となる．

高度症状の発作強度でSpO$_2$が90%未満の場合は，発作治療ステップ2による初期治療1～2時間で反応良好となることはない．この時点で反応なしの場合は入院治療とする．また，反応不十分の場合はヒドロコルチゾン 100～200mg または mPSL 40～80mg を4～6時間ごとに，またはデキサメタゾンあるいはベタメタゾン 4～8mg を6時間ごとに必要に応じて反復投与し，アミノフィリンも維持液に溶解して 0.6～0.8mg/kg/時で血中濃度が8～20μg/ml となるように持続点滴を行う．現実的に多くの場合において，2～4時間の追加治療を行っても反応良好まで到達することはなく入院加療となるが，硫酸マグネシウム 2g を20分以上かけて静脈内投与を行うと入院のリスクを低減する効果があることが示されており[9]，国際的ガイドラインである GINA では重症増悪時での使用が推奨されている[2]．

● 処方例
● 酸素投与
経鼻カニューラ 2～4L/min，または酸素マスク 4～6L/min（SpO$_2$ 95%目標）
● ネブライザー吸入
例1．メプチン®ユニット吸入液 0.3ml または 0.5ml＋DSCG（インタール吸入液®1% 2ml）
例2．ベネトリン®吸入液 0.5% 0.3～0.5ml＋生理食塩水 5ml
（吸入自体が困難な重篤な場合は，ただちに下記ボスミン®皮下注とする）
● 発作治療ステップ2に引き続く点滴治療として
持続点滴：ソリタ®T3 500ml＋ネオフィリン®1A（アミノフィリン 6mg/kg/時の速度）
側管 例1．生理食塩水 100ml＋ソルメドロール®80mg＋硫酸Mg補正液®（1mEq/ml）20ml
例2．生理食塩水 100ml＋デカドロン®4mg
● 0.1%アドレナリン皮下注
ボスミン®0.1～0.3ml 皮下注
（必要に応じて 20～30 分間隔で反復投与可能．ただし，脈拍は 130/分以下に止める．禁忌の有無に注意）

■ 治療ステップ4

来院時に，臨床的に高度の換気障害のために呼吸減弱，チアノーゼ，意識障害がみられるような重篤喘息症状・エマージェンシー（重篤発作）に対する治療であり，ただちに入院させてICU管理が必要である．気管挿管の適応を確認した後，ジアゼパムなどで鎮静して気管内挿管を実施し，ただちに従量式人工呼吸器に接続する．吸入酸素濃

度(FIO_2)100%，1回換気量5〜8ml/kgとし，エアートラップ，機能的残気量を増加させないために吸気相：呼気相を1：3と呼気相を長めに設定する．その後，PaO_2 80Torr前後を目標にFIO_2を調節するが，発作が改善するまでは多少の$PaCO_2$高値（〜80Torr）は無視しても構わない．一方，意識障害がなく，気道分泌物も少ない場合は，非侵襲的陽圧換気療法（non-invasive positive pressure ventilation：NPPV）も有用であるが[10]，適応の判断と管理のうえでは専門医のいる施設が望ましい．薬物治療は発作治療ステップ3に準じて行うが，薬物治療に抵抗して酸素化が悪い場合は，気管支拡張作用があるイソフルランやセボフルランなどの麻酔薬を用いた全身麻酔も考慮する．

救急外来から帰宅時の注意点

小発作〜中発作に対して，発作治療ステップ1〜2を行って反応良好である場合に帰宅となるが，その後の外来での継続的な治療が必要である．長期管理がなされていない場合は，長期管理薬として吸入ステロイド薬（inhaled corticosteroid：ICS）または長時間作用性β_2刺激薬（long acting β_2 agonist：LABA）/ICS配合薬やロイコトリエン受容体拮抗薬（leukotriene receptor antagonist：LTRA）を処方する．またSABAもリリーバーとして追加して，早期に定期通院させる必要がある．また，すでに長期管理がなされている場合は，少なくとも中用量以上のICS/LABAにステップアップを行い，帰宅に際して経口プレドニゾロンを0.5mg/kg/日もしくは30mg/日を朝1回の投与で5〜7日分程度を処方する．これは早急にコントロールを良くする効果と再燃を予防する効果を見込んで行うが，この全身ステロイドの治療が7〜10日以内であれば，ステロイドの漸減は必要なく，中止あるいは今回のエピソード前の常用量まで減量する[11]．

処方例1．レルベア® 100 1日1回1吸入，シングレア®10mg/日

処方例2．シムビコート® 朝，夜 各2吸入，オノン®450mg/日，プレドニン®30mg/日

処方例3．フルティフォーム® 朝，夜 各3吸入，キプレス®10mg/日，プレドニン®30mg/日

入院時の薬物治療と退院時の注意点

入院中は基本的には外来での発作治療ステップ3の継続である．

アミノフィリンは，およそ0.6〜0.8mg/kg/時で持続点滴を行い，血中濃度8〜20mg/mlを目標値として点滴投与を継続するが，中毒を疑わせる症状が出現した場合にはすぐに減速あるいは中断し，テオフィリン濃度の測定により過剰投与の有無を観察する．一般的には，アミノフィリンの1日投与量は750〜1,000mg程度であり，高齢者やテオフィリンクリアランス減少の予想される患者では500〜750mg/日から始める．補液量は，一般に大量補液は必要なく，脱水の有無を確認して適切に行う．

ヒドロコルチゾン100〜200mgまたはmPSL 40〜80mgを必要に応じて，4〜6時間ごとに追加するが，ヒドロコルチゾン投与が3日以上に及ぶ場合は浮腫を来すためにmPSLなどに変更する．また，入院中のSABAは定期ネブライザー吸入として1日4回吸入させるが，LTRAの内服も開始し，MDIやDPIなどの吸入ができるようになった時点で，ICSまたはLABA/ICSを重症持続型に準じた高用量で開始する．LABAが投与された時点でSABAのネブライザーは中止してよい．

抗菌薬は習慣的に投与されるべきではないが，膿性痰，発熱がみられ細菌感染が示唆される場合は投与の対象となる．

喘鳴などの発作が消失すれば，ステロイド薬を含む点滴治療はただちに中止してよい．そして，長期管理の治療ステップ4の治療で24時間以上PaO_2が正常値で，PEFまたは1秒量が予測値または自己最良値の80%以上，日内変動も20%以

下となっていることを確認して退院とする。

● 入院時治療例

・ネブライザー吸入

メプチン®ユニット吸入液0.01% 0.3ml＋インタール吸入液®1% 2ml 1日4回定期吸入

・大発作もしくは重篤発作時，0.1% アドレナリン皮下注

ボスミン® 0.1〜0.3ml皮下注を20〜30分ごとに反復投与（血圧や心電図でのモニター管理をしながら慎重に行う）

・持続点滴

ソリタ®T3 1,000ml＋ネオフィリン500〜1,000mg/日

・側管

ソルメドロール80mg＋生食50mlを必要に応じて6時間毎に静注（アスピリン喘息があれば，リンデロン4mgに変更）

・内服

抗ロイコトリエン薬：オノン450mg 分2

ステロイド胃潰瘍の予防薬としての胃薬（H_2ブロッカーは血中テオフィリン濃度を上昇させるので注意：表4参照）

・その他

吸入ステロイド併用（高用量）

抗菌薬：細菌感染合併時

● 退院時処方例

処方例1．レルベア®200 1日1回1吸入，シングレア®10mg/日，ユニフィル®400mg/日

処方例2．シムビコート® 朝，夜 各4吸入，オノン®450mg 分2，テオドール®400mg/日

処方例3．フルティフォーム® 朝，夜 各4吸入，キプレス®10mg/日，テオロング®400mg/日

おわりに

気管支喘息の増悪時の治療について概説したが，基本は気管支拡張薬の投与と抗炎症作用のあるステロイド薬で対応する治療は従来から変わりはない。新たな増悪時の治療として，LTRAの点滴治療の有効性が報告されたが[12]，現時点ではテオフィリン薬の点滴と比較して明らかな優位性が示されていないために上市されていない。今後，新たな増悪時の治療薬の開発が期待されるが，一方で適切な長期管理薬の継続と増悪因子の回避によって増悪がないように管理することが重要である。

利益相反なし。

● 文献

1) 日本アレルギー学会喘息ガイドライン専門部会．喘息予防・管理ガイドライン2015．東京：協和企画，2015．
2) Global Initiative for Asthma. Global Strategy for Asthma Management and Prevention, Updated 2016. URL：http://ginasthma.org/gina-reports/（Accessed 28/Oct/2016）
3) Carruthers DM, Harrison BD. Arterial blood gas analysis or oxygen saturation in the assessment of acute asthma? Thorax 1995；50：186-8.
4) O'Byrne PM, Bisgaard H, Godard PP, et al. Budesonide/formoterol combination therapy as both maintenance and reliever medication in asthma. Am J Respir Crit Care Med 2005；171：129-36.
5) Rabe KF, Atienza T, Magyar P, et al. Effect of budesonide in combination with formoterol for reliever therapy in asthma exacerbations：a randomised controlled, double-blind study. Lancet 2006；368：744-53.
6) Turner MO, Noertjojo K, Vedal S, et al. Risk factors for near-fatal asthma. A case-control study in hospitalized patients with asthma. Am J Respir Crit Care Med 1998；157：1804-9.
7) Suissa S, Blais L, Ernst P. Patterns of increasing beta-agonist use and the risk of fatal or near-fatal asthma. Eur Respir J 1994；7：1602-9.
8) Appel D, Karpel JP, Sherman M. Epinephrine improves expiratory flow rates in patients with asthma who do not respond to inhaled metaproterenol sulfate. J Allergy Clin Immunol 1989；84：90-8.
9) Rowe BH, Bretzlaff JA, Bourdon C, et al. Magnesium sulfate for treating exacerbations of acute asthma in the emergency department. Ann Emerg Med 2000；36：181-90.
10) Gupta D, Nath A, Agarwal R, et al. A prospective randomized controlled trial on the efficacy of noninvasive ventilation in severe acute asthma. Respir Care 2010；55：536-43.
11) O'Driscoll BR, Kalra S, Wilson M, et al. Double-blind trial of steroid tapering in acute asthma. Lancet 1993；341：324-7.
12) Camargo CA Jr, Gurner DM, Smithline HA, et al. A randomized placebo-controlled study of intravenous montelukast for the treatment of acute asthma. J Allergy Clin Immunol 2010；125：374-80.

III

COPD

第 1 章　治療アルゴリズムについて

第 2 章　吸入抗コリン薬

第 3 章　その他の吸入薬（LAMA/LABA, LABA, ICS）

第 4 章　内服薬
　　　　（テオフィリン製剤，去痰薬，マクロライド系抗菌薬）

第 5 章　急性増悪時の治療

第1章

治療アルゴリズムについて

三嶋理晃

ポイント

- COPDの管理目標には，QOLや身体活動性などの改善，増悪の予防，進行抑制，全身依存症の予防と治療，生命予後の改善などがある。
- 安定期のCOPDの管理は，アド・オンが原則である。
- 吸入薬の合剤は，上乗せ効果やアドヒアランスの改善が期待されるが，どの病期に投与を開始するかが課題である。
- 喀痰調整薬やマクロライドは増悪の予防効果が期待されるが，導入時期・投与期間が標準化されていないことが今後の課題である。
- 増悪時の治療原則は，A（抗菌薬），B（気管支拡張薬），C（ステロイド）である。

はじめに

近年COPDは，さまざまな管理技術の進歩によって，格段にその様相が変化してきた。ここでは，2013年4月に上梓された日本呼吸器学会の「COPD（慢性閉塞性肺疾患）の診断と治療のためのガイドライン」[1]の内容を基盤として，治療の中心的な役割をもつ薬物療法に関して，安定期と増悪時における治療のアルゴリズムを解説する。

表1に，このガイドラインで示された慢性閉塞性肺疾患（chronic obstructive pulmonary disease：COPD）における6つの管理目標を示す。①と②は，QOLや身体活動性など，現在の症状や状態を改善させる項目である。

③〜⑥は増悪，進行，全身依存症などを抑制し，生命予後の改善につながるものである。表1の一番達成が困難と思われる⑥も含めて，これらすべてに関して，ある程度達成が可能である

表1　COPDにおける6つの管理目標

①症状およびQOLの改善	今の症状
②運動耐容能と身体活動性の向上および維持	
③増悪の予防	未来のリスク
④疾患の進行抑制	
⑤全身併存症および肺合併の予防と治療	
⑥生命予後の改善	

〔日本呼吸器学会COPDガイドライン第4版作成委員会，編．COPD（慢性閉塞性肺疾患）診断と治療のためのガイドライン第4版．東京：日本呼吸器学会，2013より改変引用〕

というエビデンスが出ている。さらに①や②も結果的には生命予後を改善するというエビデンスが出ている。

安定期薬物治療のアルゴリズム

■総論

図1に示すように安定期COPDの管理のアルゴリズムを示した。治療は重症度を目安にし，重

症になるにしたがって治療を付加していく「アド・オン」が原則である．また重症度は，呼吸機能（%1秒量）に，困難の程度，運動能・身体活動性，増悪の程度などを勘案したものであり，診断のついた時点から禁煙・インフルエンザワクチン接種，全身併存症の管理を始め，重症になるにしたがって，リハビリテーション，気管支拡張薬，吸入ステロイド薬（inhaled corticosteroid：ICS），酸素療法，補助換気，外科療法などを追加していく．

図2は臨床的病態による治療アルゴリズムを示したものである．臨床的症状として，無症状，強い労作時のみの呼吸困難症状，通常の労作での呼吸困難，さらに，喘息合併・頻回の増悪などの病状に応じた薬物療法と非薬物療法のアルゴリズムを示している．薬物療法では，呼吸困難の程度が強くなるにしたがって，短時間作用性β_2刺激薬（short acting β_2 agonist：SABA）の頓用，長時間作用性β_2刺激薬（long acting β_2 agonist：LABA），または長時間作用性抗コリン薬（long acting muscarinic antagonist：LAMA），LABA/LAMA（時にはテオフィリンの追加）という順序になり，喘息の合併や増悪が頻回に生じる場合はICSを使用するという順序になっている．現在多くの吸入薬の単剤・合剤が上市されているが，それをまとめたのが図3である．

■気管支拡張薬

気管支拡張薬はCOPD薬物療法の中心である．投与開始に際しては，副作用に注意しながら，単剤から開始するのが原則である．治療効果の判定には1秒量の改善を用いるのが一般的である．しかし最近では，1秒量の改善と臨床所見の改善とは必ずしも1対1の対応がみられないとの報告が多い．したがって，先に述べたように，肺機能，呼吸困難の程度，身体活動性などを加味した総合的重症度の進行に応じて薬剤の使用を検討する．

気管支拡張薬には抗コリン薬，β_2刺激薬，メチルキサンチンの3系統があり，それぞれの作用機序が異なるので，単剤で効果が不十分な場合は，多剤併用することによって，上乗せ効果が得られることが多い．β_2刺激薬は，気管支平滑筋の細胞膜に存在するβ_2受容体を刺激し，細胞内cAMPの増加やプロテインキナーゼAの活性化

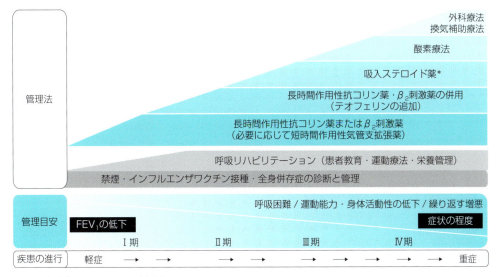

図1　安定期のCOPDの管理
　重症度はFEV$_1$の低下だけではなく，症状の程度や増悪の頻度を加味し，重症度を総合的に判断したうえで治療法を選択．
*増悪を繰り返す症例には，LABAやLAMAなどの長時間作用性気管支拡張薬に加えて吸入ステロイド薬の追加を考慮．
〔日本呼吸学会COPDガイドライン第4版作成委員会，編．COPD（慢性閉塞性肺疾患）診断と治療のためのガイドライン第4版．東京：日本呼吸器学会，2013より改変引用〕

第 1 章 ● 治療アルゴリズムについて

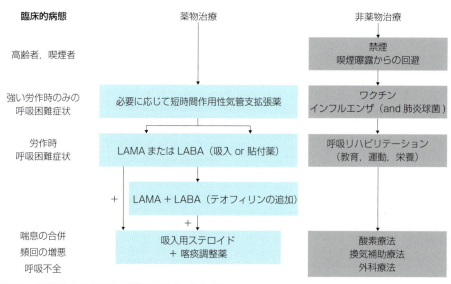

図2　安定期の COPD の管理のアルゴリズム
LAMA：長期作用性抗コリン薬，LABA：長期作用性 $β_2$ 刺激薬，＋加えて行う治療。
〔日本呼吸器学会 COPD ガイドライン第 4 版作成委員会，編. COPD（慢性閉塞性肺疾患）診断と治療のためのガイドライン第 4 版. 東京：日本呼吸器学会, 2013 より改変引用〕

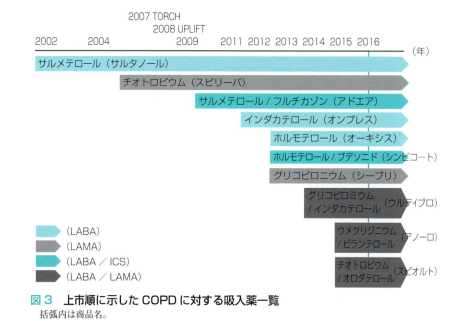

図3　上市順に示した COPD に対する吸入薬一覧
括弧内は商品名。

作用を通じて気管支平滑筋を刺激する。これに対して抗コリン薬は気管支平滑筋の細胞膜に有するM3 受容体に拮抗することで，迷走神経由来のアセチルコリンによる気管支平滑筋の筋緊張を緩和する。メチルキサンチンの気管支拡張作用は，ホスホジエステラーゼ(phosphodiesterase：PDF)阻害による気管支平滑筋の cAMP 増加作用による。

以下に気管支拡張薬のカテゴリー別の特徴を挙げる。

① SABA は，運動時の呼吸困難の予防に有用であり，リハビリテーションの直前に吸入するこ

とにより、運動強度を維持できる長所もある。一般的にSABAは短時間作用型抗コリン薬(short acting muscarinic antagonist：SAMA)よりも作用発現は速やかである。

②LAMAの先駆けとなったチオトロピウムは、朝1回の吸入によって1秒量や努力性肺活量の改善が翌朝まで持続し、4年間の長期使用によってもこの効果が維持されることが明らかになっている。息切れや痰・咳などの症状の改善、増悪頻度の軽減などが証明され、特に中等症のCOPDでは、症状進行を抑制し、生命予後を延長させる可能性もある。グルコピロニウムも1日1回の吸入で気管支拡張作用が持続し、生活の質(quality of life：QOL)の改善および増悪を抑制することが報告されている。抗コリン薬は体内への吸収率が弱く全身性の副作用は基本的には問題にならない。閉塞隅角緑内障では禁忌であるが、解放隅角緑内障では禁忌にならない。前立腺肥大症の患者では排尿困難がない場合は禁忌ではない。使用後排尿困難が生じても、使用を中止すれば改善する。

③LABAの吸入薬としてはサルメテロール、ホルモテロール、インダカテロールがあり、貼付薬としてはツルブテロールがある。LABAは一般には最大効果が得られるまで1〜2時間を要するが、ホルモテロールとインダカテロールは即効性がある。LABAの効果として、閉塞性障害や肺膨張の軽減、呼吸困難の軽減、増悪の予防、運動耐用能の改善などがある。貼付薬は、夜間症状の改善やQOLの改善に優れている。またどうしても吸入薬が苦手な患者に使用されることも多い。LABAは長期間使用しても耐性は生じない。副作用として頻脈、手指の震戦、動脈血酸素分圧の低下などが考えられるが常用量であれば問題はない。

④メチルキサンチンとしては、徐放性のテオフィリン製剤が用いられる。末梢気道の閉塞が強い症例では、吸入では薬剤がその部分に到達しないが、全身投与では到達する可能性があり、実際、末梢気道の拡張効果が報告されている。また、呼吸筋力の増強作用や増悪抑制効果、低用量テオフィリンによる気道の抗炎症効果も報告されている。副作用としては、嘔気や不整脈があるが、使用中止により、速やかに改善することが多い。

■副腎皮質ステロイド薬

ICSの定期使用は、気管支喘息の場合劇的な効果を示すが、COPDの場合は必ずしもそうではない。最近行われたさまざまな大規模治験の結果として、全体としては、ICSの長期投与は肺機能の経年的悪化の程度を軽減することはできないが、1秒量が予測値の50％未満の重症から最重症(ステージⅢ、Ⅳ)では、急性増悪の回数を減らし、QOLを改善するとの結果が得られており、これらのステージで急性増悪が多い症例ではステロイド吸入が推奨されている。

慢性安定期における経口ステロイド薬の長期投与は、有効であるとのエビデンスはなく、かえってステロイドミオパチー・骨粗鬆症・白内障などの副作用が全面に出るため、推奨されていない。長期ICSの使用の適応を決定するために、短期経口ステロイド薬を投与するという考え方に対しては、経口ステロイド薬の短期投与での反応性と、長期ICSの反応性とは必ずしも一致しないことから、否定的である。

■吸入薬の合剤

多剤併用の有用性が証明されている一方で、複数の薬剤の併用は、アドヒアランスの低下につながる可能性も指摘されている。高齢者の多いCOPD患者では、異なる複数のデバイスによる吸入方法の取得は困難な場合も多く、配合薬は1つのデバイスで薬剤の併用を実現できる利点がある。

ICSとLABAの合剤には、サルメテロール／フルチカゾンおよびホルモテロール／ブデソニドがあり、それぞれ単剤で使用するよりも、COPD患者の呼吸機能・QOLを改善し、増悪の頻度を低下させる。そのため、増悪を繰り返す中等症以

上のCOPDや，COPDに喘息を合併したオーバーラップ症候群（asthma-COPD overlap syndrome：ACOS）に，ICS併用の有用性がある。さらに，この2つの合剤を含む臨床研究によるメタ解析では，配合薬が全死亡率を低下させる成績が得られている。長期安全性としては，肺炎のリスクの増加が挙げられる。有益性からみると大きな問題ではないとの意見もあるが，肺炎には注意して投与すべきである。

LAMAとLABAの合剤は，現在グリコピロニウム/インダカテロール，ウメクリジニウム/ビランテロール，チオトロピウム/オロダテロールの3種類が認可されている。LABAはコリン作動性神経終末に存在するβ₂受容体に作用し，アセチルコリンの遊離を抑制し，LAMAによる気道平滑筋の拡張作用を増強させる。また，LAMAによるM3受容体の拮抗作用は，LABAによって増加した気管支平滑筋内のcAMP濃度を保持する効果があり，LABAによる気道平滑筋の拡張作用を増強させる。長期使用の効果に関しては今後の検討結果が期待される。

■ 喀痰調整薬・鎮咳薬

喀痰の多いCOPD患者では経年的な1秒量の低下が大きく，喀痰対策は重要である。N-アセチルシステイン，カルボシステイン，アンブロキゾールなどは，増悪頻度を減少させる。喀痰調整薬の増悪抑制機序に関しては，痰の粘弾性の改善以外にも，抗酸化作用，ムチン遺伝子発現抑制作用，ウイルス感染抑制などの新しい知見が公表されている。今後，喀痰調整薬をどのように組み合わせるのがよいかが課題である。

咳嗽は，COPD患者にとっては喀痰排出を促す防御的症状である。したがって，鎮咳薬の投与は，咳嗽が患者にとって非常に苦痛を伴う場合を除いて原則禁忌である。

■ マクロライド

マクロライド（クラリスロマイシン，エリスロマイシン，アジスロマイシン）は，COPDの増悪頻度の抑制，QOLの向上に有効であることが報告されている。マクロライドの増悪抑制効果の機序として，気道炎症抑制作用，喀痰減少作用，細菌病原性抑制作用，抗ウイルス作用などの関与が報告されている。しかし，抗菌薬の薬剤耐性を来す危惧もあり，どのような患者が適用となるのか，投与期間はどうするのか，有効性に関するバイオマーカーの必要性など，多くの課題がある。

増悪時の薬物治療アルゴリズム

■ 総論

COPD患者では慢性安定期でもその状態に多少の日内変動がある。急性増悪とは，「病態が日内変動を超えて悪化し，日常施行していた治療内容を変更せざるを得ない状態」と定義される。急性増悪の原因の最も多い原因はウイルス・非定型病原体・細菌などによる気道感染症である。増悪時の薬物療法の基本はABCである（表2）。すなわち，antibiotics（抗菌薬），bronchodilators（気管支拡張薬），ステロイド薬（corticosteroids）である。

■ 気管支拡張薬

増悪時において，気管支拡張薬の開始もしくは増量が第一選択である。抗コリン薬をまだ使用していなければ気管支平滑筋の緊張を和らげる作用をもつので使用すべきである。増悪の急性期に用いられる気管支拡張薬としては，SABA吸入が第一選択である。もし反応が芳しくなければSAMAの使用を検討する。アミノフィリンは広く使用されているが，その効果に関しては一定の見解がない。アミノフィリンの使用により換気血流比の不均等分布の増大により低酸素血症を来すとの報告もある。不整脈などの副作用の防止のために，血中濃度のモニターが必要である。急速注入は禁忌である。

表2 COPD増悪時の薬物療法の基本

基本：ABCアプローチ
　　　A：antibiotics, B: bronchodilators, C: corticosteroids
A：喀痰の膿性化があれば抗菌薬の投与
B：増悪時の第一選択薬はSABA
C：プレドニゾロン30〜40 mgを10〜14日

〔日本呼吸学会COPDガイドライン第4版作成委員会，編．COPD（慢性閉塞性肺疾患）診断と治療のためのガイドライン第4版．東京：日本呼吸器学会，2013より改変引用〕

■ステロイド薬

COPDの増悪時においては一般的には好酸球性炎症が主体であり，ステロイドの全身投与が有効であり，回復時間を短縮し，回復後の肺機能の温存に役立つとされる。患者の1秒量が日常の50％未満である場合には，気管支拡張薬に全身ステロイド薬を加味するのが原則である。経口の場合，40 mgのプレドニゾロンを10〜14日間投与するとされているが，5〜6日で十分であるという報告もある。しかし，全身ステロイド薬の投与によって肺炎を来す可能性もあり，比較的安定していて喘鳴が聴取されなければ，ステロイドの投与はしないという立場もある。

■抗菌薬

喀痰が増量したり，膿性となったときに使用する。インフルエンザ桿菌・肺炎球菌・モラクセラ・カタラーリス（*Moraxella catarrhalis*）が3大起因菌であり，起因菌が明確でないときはこれらに抗菌スペクトルの合った抗菌薬を投与する。外来では経口ペニシリン系薬，経口ニューキノロン系薬の5〜10日間の投与が推奨される。入院では，注射用β-ラクタム系薬／β-ラクタマーゼ阻害薬，カルバペネム系薬，ニューキノロン系薬を，3〜7日間を目安として投与する。

一番達成が困難と思われる表1⑥も含めて，これらすべてが，ある程度達成が可能であるというエビデンスが出ているが，今後はすべての項目において，より高いレベルに達成度を持っていくことが課題である。

おわりに

先に述べたように，表1の6つの管理目標のこれらすべてが，ある程度達成が可能である。しかし，まだその達成の程度が十分とはいえない。今後はすべての項目につて，より高いレベルに達成度をもっていくことが課題である。その中で，さらなる薬物療法の進歩に期待するところが大きい。

利益相反なし。

● 文献
1) 日本呼吸学会COPDガイドライン第4版作成委員会，編．COPD（慢性閉塞性肺疾患）診断と治療のためのガイドライン第4版．東京：日本呼吸器学会，2013．

第2章

吸入抗コリン薬

佐藤昭寿，玉置　淳

ポイント

- COPDでは迷走神経終末から放出されるアセチルコリンが気道平滑筋に対して収縮作用を有する。抗コリン薬は，これに拮抗することにより気管支を拡張させる。
- COPDはステロイド抵抗性の疾患であり，治療の第一選択は気管支拡張薬である。
- 抗コリン薬は1秒量を増加させるだけでなく，肺の過膨張を軽減し，呼吸困難，運動耐容能を改善する。また，増悪抑制，QOLの改善効果がある。
- COPDの1秒量の経年低下量は，病初期で大きいため，早期診断，早期治療が大切である。
- 抗コリン薬は全身性の吸収率は低く安全性は高いが，症状を伴う前立腺肥大症や閉塞隅角緑内障の合併時には禁忌である。

はじめに

慢性閉塞性肺疾患(chronic obstructive pulmonary disease：COPD)では，気道閉塞により安静時の1秒量が低下し，病期が進行すると最大吸気量が減少する。労作時には動的肺過膨張が生じ，最大吸気量がさらに減少することが，COPDの呼吸困難のメカニズムとして指摘されている[1]。またCOPDは喘息と異なり副腎皮質ステロイド(以下，ステロイド)抵抗性の疾患であり，現時点においてCOPD治療の第一選択は気管支拡張薬である。気管支拡張薬は，病的に過剰に収縮した気管支平滑筋を弛緩させ末梢気道閉塞を改善することにより，動的肺過膨張を軽減し最大吸気量を増加させる[2)3)]。その結果，呼吸困難が軽快し運動耐容能が向上する。生活の質(quality of life：QOL)を高め，日常生活動作の維持に貢献する。「COPD診断と治療のためのガイドライン第4版」[4)]では，長時間作用性抗コリン薬(long acting muscarinic antagonist：LAMA)と長時間作用性β_2刺激薬(long acting β_2 agonist：LABA)の位置づけは同等とされているが，長期使用における有効性および安全性に関するエビデンスの量において前者の方が優れることから，特にわが国における呼吸器内科医はLAMAを優先的に使用しているのが現状である。

COPDに対し気管支拡張薬が効果的であるメカニズム

COPDではあらかじめ気道壁の肥厚や肺弾性収縮力の増強に伴う気道狭窄が存在するため，通常では問題にならない少量の迷走神経から放出されるアセチルコリンによって，有意な気道の閉塞性障害が起こっている可能性がある。健常者においては，内因性のアセチルコリン刺激による気道収縮反応が気管支拡張薬により改善しても自覚症

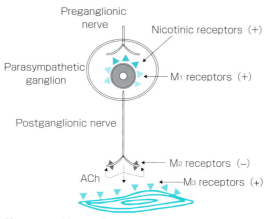

図1 気道におけるムスカリン受容体の分布
(Barnes PJ. Muscarinic receptor subtypes in airways. Life Sci 1993；52：521-7 より引用)

状として感じられないが，COPDではもともと閉塞性障害があり，気道抵抗は気道径の4乗に反比例するため，気管支拡張薬による軽度の気道径増大でも気道抵抗は著明に減少し，呼吸困難感の改善が認められる[5]。

COPD治療について

Global Initiative for Chronic Obstructive Lung Disease(GOLD)では，横軸にCOPD Assessment Test(CAT)スコアやmodified British Medical Research Council(mMRC)グレードを，縦軸にGOLDステージや1年間の増悪頻度を配することで，疾患をABCDの4群にカテゴリー分類し，これに基づき慢性安定期治療に必要な第一選択薬，第二選択薬の組み立てを行う[6]。

日本のガイドラインではカテゴリー化は行わず，Ⅰ～Ⅳ期までの病期分類に加え，症状の程度を加味して重症度を総合的に判定し，重症度に応じた段階的治療を行うことが推奨されている[4]。

抗コリン薬の作用機序

COPDは完全に可逆的ではない気流閉塞がみられるが，その原因がコリン作動性神経の緊張亢進であることがわかっている。肺は自律神経が密に分布しており，コリン作動性神経(迷走神経)は，アセチルコリンを神経伝達物質としている。ヒトの気道平滑筋では，放出されるアセチルコリンがムスカリン受容体を刺激し，気道平滑筋収縮や粘液分泌を起こす。この迷走神経を介したアセチルコリンによる末梢気道閉塞が，COPDで気流閉塞を来す主なメカニズムである。ムスカリン受容体は，肺および気管ではM1，M2，M3の3つのサブタイプが機能的役割を果たしている。M1受容体は気道壁の副交感神経節に存在し，アセチルコリンの遊離を促進する。またM3受容体は比較的中枢の気道平滑筋細胞や粘液腺に存在し，気道収縮や粘液の分泌を促進する[7]。一方，M2受容体は副交感神経末端に存在し，アセチルコリンの遊離を抑制するブレーキング機構として働いている(図1)。したがって，COPD患者における気道平滑筋収縮を治療標的とした場合，本症の治療にはM3受容体を選択的に拮抗する薬剤が望ましい。LAMAはM3受容体からの解離速

表　COPDで使用するLAMA，およびLAMA/LABA配合薬

一般名	商品名	用量	吸入器具	吸入方法
チオトロピウム臭化物水和物	スピリーバ®吸入用カプセル18μg	1日1回1カプセル	ハンディヘラー	DPI
	スピリーバ®2.5μgレスピマット®60吸入	1日1回2吸入	レスピマット	MDI（ソフトミスト）
グリコピロニウム臭化物	シーブリ®吸入用カプセル50μg	1日1回1カプセル	ブリーズヘラー	DPI
アクリジニウム臭化物	エクリラ400μgジェヌエア30吸入用，60吸入用	1回1吸入，1日2回	ジェヌエア	DPI
ウメクリジニウム臭化物	エンクラッセ62.5μgエリプタ7吸入用，30吸入用	1日1回1吸入	エリプタ	DPI
グリコピロニウム臭化物／インダカテロールマレイン酸塩	ウルティブロ®吸入用カプセル	1日1回1カプセル	ブリーズヘラー	DPI
ウメクリジニウム臭化物／ビランテロールトリフェニル酢酸塩	アノーロ®エリプタ®7吸入用，30吸入用	1日1回1吸入	エリプタ	DPI
チオトロピウム臭化物水和物／オロダテロール塩酸塩配合	スピオルト®レスピマット®28吸入，60吸入	1日1回2吸入	レスピマット	ソフトミスト
アクリジニウム臭化物／ホルモテロールフマル酸塩	未定（海外はDuaklir）	1回1吸入，1日2回	ジェヌエア	DPI

MDI：定量噴霧式吸入器（metered dose inhaler），DPI：ドライパウダー吸入器（dry powder inhaler）。

度が遅いため長時間その作用を阻害し，気管支拡張効果が持続する[8]。またCOPDでは気道分泌が亢進し，局所に粘液が滞留すると細菌感染の温床となり気道感染を繰り返す。これが，急性増悪のリスクを高めると考えられている。最近，LAMAには気管支拡張作用以外にも，気道分泌・炎症および気道リモデリングに対する抑制作用が注目されており[9]，COPDの増悪予防に貢献している可能性も指摘されている。表に，現在わが国で使用されているLAMA，あるいはLAMAとLABAの配合薬を示す。

LAMAの種類と特徴，使い方

わが国においては従来から使用されていたチオトロピウムに加えて，2012年にグリコピロニウム，2015年よりアクリジニウム，ウメクリジニウムが発売となった。その特徴を理解したうえでの使い分けによる治療成績の向上が期待される。

■チオトロピウム

COPD治療薬として最初に臨床応用されたLAMAであり，1回の吸入で24時間以上気管支拡張効果が持続するため，1日1回の投与が可能である。チオトロピウム吸入による気管支拡張効果は比較的ゆっくり認められ，ピークは1～3時間後で24時間以上持続する[10]。

2008年にチオトロピウムによる1秒量の経年低下抑制の可能性，すなわちチオトロピウムがCOPDの疾患進行を抑えられるか否かについて検討した大規模臨床試験であるUPLIFT試験[11]の結果が報告された。結果は図2に示すように，チオトロピウムの長期追加により，有意ではないが1秒量の経年低下が抑制され，COPDの進行を抑制できる可能性が示された。さらにチオトロピウムを長期追加することにより，有意に肺機能（1秒量，努力性肺活量，肺活量）が改善し，トラフ1秒量がベースライン以上の値を4年間にわたって維持した。すなわち，本薬剤は4年間までの長期使用によっても気管支拡張効果の減弱は認めなかったことから，薬剤耐性の獲得は否定的と考えられた。さらにSt. George's Respiratory Questionnaire（SGRQ）により評価した健康関連QOLに関しては，4年間の観察期間を通じてすべての時点においてチオトロピウム群で有意に改善し，増悪の頻

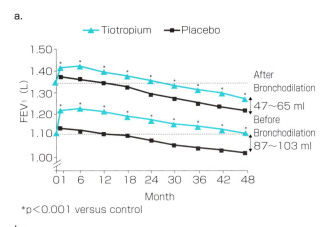
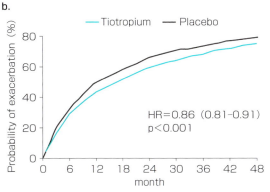

図2 UPLIFT試験におけるチオトロピウムの呼吸機能(a)およびCOPD増悪(b)に対する効果
(Tashkin DP, Celi B, Senn S, et al. A 4-year trial of tiotropium in chronic obstructive pulmonary disease. N Engl J Med 2008 ; 359 : 1543-54 より引用)

度に関しても14％抑制し，増悪による入院回数を有意に低下させ，死亡リスクに関しても16％低下させると報告された。またUPLIFT試験のサブ解析[12)]では，チオトロピウムが中等症（Ⅱ期）COPD患者における1秒量の経年的低下を有意に抑制することが示された。このことは，病初期における治療介入の方が，疾患が進行してから介入を行うよりも疾患進行に対する抑制効果が高いことを意味しており，COPDに対する積極的な早期治療介入の重要性が明らかとなった。さらに，チオトロピウム群ではコントロール群に比べ心血管イベントのリスクを高める傾向は認められず，逆に心血管イベントのリスクを低下させる可能性が示唆され，長期にわたるチオトロピウムの安全性も証明された。

■ グリコピロニウム

2012年に発売されたシーブリ®吸入用カプセルは，グリコピロニウム臭化物を主成分とするドライパウダー製剤のLAMAで，1回の吸入で24時間以上効果が持続するため，1日1回の投与が可能である。本製剤の登場により，長らくチオトロピウムのみであったLAMAの選択肢が増えた。

グリコピロニウムの臨床効果を示す代表的なものに一連のGLOW試験[13)〜15)]があり，各試験において，呼吸機能，自覚症状，QOL，運動耐容能および増悪発現までの時間をチオトロピウムとほぼ同等に改善すること，および安全性も同等であることが示された。

またグリコピロニウムは，チオトロピウムと比較すると最大効果発現までが約2時間と速く，即効性があるため患者が治療効果を早期に実感できる可能性がある。さらにM3受容体への選択性も高く，LAMAとして望ましい性質を有している[16]。また吸入抵抗が少ない専用の吸入器を用いることで，高齢者でも気道内に十分に吸入できることもあり，アドヒアランスの向上も期待される[17]。課題としては，大規模臨床試験での検討がまだなく，長期的な臨床効果については今後の検討結果が待たれる。

■アクリジニウム

　2015年に発売されたエクリラ®は，アクリジニウム臭化物を主成分とする，新規の吸入器（ジェヌエア®）を採用したドライパウダー製剤である。ジェヌエア®は，吸入器と薬剤が一体型となっているため，薬剤を充填する必要がなく，吸入操作も簡単であり，高齢者の患者でも吸入準備が容易である点が利点である。

　アクリジニウムは非常に高いM3受容体選択性があり，抗コリン作用に優れたLAMAであるが，持続性が短いため1日2回吸入を必要とする。チオトロピウムに比し即効性の気管支拡張効果があり[18]，呼吸機能，QOL，息切れに対してはチオトロピウムと同等の効果を発揮するが，早朝および夜間症状に関しては，チオトロピウムより大きな改善を示すと報告されている[19]。これまであまり顕在化していなかったが，COPD患者が強く症状を自覚する時間帯は夕方〜早朝であるとの報告がなされている[20,21]。さらに，COPD患者では睡眠の質が低下し，それによってQOLが低下することが示されており，40％程度のCOPD患者で睡眠障害が認められることが報告されている[22]。1日2回投与であるアクリジニウムは，1秒量のピークが2回得られるため，1日1回投与に比べ，早朝・夜間の症状の改善のみならずQOLを改善させ，生命予後の改善にもつながる可能性がある。

■ウメクリジニウム

　2015年に発売されたエンクラッセ®は，ウメクリジニウム臭化物を主成分とするドライパウダー製剤のLAMAで，吸入器としてはエリプタ®を採用している。ウメクリジニウムは，高いM3受容体選択性を有しており，1日1回の吸入で即効性と持続性の両者の特徴を満たす気管支拡張効果，QOLおよび息切れの改善が報告されている[23]。

　また，エンクラッセエリプタ®は，カプセルの充填作業が必要ないこと，吸入回数が1日1回であることなどからデバイスとして満足度が高いことも示されている。

LABAとの比較

　中等症から最重症のCOPD患者を対象に，チオトロピウムとLABAであるサルメテロールを比較検討したPOET試験[24]では，1秒量の改善，呼吸困難の改善，増悪抑制効果においてサルメテロールに比しチオトロピウムが有意に優れていた。2011年に1日1回吸入投与で効果が持続するβ_2刺激薬のインダカテロールが発売され，チオトロピウムと同等の気管支拡張効果が示されたが，急性増悪に関しては，インダカテロールに比し，チオトロピウムの方が予防効果が高かった[25]。

LAMA/LABA配合薬

　グリコピロニウム／インダカテロール配合薬に続き，1日1回吸入のウメクリジニウム／ビランテロール配合薬，チオトロピウム／オロダテロール配合薬が発売され，1日2回使用のアクリジニウム／ホルモテロール配合薬も開発されている。

　これまでの臨床試験において，作用機序の異なる二つの長時間作用性気管支拡張薬のLAMA/

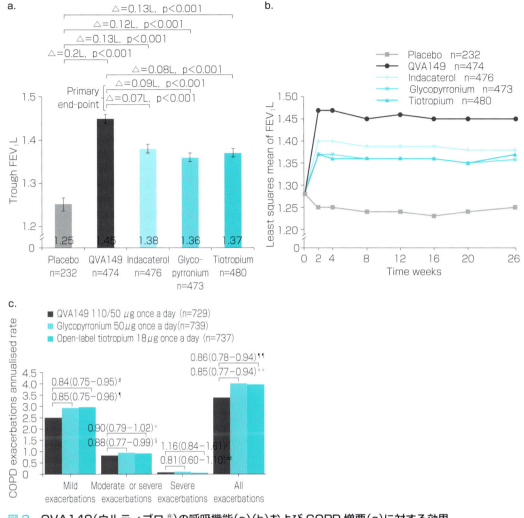

図3 QVA149(ウルティブロ®)の呼吸機能(a)(b)およびCOPD増悪(c)に対する効果

〔Bateman ED, Ferguson GT, Barnes N, et al. Dual bronchodilation with QVA149 versus single bronchodilator therapy: the SHINE study. Eur Respir J 2013；42：1484-94. Wedzicha JA, Decramer M, Ficker JH, et al. Analysis of chronic obstructive pulmonary disease exacerbations with the dual bronchodilator QVA149 compared with glycopyrronium and tiotropium (SPARK): a randomised, double-blind, parallel-group study. Lancet Respir Med 2013；1：199-209 より引用〕

LABA配合薬は，単剤との比較で，気管支拡張の上乗せ効果により末梢気道を効果的に拡張させ，呼吸機能を明らかに有意に改善し，自覚症状，QOLの改善や増悪抑制効果についても単剤より優れていることが報告されている[26)27)]。したがって，本配合役は単剤で治療効果が不十分な中等症～重症のCOPD治療に対する使用が推奨されている。

■QVA149：グリコピロニウム／インダカテロール配合薬

SHINE試験[26)]（図3）で，QVA149群は，インダカテロール群，グリコピロニウム群，チオトロピウム（非盲検）群，プラセボ群に比し26週後のトラフ1秒量において，有意な気管支拡張効果を示した。また，同試験では息切れ〔TDI（Transitional Dyspnea Index）スコア〕およびQOL（SGRQ）にも有意な改善が認められた。ま

た，SPARK試験[27]においては，QVA149群はグリコピロニウム群，チオトロピウム（非盲検）群に比し，64週後のトラフ1秒量において，有意に高い気管支拡張効果を示し，増悪抑制，QOL改善に対しても最も効果があった．

MABA

Muscarinic antagonist β_2 agonist(MABA)とは，配合薬とは異なり1剤でムスカリン受容体拮抗作用およびβ_2受容体刺激作用の2つの気管支拡張作用を併せ持つ開発中の薬剤である[28]．そのメカニズムはまだ十分に解明されていないが，新規の気管支拡張薬として注目されている．

抗コリン薬の副作用・禁忌・安全性

抗コリン吸入薬は局所作用が主で粘膜下への吸収性が低く，安全で副作用の少ない薬剤である．副作用としては口渇が最も多いが，その程度は多くの場合軽度であり，中止の理由になることはほとんどない．また吸入後はうがいを励行するようにするとある程度予防可能である．ただし，抗コリン作用のため，緑内障では眼圧を上昇させ，症状を伴う前立腺肥大では，排尿困難を悪化させる可能性がある．そのため閉塞隅角緑内障や症状を伴う前立腺肥大の合併時は禁忌処方となるので注意が必要である．

利益相反なし．

●文献

1) O'Donnell DE, Lam M, Webb KA, et al. Spirometric correlates of improvement in exercise performance after anticholinergic therapy in chronic obstructive pulmonary disease. Am J Respir Crit Care Med 1999；160：542-9.
2) Celli B, ZuWallack R, Wang S, et al. Improvement in resting inspiratory capacity and hyperinflation with tiotropium in COPD patients with increased static lung volumes. Chest 2003；124：1743-8.
3) O'Donnell DE, Flüge T, Gerken F, et al. Effects of tiotropium on lung hyperinflation, dyspnoea and exercise tolerance in COPD. Eur Respir J 2004；23：832-40.
4) 日本呼吸器学会COPDガイドライン第4版作成委員会，編．COPD（慢性閉塞性肺疾患）診断と治療のためのガイドライン第4版．東京：日本呼吸器学会，2013.
5) 一ノ瀬正和．安定期のCOPDの薬物療法．治療 2002；84：2367.
6) Global Initiative for Chronic Obstructive Lung Disease. Global strategy for diagnosis, management, and prevention of COPD. URL：http://www.goldcopd.org（2016年3月閲覧）
7) Barnes PJ. Muscarinic receptor subtypes in airways. Life Sci 1993；52：521-7.
8) Caulfield MP, Birdsall NJ. International Union of Pharmacology. XVII. Classification of muscarinic acetylcholine receptors. Pharmacol Rev 1998；50：279-90.
9) Gosens R, Bos IS, Zaagsma J, et al. Protective effects of tiotropium bromide in the progression of airway smooth muscle remodeling. Am J Respir Crit Care Med 2005；171：1096-102.
10) Maesen FP, Smeets JJ, Sledsens TJ, et al. Tiotropium bromide, a new long-acting antimuscarinic bronchodilator：a pharmacodynamic study in patients with chronic obstructive pulmonary disease (COPD). Dutch Study Group. Eur Respir J 1995；8：1506-13.
11) Tashkin DP, Celi B, Senn S, et al. A 4-year trial of tiotropium in chronic obstructive pulmonary disease. N Engl J Med 2008；359：1543-54.
12) Decramer M, Celi B, Kestein S, et al. Effect of tiotropium on outcomes in patients with moderate chronic obstructive pulmonary disease (UPLIFT)：a prespecified subgroup analysis of a randomised controlled trial. Lancet 2009；374：1171-8.
13) D'Urzo A, Ferguson GT, van Noord JA, et al. Efficacy and safety of once-daily NVA237 in patients with moderate-to-severe COPD：the GLOW1 trial. Respir Res 2011；12：156.
14) Kerwin E, Hebert J, Gallagher N, et al. Efficacy and safety of NVA237 versus placebo and tiotropium in patients with COPD：the GLOW2 study. Eur Respir J 2012；40：1106-14.
15) Beeh KM, Singh D, Di Scala L, et al. Once-daily NVA237 improves exercise tolerance from the first dose in patients with COPD：the GLOW3 trial. Int J Chron Obstruct Pulmon Dis 2012；7：503-13.
16) Vogelmeier C, Anerji D. NVA237, a long-acting muscarinic antagonist, as an emerging therapy for chronic obstructive pulmonary disease. Ther Adv Respir Dis 2011；5：163-73.
17) Colthorpe P, Voshaar T, Kieckbusch Y, et al. Delivery characteristics of a low-resistance dry-powder inhaler used to deliver the long-acting muscarinic antagonist glycopyrronium. J Drug Assessment 2013；2：11-6.
18) Fuhr R, Magnussen H, Sarem K, et al. Efficacy of aclidinium bromide 400 μg twice daily compared with placebo and tiotropium in patients with moderate to severe COPD. Chest 2012；141：745-52.
19) Beier J, Kristen AM, Mroz R, et al. Efficacy and safety of aclidinium bromide compared with placebo and tiotropium in patients with moderate-to-severe chronic obstructive pulmonary disease：results from a 6-week, randomized, controlled Phase IIIb study. COPD 2013；10：511-22.
20) Agusti A, Hender J, Marin JM, et al. Night-time

symptoms : a forgotten dimension of COPD. Eur Respir Rev 2011 ; 20 : 183-94.
21) Partridge MR, Karlsson N, Small IR. Patient insight into the impact of chronic obstructive pulmonary disease in the morning : an internet survey. Curr Med Res Opin 2009 ; 25 : 2043-8.
22) McNicholas WT, Verbraecken J, Marin JM. Sleep disorders in COPD : the forgotten dimension. Eur Respir Rev 2013 ; 22 : 365-75.
23) Cazzola M, Page CP, Matera MG. Long-acting muscarinic receptor antagonists for the treatment of respiratory disease. Pulm Pharmacol Ther 2013 ; 26 : 307-17.
24) Vogelmeier C, Hederer B, Glaab T, et al. Tiotropium versus salmeterol for the prevention of exacerbations of COPD. N Engl J Med 2011 ; 364 : 1093-103.
25) Decramer ML, Chapman KR, Dahl R, et al. Once-daily indacaterol versus tiotropium for patients with severe chronic obstructive pulmonary disease (INVIGORATE) : a randomised, blinded, parallel-group study. Lancet Respir Med 2013 ; 1 : 524-33.
26) Bateman ED, Ferguson GT, Barnes N, et al. Dual bronchodilation with QVA149 versus single bronchodilator therapy : the SHINE study. Eur Respir J 2013 ; 42 : 1484-94.
27) Wedzicha JA, Decramer M, Ficker JH, et al. Analysis of chronic obstructive pulmonary disease exacerbations with the dual bronchodilator QVA149 compared with glycopyrronium and tiotropium (SPARK) : a randomised, double-blind, parallel-group study. Lancet Respir Med 2013 ; 1 : 199-209.
28) Ray NC, Alcaraz L. Muscarinic antagonist-beta-adrenergic agonist dual pharmacology molecules as bronchodilators : a patent review. Expert Opin Ther Pat 2009 ; 19 : 1-12.

第 3 章

その他の吸入薬
(LAMA/LABA, LABA, ICS)

桑平一郎

ポイント

- 日本のガイドラインでは，比較的早期から長時間作用性抗コリン薬(LAMA)あるいは長時間作用性β_2刺激薬(LABA)を第一選択薬とする。
- 病期の進行，症状の悪化などを総合的に判断し薬剤を選択するが，疾患の進行とともにLAMA/LABA配合薬を使用する。
- 吸入ステロイド薬(ICS)は，おおむね中等症以上で増悪を繰り返す症例や喘息のコンポーネントを有する症例に推奨される。
- LAMA/LABA相加効果については，細胞内シグナル伝達をブロックする役割は抗コリン作用に基くためLAMAのポテンシャルが重要である。
- 症状，呼吸機能，身体活動性などを評価しつつ，患者ごとに薬剤の有効性を判定する。

はじめに

慢性安定期COPD治療においては，Global Initiative for Chronic Obstructive Lung Disease (GOLD) 2015[1]や日本呼吸器学会の「COPD診断と治療のためのガイドライン第4版」[2]に基づき，気管支拡張薬を中心とする各種薬物療法が行われる。GOLDに比べ，日本では比較的早期から長時間作用性抗コリン薬(long acting muscatinic antagonist：LAMA)あるいは長時間作用性β_2刺激薬(long acting β_2 agonist：LABA)を第一選択薬とする傾向がある。さらに疾患の進行とともにLAMA/LABA配合薬を使用する。吸入ステロイド薬(inhaled corticosteroid：ICS)は，おおむね中等症以上で増悪を繰り返す症例や喘息のコンポーネントを有する症例(いわゆるasthma COPD overlap syndrome：ACOS)に推奨される[2]。

LAMAについては別項に解説があるので，ここではLAMA/LABA，LABA，ICSについて述べる。

LAMA/LABA 配合薬

■グリコピロニウム/インダカテロール配合薬

グリコピロニウム/インダカテロールは，作用機序の異なる2つの長時間作用性気管支拡張薬の配合薬として，本邦で初めて2013年に処方可能となった。図3 a, b(p. 127)にSHINE試験の成績を示す[3]。配合薬群は，インダカテロール群，グリコピロニウム群，チオトロピウム(非盲検)群，プラセボ群に比し有意な呼吸機能の改善を示している。息切れ(Transition Dyspnoea Index：TDI)およびQOL(St George's Respiratory Questionnaire：SGRQ)も有意に改善する[3]。過

去1年間に1回以上の中等度から重度の増悪を経験した GOLD C および D 群 2,206 症例を対象とした SPARK 試験では，図1のように配合薬群はグリコピロニウム単剤群に比し増悪を抑制した[4]。グリコピロニウム／インダカテロールの呼吸機能，運動耐容能，増悪，息切れ，QOLへの優れた効果も，一連の成果として示されている。

■ウメクリジニウム／ビランテロール配合薬

ウメクリジニウム／ビランテロール配合薬は，本邦では2番目の配合薬として，2014年から処方可能となった[5)~7)]。ビランテロールは本邦では単剤としての発売はない。ウメクリジニウムは単剤のエンクラッセ®として2015年より販売が開始された。図2に，ウメクリジニウム／ビランテロール配合薬の1秒量への効果を各単剤と比較した成績を[5)]，図3に残気量の改善効果を示す[7)]。息切れを改善すること(TDI)およびシャトルウォーキングテストでの運動持続時間を延長することも示されている[7)]。

■チオトロピウム／オロダテロール配合薬

チオトロピウムは初のLAMAとして2004年に販売され，すでに12年が経過した。2015年12月より，LABAであるオロダテロールとの配合薬が処方可能となった。吸入デバイスはレスピマット®である。なお，オロダテロールは単剤としては本邦では発売されない。8つの臨床試験から構成されたTOviTO(トビト)という包括的プログラムが進行中で，その成績が発表されつつあ

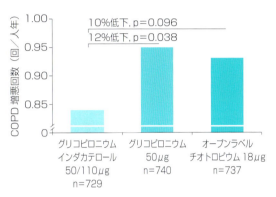

図1 グリコピロニウム／インダカテロール配合薬投与64週までの増悪への効果

グリコピロニウム／インダカテロール配合薬，グリコピロニウム単剤，チオトロピウム単剤との比較を示す。縦軸はCOPDの増悪回数(回／人年)を示す。
〔Wedzicha JA, Decramer M, Ficker JH, et al. Analysis of chronic obstructive pulmonary disease exacerbations with the dual bronchodilator QVA149 compared with glycopyrronium and tiotropium (SPARK): a randomized, double-blind, parallel-group study. Lancet Respir Med 2013 ; 1 : 199-209 より引用〕

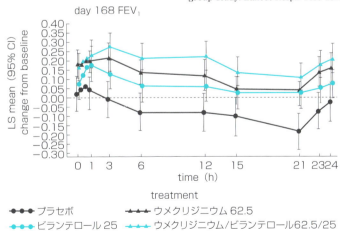

図2 ウメクリジニウム／ビランテロール配合薬投与168日までのトラフ1秒量の変化

ウメクリジニウム／ビランテロール配合薬の各単剤およびプラセボとの比較を示す。
(Donohue JF, Maleki-Yazdi MR, Kilbride S, et al. Efficacy and safety of once-daily umeclidinium/vilanterol 62.5/25 mcg in COPD. Respir Med 2013 ; 107 : 1538-46 より引用)

る。紙面の都合上，呼吸機能を検討した VIVACITO試験[8]，呼吸機能に加えSGRQや TDIなどについて検討したTONADE1＋2試験[9]

およびOTEMTO試験[10]について解説する。

図4は，チオトロピウム／オロダテロール配合薬の投与6週後の1秒量の変化を，各単剤およびプラセボと比較した成績である。配合薬は，24時間にわたり1秒量を改善する[8]。1秒量のピーク値とトラフ値のベースラインからの差が，411 mlと201 mlにも達する成績も示された[8]。図5に，ボディプレチスモグラフで測定した機能的残気量(functional residual capacity：FRC)と残気量(residual volume：RV)の変化を示す。6週後における吸入2時間30分後(左)と22時間30分後(右)の成績であるが，FRC，RVともに著明に改善し効果が持続している[8]。図6は，配合薬投与12週後のSGRQトータルスコアの変化を示したOTEMTO試験の成績である[10]。TONADO試験でもSGRQやTDIの改善が示されたが[9]，本試験はプラセボとの差(ベースラインからの変化)を示している。配合薬(T＋O 5/5

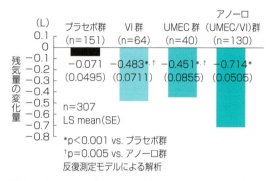

図3　ウメクリジニウム／ビランテロール配合薬の残気量への改善効果

ウメクリジニウム／ビランテロール配合薬の各単剤およびプラセボとの比較を示す。配合薬は有意に残気量を改善する。VI：ビランテロール，UMEC：ウメクリジニウム。
(Maltais F, Singh S, Donald AC, et al. Effects of a combination of umeclidinium/vilanterol on exercise endurance in patients with chronic obstructive pulmonary disease：two randomized, double-blind clinical trials. Ther Adv Respir Dis 2014；8：169-81 より一部改変引用)

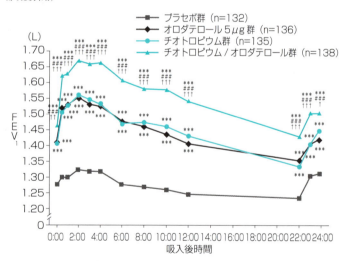

図4　チオトロピウム／オロダテロール配合薬投与6週後の1秒量の変化

チオトロピウム／オロダテロール配合薬の各単剤およびプラセボとの比較を示す。配合薬は24時間にわたり1秒量を有意に改善する。
＊＊＊：$p<0.0001$(vs. プラセボ群)，＃＃＃：$p<0.001$(vs. オロダテロール5μg群)，†††：$p<0.0001$，††：$p=0.0003$，†：$p=0.0013$(vs. チオトロピウム群，混合効果反復測定モデル※)。
※投与群および時期を固定効果，患者を変量効果，時期ベースラインおよび患者ベースラインを共変量とする。
(Beeh KM, Westerman J, Kirstenet AM, et al. The 24-h lung-function profile of once-daily tiotropium and olodaterol fixed-dose combination in chronic obstructive pulmonary disease. Pulm Pharmacol Ther 2015；32：53-9 より一部改変引用)

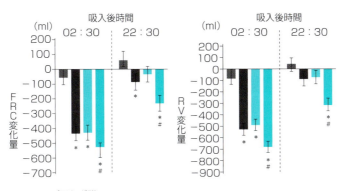

図5 チオトロピウム/オロダテロール配合薬投与6週後のFRCとRVの変化

ボディプレチスモグラフで測定したFRCとRVの減少効果を示す．各パネル左は吸入2時間30分後，右は吸入22時間30分後の成績である．
*：$p<0.0001$（vs. プラセボ群），#：$p<0.05$（vs. オロダテロール5μg群およびチオトロピウム群，混合効果反復測定モデル※）．
※投与群および時期を固定効果，患者を変量効果，時期ベースラインおよび患者ベースラインを共変量とする．SE：標準誤差．
(Beeh KM, Westerman J, Kirstenet AM, et al. The 24-h lung-function profile of once-daily tiotropium and olodaterol fixed-dose combination in chronic obstructive pulmonary disease. Pulm Pharmacol Ther 2015；32：53-9より一部改変引用)

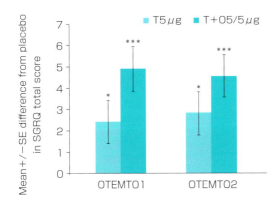

図6 チオトロピウム/オロダテロール配合薬投与12週後のSGRQトータルスコアの変化

成績はプラセボとの差を示す．再現性をもって，チオトロピウム/オロダテロール配合薬（T＋O 5/5μg）はチオトロピウム単剤（T 5μg）よりも有意にSGRQスコアを改善する．
* $p<0.05$, *** $p<0.0001$ versus placebo.
(Singh D, Ferguson GT, Bolitschek J, et al. Tiotropium + olodaterol shows clinically meaningful improvements in quality of life. Respir Med 2015；109：1312-9より引用)

μg）はチオトロピウム単剤（T 5μg）よりもSGRQスコアを有意に改善している．特に，minimal clinically important difference（MCID）とされる4以上をクリアしている点が注目される．

薬理学的な視点から考えると，LAMA/LABA相加効果については，おそらくどの配合薬も機序は同じであろう．ただし細胞内シグナル伝達をブロックする役割は抗コリン作用に基くため，LAMAのポテンシャルが重要と思われる．受容体との解離半減期も効果に関与する．現時点では使用可能な3種類の配合薬の，いわゆるhead-to-headの直接比較はない[11]．したがって，吸入デバイスの使いやすさ，症状改善を比較するとともに，呼吸機能や身体活動性の向上をみながら，どの配合薬が有効であるかを個々の症例で判定すべきであろう．

LABA

$β_2$刺激薬は気道平滑筋の$β_2$受容体を刺激し，

第3章 その他の吸入薬

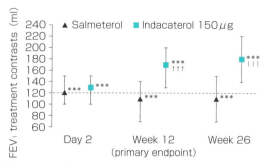

図7 インダカテロール投与26週までの1秒量の変化，サルメテロールとの比較

データは，プラセボの1秒量との差を示す．点線の120 mlは臨床的に有意な変化量に相当する．インダカテロールは12週，26週においてサルメテロールよりもさらに1秒量を改善する．

LSM（95% CI），***：$p<0.001$ vs. placebo，†††：$p<0.001$ vs. salmeterol．

(Kornmann O, Dahl R, Centanni S, et al. Once-daily indacaterol vs twice-daily salmeterol for COPD: a placebo-controlled comparison. Eur Respir J 2011 ; 37 : 273-9 より引用)

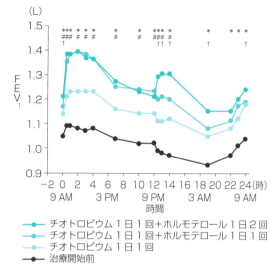

図8 チオトロピウムにホルモテロールを併用する効果

* $p<0.05$（チオトロピウム1日1回＋ホルモテロール1日2回 vs. チオトロピウム1日1回）

\# $p<0.05$（チオトロピウム1日1回＋ホルモテロール1日1回 vs. チオトロピウム1日1回）

† $p<0.05$（チオトロピウム1日1回＋ホルモテロール1日2回 vs. チオトロピウム1日1回）＋ホルモテロール1日1回）

(van Noord JA, Aumann JL, Janssens E, et al. Effects of tiotropium with and without formoterol on airflow obstruction and resting hyperinflation in patients with COPD. Chest 2006 ; 129 : 509-17 より引用)

細胞内cAMPやプロテインキナーゼAを活性化し気道平滑筋を拡張する．吸入薬には，サルメテロール，インダカテロール，ホルモテロールがあり，貼付薬にはツロブテロールがある．サルメテロールやツロブテロールには即効性がないが，インダカテロールとホルモテロールには即効性があるため自覚症状の改善が速やかに表れる[12)～20)]．呼吸機能や息切れの改善はもとより，QOLの改善，増悪の予防，運動耐容能の改善などが認められる[12)～20)]．図7は，インダカテロールの呼吸機能への効果を検討したINLIGHT-2試験の成績である．有意な1秒量の改善が示されている[16)]．一連の臨床研究の結果から，インダカテロールの優れた臨床効果が示されている[12)～17)]．図8は，チオトロピウムにホルモテロールを1日1回あるいは2回併用した成績である．1日2回の吸入により，その都度，有意な気管支拡張効果が現れている[19)]．これらインダカテロールやホルモテロールが処方可能となったことが，本邦のガイドラインが改定される背景となった経緯がある．なお前述のように，LABAであるビランテロールとオロダテロールは，各単剤としては本邦では発売されないので紹介は割愛させていただく．

ICS/LABA配合薬

本邦の第3版ガイドラインでは，「%FEV₁が50％未満のⅢ期（高度の気流閉塞）以上で増悪を繰り返す患者には，高用量のICSが増悪頻度を減少しQOLを改善する」と記載された．しかし，その後エビデンスが積み重ねられ，2013年の第4版では，「ICS/LABAは，Ⅱ期（中等度の気流閉塞）からⅣ期（きわめて高度の気流閉塞）のCOPDにおいて増悪頻度を減少させる」と適応範囲が修正された[2)]．しかし，本邦ではICS単剤ではCOPDへの保険適用がなく，配合薬のみが適用を有する．具体的には，フルチカゾン/サルメテロール配合薬およびブデゾニド/ホルモテロール配合薬である．新規のICS/LABAであるフルチカゾンフランカルボン酸/ビランテロール配合薬は，COPDへの適用が本邦では認められていない

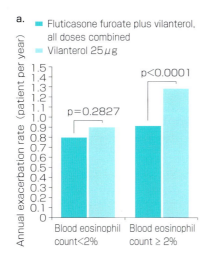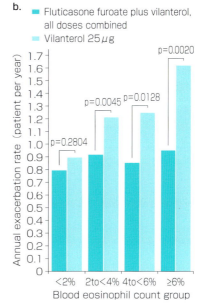

図9 末梢血好酸球数別のCOPD増悪頻度と薬剤による抑制効果
a. 好酸球2％以上の群ではFFの有意な抑制効果がみられる。
b. VIのみでは好酸球数の増加とともに増悪頻度が増えるが，FFを加えることで明らかに減少する（縦軸は患者1人あたりの年間増悪回数）。
（Pascoe S, Locantore N, Dransfield MT, et al. Blood eosinophil counts, exacerbations, and response to the addition of inhaled fluticasone furoate to vilanterol in patients with chronic obstructive pulmonary disease：a secondary analysis of data from two parallel randomised controlled trials. Lancet Respir Med 2015；3：435-42 より引用）

（2016年10月現在）。しかし，COPD増悪の抑制効果を末梢血好酸球数をバイオマーカーとして検討した興味深い成績があるので紹介する[21]。図9に成績の一部を示す。フルチカゾンフランカルボン酸をFF，ビランテロールをVIで略す。好酸球2％以上と未満の群での比較では（図9a），FF＋VIはVI単剤に比べ増悪を29％抑制した。さらに，VIのみで治療された群では増悪回数は好酸球数の増加とともにdose-dependentに増加するが，FFを加えることで頻度は図9bのように有意に減少した。本成績は，末梢血好酸球数をみることで，どの患者にICSの効果が期待できるかを判定する大変参考になるデータといえよう。

おわりに

LAMA/LABA，LABA，ICS/LABAについて，最新の文献をもとに薬剤の特徴や適用について解説した。明日からの日常診療の参考にしていただきたい。

利益相反（講演料）：ベーリンガーインゲルハイム，ノバルティスファーマ，アストラゼネカ，Meijiファルマ，テイジン。

●文献
1）Global Strategy for the Diagnosis, Management and Prevention of COPD, Global Initiative for Chronic Obstructive Lung Disease（GOLD）2016. URL：http://www.goldcopd.org/（Accessed 27/Oct/2016）
2）日本呼吸器学会COPDガイドライン第4版作成委員会，編. COPD（慢性閉塞性肺疾患）診断と治療のためのガイドライン第4版．東京：日本呼吸器学会，2013.
3）Bateman ED, Ferguson GT, Barnes N, et al. Dual bronchodilation with QVA149 versus single bronchodilator therapy：the SHINE study. Eur Respir J 2013；42：1484-94.
4）Wedzicha JA, Decramer M, Ficker JH, et al. Analysis of chronic obstructive pulmonary disease exacerbations with the dual bronchodilator QVA149 compared with

glycopyrronium and tiotropium (SPARK): a randomized, double-blind, parallel-group study. Lancet Respir Med 2013 ; 1 : 199-209.
5) Donohue JF, Maleki-Yazdi MR, Kilbride S, et al. Efficacy and safety of once-daily umeclidinium / vilanterol 62.5/25 mcg in COPD. Respir Med 2013 ; 107 : 1538-46.
6) Decramer M, Anzueto A, Kerwin E, et al. Efficacy and safety of umeclidinium plus vilanterol versus tiotropium, vilanterol, or umeclidinium monotherapies over 24 weeks in patients with chronic obstructive pulmonary disease: results from two multicentre, blinded, randomised controlled trials. Lancet Respir Med 2014 ; 2 : 472-86.
7) Maltais F, Singh S, Donald AC, et al. Effects of a combination of umeclidinium/vilanterol on exercise endurance in patients with chronic obstructive pulmonary disease: two randomized, double-blind clinical trials. Ther Adv Respir Dis 2014 ; 8 : 169-81.
8) Beeh KM, Westerman J, Kirstenet AM, et al. The 24-h lung-function profile of once-daily tiotropium and olodaterol fixed-dose combination in chronic obstructive pulmonary disease. Pulm Pharmacol Ther 2015 ; 32 : 53-9.
9) Buhl R, Maltais F, Abrahams R, et al. Tiotropium and olodaterol fixed-dose combination versus mono-components in COPD (GOLD2-4). Eur Respir J 2015 ; 45 : 969-79.
10) Singh D, Ferguson GT, Bolitschek J, et al. Tiotropium + olodaterol shows clinically meaningful improvements in quality of life. Respir Med 2015 ; 109 : 1312-9.
11) Muruganandan S, Jayaram L. Profile of a fixed-dose combination of tiotropium/olodaterol and its potential in the treatment of COPD. Int J Chron Obstruct Pulmon Dis 2015 ; 10 : 1179-89.
12) Balint B, Watz H, Amos C, et al. Onset of action of indacaterol in patients with COPD: comparison with salbutamol and salmeterol-fluticasone. Int J Chron Obstruct Pulmon Dis 2010 ; 5 : 311-8.
13) Vogelmeier C, Ramos-Barbon D, Damon J, et al. Indacaterol provides 24-hour bronchodilation in COPD: a placebo-controlled blinded comparison with tiotropium. Respir Res 2010 ; 11 : 135.
14) Donohue JF, Fogarty C, Lotvall J, et al. Once daily bronchodilators for chronic obstructive pulmonary disease: Indacaterol versus tiotropium. Am J Respir Crit Care Med 2010 ; 182 : 155-62.
15) Dahl R, Chung KF, Buhl R, et al. Efficacy of a new once-daily long-acting inhaled β_2-agonist indacaterol versus twice-daily formoterol in COPD. Thorax 2010 ; 65 : 473-9.
16) Kornmann O, Dahl R, Centanni S, et al. Once-daily indacaterol vs twice-daily salmeterol for COPD: a placebo-controlled comparison. Eur Respir J 2011 ; 37 : 273-9.
17) Decramer ML, Chapman KR, Dahl R, et al. Once-daily indacaterol versus tiotropium for patients with severe chronic obstructive pulmonary disease (INVIGORATE): a randomised, blinded, parallel-group study. Lancet Respir Med 2013 ; 1 : 524-33.
18) Rossi A, Kristufek P, Levine BE, et al. Comparison of the efficacy, tolerability, and safty of formoterol dry powder and oral, slow-release theophylline in treatment of COPD. Chest 2002 ; 121 : 1058-69.
19) van Noord JA, Aumann JL, Janssens E, et al. Effects of tiotropium with and without formoterol on airflow obstruction and resting hyperinflation in patients with COPD. Chest 2006 ; 129 : 509-17.
20) Bogdan MA, Aizawa H, Fukuchi Y, et al. Efficacy and safety of inhaled formoterol 4.5 and 9μg twice daily in Japanese and European COPD patients: Phase III study results. BMC Pulm Med 2011 ; 11 : 51.
21) Pascoe S, Locantore N, Dransfield MT, et al. Blood eosinophil counts, exacerbations, and response to the addition of inhaled fluticasone furoate to vilanterol in patients with chronic obstructive pulmonary disease: a secondary analysis of data from two parallel randomised controlled trials. Lancet Respir Med 2015 ; 3 : 435-42.

第4章

内服薬
（テオフィリン製剤，去痰薬，マクロライド系抗菌薬）

菊池亮太，青柴和徹

ポイント

- テオフィリン製剤，去痰薬，マクロライド系抗菌薬にはCOPDの増悪予防効果が報告されている。
- テオフィリン製剤には気管支拡張作用以外に抗炎症作用がある。
- 去痰薬はCOPDの増悪を抑制するが，吸入ステロイドの使用下ではその効果は明らかではない。
- マクロライド系抗菌薬の長期使用では聴覚障害，不整脈，耐性菌の出現などの副作用に注意が必要である。
- テオフィリン製剤，去痰薬，マクロライド系抗菌薬は，COPDの第一選択薬ではなく，適応やリスクを考えて使用すべきである。

はじめに

慢性閉塞性肺疾患（chronic obstructive pulmonary disease：COPD）は慢性的な気流閉塞を特徴とする肺の炎症性疾患である。COPDの薬物療法においては，気流閉塞を改善する気管支拡張薬が第一選択薬として用いられるが，効果が不十分な場合にはテオフィリン製剤，去痰薬，マクロライド系抗菌薬が追加されることがある。本章では，これら薬剤のCOPDにおける効果と適応について解説する。

テオフィリン製剤

■作用機序

テオフィリンは気管支拡張作用と抗炎症作用を有する薬剤である[1]。テオフィリンはホスホジエステラーゼの阻害作用により細胞内サイクリックAMPを増加させて気管支平滑筋を弛緩させるが，治療濃度域ではその効果は弱く，$10\mu g/ml$以下の低濃度では気管支拡張作用は小さいことが知られている[2]。一方，$5\mu g/ml$程度の低濃度においては，炎症細胞のサイクリックAMPやサイクリックGMPを増加させて機能を抑制する抗炎症作用が報告されている（図1）。またCOPD患者の肺組織や肺胞マクロファージでは，ヒストン脱アセチル化酵素2（histone deacetylase-2：HDAC2）の活性と発現量が低下して炎症性遺伝子の過剰発現が生じているが[3]，テオフィリンがHDAC2を活性化して炎症性遺伝子の転写を抑制することも知られている[4]（図2）。

■臨床的効果

●安定期COPDに対する効果

60人のCOPD患者を対象とした無作為化比較試験では，テオフィリンは呼吸困難，肺機能，ガス交換能，呼吸筋力を有意に改善することが報告

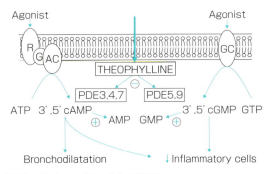

図1 テオフィリンの作用機序
(Barnes PJ. Theophylline. Am J Respir Crit Care Med 2013；188：901-6 より引用)

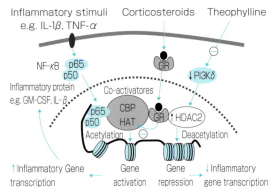

図2 テオフィリンによるHDAC2の活性化機序
(Cosio BG, Tsaprouni L, Ito K, et al. Theophylline restores histone deacetylase activity and steroid responses in COPD macrophages. J Exp Med 2004；200：689-95 より引用)

されている[5]。20件の無作為化比較試験をまとめたメタアナリシスでは，テオフィリンはプラセボと比較してCOPD患者の1秒量(forced expiratory volume in 1 second：FEV_1)を約100 ml，努力性肺活量(forced vital capacity：FVC)を約200 ml増加させると結論されている[6]。

テオフィリンの肺機能改善効果は吸入気管支拡張薬に比べて小さいため，COPDに対する第一選択薬としては用いられない。しかし吸入気管支拡張薬に追加すると上乗せの肺機能改善効果が期待できる。例えば長時間作用性$β_2$刺激薬を使用している重症COPD患者に対して，高用量(血中濃度10～20μg/ml)のテオフィリンを追加すると，気管支拡張効果の増強が認められた[7]。また吸入ステロイド(inhaled corticosteroid：ICS)を使用している中等度のCOPD患者に低用量のテオフィリンを追加すると，気道炎症とFEV_1改善の上乗せ効果が認められた[8]。さらに低用量のテオフィリンがCOPDの増悪を50％予防したという治療成績も報告されている[9]。

以上の成績を踏まえ，吸入長時間作用性気管支拡張薬による治療効果が乏しいときやICSを併用しても十分な治療効果が得られないときに，テオフィリン(1日量100～400 mg)の追加を考慮する。

● 増悪期COPDに対する効果

COPD増悪時に低用量のテオフィリンを使用すると早期に回復するという報告もあるが[10]，増悪時のテオフィリンの点滴投与には吸入気管支拡張薬やステロイド薬に対する上乗せ改善効果は認められず，嘔気や嘔吐の発症率が高いことから[11]，使用は勧められていない。

■ 副作用

テオフィリンの使用にあたっては，嘔気，嘔吐，頭痛，動悸，振戦，不整脈などの副作用の出現に注意が必要である[11]。さらに肝機能障害時やマクロライド系抗菌薬などとの相互作用による血中テオフィリン濃度の上昇にも注意する[12]。COPD患者に対してテオフィリンを使用する場合には血中濃度が8～12μg/mlを超えないようにモニタリングすることが勧められる。

去痰薬

気道の粘液過分泌は，咳嗽，喀痰，呼吸困難，気道閉塞悪化の原因となる。COPDにおける粘液過分泌は，FEV_1低下速度の促進，増悪や入院・死亡リスクの増加原因となることが報告されている[13]。

■ 作用機序

去痰薬（喀痰調整薬）は粘液産生や分泌を調整したり，粘液線毛輸送能を活性化する薬剤である[14]。去痰薬の作用機序には，①気道分泌増加による咳嗽の促進，②粘液の粘度低下，③粘液の輸送促進，④粘液過分泌の正常化などがある[15]。

■ 臨床的効果

N-アセチルシステイン（わが国では吸入液のみ発売）はジスルフィド結合を分解して喀痰の粘度を低下させるが，細胞内にシステインを供給して抗酸化物質であるグルタチオン産生を促進する作用もある。中等症から重症の COPD 患者 1,006 人を対象とした無作為化比較試験（PANTHEON 試験）の結果では，N-アセチルシステイン（600 mg/日）の内服は肺機能や生活の質（quality of life：QOL）を改善しなかったが，増悪頻度を22％減少させた[16]。しかしこの試験結果には，酸素や呼吸リハビリテーションが必要となるような重症の COPD 患者は除外されていたこと，患者の約 40％が非喫煙者であったこと，被験者の25％が試験を完遂できなかったことなどの問題点も指摘されている。

中等症から重症の COPD 患者 120 人を対象にした無作為化比較試験では，N-アセチルシステイン（1,200 mg/日）の内服は，運動耐容能や QOL は改善しなかったが，増悪頻度を44％減少させた[17]。また N-アセチルシステインの内服は，FEV_1 には影響しなかったが，最大呼気中間流量（forced expiratory flow 25% to 75%）を有意に改善した[17]。

カルボシステインはシアル酸とフコースの比率調整により喀痰の粘性を正常化したり，粘液の産生や杯細胞の過形成を抑制する薬剤である。中等症から重症の COPD 患者 709 人を対象とした無作為化比較試験（PEACE 試験）ではカルボシステイン（1,500 mg/日）の内服は増悪頻度を25％低下させ，QOL も改善した[18]。

アンブロキソールは気道分泌を促進して気道壁を潤滑化したり粘液線毛輸送能を活性化する薬剤である。過去に増悪経験のある COPD 患者 242 人を対象とした無作為化比較試験では，アンブロキソール（75 mg/日）内服群の増悪頻度はプラセボ群と同程度であったが，重症患者においては無増悪だった患者の割合が有意に多かった（63％ vs. 38％）[19]。

以上のように，去痰薬には COPD の増悪に対する一定の予防効果が報告されている。しかしながら ICS 使用中の COPD 患者においても去痰薬の増悪予防効果があるかについては明らかではない。PANTHEON 試験では，N-アセチルシステイン（600 mg/日）内服による増悪予防効果が示されたが，ICS の使用が試験結果に影響した可能性が指摘されている[16]。PEACE 試験では，ICS の使用歴とカルボシステインの増悪予防効果の間に関連は認められなかったが，ICS を使用していた患者は全体の 17％に過ぎず，ICS 使用中の患者でも COPD の増悪を抑制するかについては明らかではない[18]。

結論として，去痰薬には喀痰症状の緩和以外に COPD の増悪予防効果が報告されているが，ICS 使用中の患者においても増悪を予防するかについては明らかではない。

マクロライド系抗菌薬

■ 作用機序

マクロライド系抗菌薬には本来の抗菌作用のほかに，interleukin-8 の産生抑制[20]や好中球のアポトーシス促進[21]などによる抗炎症作用，ムチンの産生抑制による粘液分泌の減少作用[22]などが知られている。

■ 臨床的効果

わが国では COPD に対するマクロライドの保険適用は認められていないが，臨床試験ではマクロライドによる増悪予防効果が検討されている。

表 マクロライドによるCOPD増悪予防効果を検討した臨床試験

文献	デザイン	被験者数,COPDの重症度	薬剤,観察期間	結果
23)	無作為化比較試験	109人 FEV₁ 1.3〜1.5 L	エリスロマイシン(200〜400 mg/日)またはプラセボ,12カ月	プラセボはエリスロマイシンに比べて増悪が増加(relative risk 4.71)
24)	無作為化比較試験	67人 中等症〜重症	クラリスロマイシン(500 mg/日)またはプラセボ,3カ月	増悪頻度とQOLに有意差なし
25)	無作為化比較試験	109人 中等症〜重症	エリスロマイシン(250 mg/日)またはプラセボ,12カ月	増悪の減少(rate ratio 0.65),喀痰中IL-6, IL-8, myeloperoxidaseに有意差なし
26)	無作為化比較試験	1,142人 中等症〜重症	アジスロマイシン(250 mg/日)またはプラセボ,12カ月	増悪の減少(hazard ratio 0.73),増悪出現までの期間延長(266 vs. 174日),予定外受診の減少(hazard ratio 0.85),QOLの改善。入院率は有意差なし

(Parameswaran GI, Sethi S. Long-term macrolide therapy in chronic obstructive pulmonary disease. CMAJ 2014;186:1148-52 より改変引用)

表には代表的な無作為化比較試験[23)〜26)]の結果をまとめたが,4試験のうち3試験においてマクロライドの増悪予防効果が認められている。最も大規模なAlbertらによる無作為化比較試験では,COPD患者1,142人にアジスロマイシン(azithromycin:AZM)(250 mg/日)またはプラセボが1年間使用された[28)]。対象患者は,GOLD Ⅱ〜Ⅳ期で,過去1年間にCOPD増悪のためにステロイドの全身投与または入院治療を受けた患者,あるいは在宅酸素療法を行っている重症COPD患者であった。試験結果としては,AZMはプラセボに比べて初回増悪までの期間を有意に延長し(266 vs. 174日),増悪頻度を27%減少させた。また,AZMはQOLの指標であるSGRQスコアも有意に改善し,予定外の外来受診も15%減少させたが,入院率は低下しなかった。

■副作用

一般にマクロライドの忍容性は高いが,長期使用が必要になることから聴覚障害,QT延長,耐性菌の出現などに注意が必要である。

●聴覚障害

上記のAlbertらによる1年間の無作為化比較試験では,AZMによる聴力低下が報告されている[26)]。

●QT延長

マクロライドは心臓のカリウムチャネルを抑制してQT延長,torsades de pointes,心室細動などの心臓疾患のリスクを上昇させる可能性がある。COPD患者を対象とした調査ではないが,AZMを5日間使用した38万人と使用しなかった140万人との比較調査において,AZM使用による心血管死亡率の有意な上昇が認められている(ハザード比 2.88)[27)]。

●耐性菌の出現

Albertらの無作為化比較試験の結果では,AZM投与群ではプラセボ群に比べてマクロライド耐性菌(黄色ブドウ球菌,肺炎球菌,インフルエンザ桿菌,*Moraxella catarrhalis*)の検出頻度が有意に高値であった(マクロライド耐性菌出現頻度:81 vs. 41%)[26)]。しかしSeemungalらの試験成績では,エリスロマイシンの長期使用はマクロライド耐性菌の検出頻度を増加させなかった[25)]。

以上をまとめると,気管支拡張薬やICSによる治療が行われているにもかかわらず増悪を繰り返す患者には,マクロライドの使用も考慮されるが,わが国ではCOPDに対する保険適用はない

こと，聴覚障害や不整脈の増加，耐性菌の出現などのリスクに注意が必要である．

おわりに

COPD患者に対してテオフィリン製剤は気管支拡張作用の増強，去痰薬は喀痰症状の緩和を目的として使用されるが，マクロライド系抗菌薬を含めてCOPDの増悪予防効果のあることが報告されている．吸入気管支拡張薬やICSを使用してもCOPDの症状が改善しないときや増悪を繰り返すときには使用を考慮する．

利益相反なし．

● 文献

1) Barnes PJ. Theophylline. Am J Respir Crit Care Med 2013; 188: 901-6.
2) Rabe KF, Magnussen H, Dent G. Theophylline and selective PDE inhibitors as bronchodilators and smooth muscle relaxants. Eur Respir J 1995; 8: 637-42.
3) Ito K, Ito M, Elliott WM, et al. Decreased histone deacetylase activity in chronic obstructive pulmonary disease. N Engl J Med 2005; 352: 1967-76.
4) Barnes PJ, Adcock IM, Ito K. Histone acetylation and deacetylation: importance in inflammatory lung diseases. Eur Respir J 2005; 25: 552-63.
5) Murciano D, Auclair MH, Pariente R, et al. A randomized, controlled trial of theophylline in patients with severe chronic obstructive pulmonary disease. N Engl J Med 1989; 320: 1521-5.
6) Ram FS, Jones PW, Castro AA, et al. Oral theophylline for chronic obstructive pulmonary disease. Cochrane Database Syst Rev 2002; 4: CD003902.
7) ZuWallack RL, Mahler DA, Reilly D, et al. Salmeterol plus theophylline combination therapy in the treatment of COPD. Chest 2001; 119: 1661-70.
8) Ford PA, Durham AL, Russell RE, et al. Treatment effects of low-dose theophylline combined with an inhaled corticosteroid in COPD. Chest 2010; 137: 1338-44.
9) Zhou Y, Wang X, Zeng X, et al. Positive benefits of theophylline in a randomized, double-blind, parallel-group, placebo-controlled study of low-dose, slow-release theophylline in the treatment of COPD for 1 year. Respirology 2006; 11: 603-10.
10) Cosio BG, Iglesias A, Rios A, et al. Low-dose theophylline enhances the anti-inflammatory effects of steroids during exacerbations of COPD. Thorax 2009; 64: 424-9.
11) Duffy N, Walker P, Diamantea F, et al. Intravenous aminophylline in patients admitted to hospital with non-acidotic exacerbations of chronic obstructive pulmonary disease: a prospective randomised controlled trial. Thorax 2005; 60: 713-7.
12) Robertson NJ. Fatal overdose from a sustained-release theophylline preparation. Ann Emerg Med 1985; 14: 154-8.
13) Hogg JC, Chu F, Utokaparch S, et al. The nature of small-airway obstruction in chronic obstructive pulmonary disease. N Engl J Med 2004; 350: 2645-53.
14) No author. Recommendations for guidelines on clinical trials of mucoactive drugs in chronic bronchitis and chronic obstructive pulmonary disease. Task Group on Mucoactive Drugs. Chest 1994; 106: 1532-7.
15) Rogers DF. Mucoactive agents for airway mucus hypersecretory diseases. Respir Care 2007; 52: 1176-93.
16) Zheng JP, Wen FQ, Bai CX, et al. Twice daily N-acetylcysteine 600 mg for exacerbations of chronic obstructive pulmonary disease (PANTHEON): a randomised, double-blind placebo-controlled trial. Lancet Respir Med 2014; 2: 187-94.
17) Tse HN, Raiteri L, Wong KY, et al. High-dose N-acetylcysteine in stable COPD: the 1-year, double-blind, randomized, placebo-controlled HIACE study. Chest 2013; 144: 106-18.
18) Zheng JP, Kang J, Huang SG, et al. Effect of carbocisteine on acute exacerbation of chronic obstructive pulmonary disease (PEACE Study): a randomised placebo-controlled study. Lancet 2008; 371: 2013-8.
19) Malerba M, Ponticiello A, Radaeli A, et al. Effect of twelve-months therapy with oral ambroxol in preventing exacerbations in patients with COPD. Double-blind, randomized, multicenter, placebo-controlled study (the AMETHIST Trial). Pulm Pharmacol Ther 2004; 17: 27-34.
20) Takizawa H, Desaki M, Ohtoshi T, et al. Erythromycin modulates IL-8 expression in normal and inflamed human bronchial epithelial cells. Am J Respir Crit Care Med 1997; 156: 266-71.
21) Aoshiba K, Nagai A, Konno K. Erythromycin shortens neutrophil survival by accelerating apoptosis. Antimicrob Agents Chemother 1995; 39: 872-7.
22) Goswami SK, Kivity S, Marom Z, et al. Erythromycin inhibits respiratory glycoconjugate secretion from human airways in vitro. Am Rev Respir Dis 1990; 141: 72-8.
23) Suzuki T, Yanai M, Yamaya M, et al. Erythromycin and common cold in COPD. Chest 2001; 120: 730-3.
24) Banerjee D, Honeybourne D, Khair OA. The effect of oral clarithromycin on bronchial airway inflammation in moderate-to-severe stable COPD: a randomized controlled trial. Treat Respir Med 2004; 3: 59-65.
25) Seemungal TA, Wilkinson TM, Hurst JR, et al. Long-term erythromycin therapy is associated with decreased chronic obstructive pulmonary disease exacerbations. Am J Respir Crit Care Med 2008; 178: 1139-47.
26) Albert RK, Connett J, Bailey WC, et al. Azithromycin for prevention of exacerbations of COPD. N Engl J Med 2011; 365: 689-98.
27) Ray WA, Murray KT, Hall K, et al. Azithromycin and the risk of cardiovascular death. N Engl J Med 2012; 366: 1881-90.

第5章

急性増悪時の治療

山田充啓, 杉浦久敏

ポイント

- COPDの増悪とは，息切れの増加，咳や喀痰の増加，胸部不快感・違和感の出現あるいは増強などを認め，安定期の治療の変更あるいは追加が必要となる状態をいう。
- COPDの増悪は患者のQOLや呼吸機能を低下させ，生命予後を悪化させる。
- COPDの増悪時の薬物療法の基本はABCアプローチで，A(Antibiotics；抗菌薬)，B(Bronchodilators；気管支拡張薬)，C(corticosteroids；ステロイド薬)である。
- 増悪時の第一選択薬は短時間作用性β_2刺激薬(SABA)の吸入である。
- 安定期より高度の気流閉塞を認める症例や入院管理が必要な患者の増悪では，気管支拡張薬に加えて全身性ステロイド薬の投与が勧められる。
- 喀痰の膿性化があれば抗菌薬の投与が推奨され，人工呼吸管理症例でも抗菌薬の投与が推奨される。

はじめに

　COPD増悪とは，息切れの増加，咳や喀痰の増加，膿性痰の出現，胸部不快感・違和感の出現あるいは増強などを認め，安定期の治療の変更あるいは追加が必要となる状態をいう[1]。増悪はCOPD患者のQOLや呼吸機能を低下させ[2,3]生命予後を悪化させる[2]。COPDの病期(気流閉塞の程度)が重いほど増悪の頻度が高いと報告されていたが[2,4,5]，近年のEvaluation of COPD Longitudinally to Identify Predictive Surrogate Endpoints(ECLIPSE)試験の結果，COPD増悪は，COPD重症度(気流閉塞の程度)よりも，過去の増悪既往の方が規定因子ということが判明し，頻繁に増悪を起こすCOPDフェノタイプが存在することが示唆されている[6]。増悪の原因の約70～80％が細菌・ウイルスによる呼吸器感染症と推測されている(図1)[7-9]。ほかに大気汚染や肺塞栓などがあるが，誘因が不明のことも少なくない[7]。COPD増悪が疑われる患者に対しては，同様の症状を起こす他疾患(心不全・肺炎・肺塞栓・気胸など)との鑑別を行い，増悪と診断がついた場合は可能な限り原因を探索しつつ，かつ，迅速に重症度・合併症を評価し速やかな治療を行うことが重要である[1,10]。増悪時の診断・評価のための検査として，パルスオキシメトリー，動脈血ガス分析，胸部単純X線写真，心電図，血液検査(血算，CRP，電解質濃度，肝腎機能など)はすべての患者に推奨されるべきである。胸部CTは気管支肺炎など，胸部写真よりも微細な評価を行うことができる。心不全の評価・鑑別には心エコー・BNPの測定も有用であり，また肺塞栓症の鑑別にはD-ダイマーの測定も有効である。このような検査の情報も参考にし，薬物療法を含めた適切な治療を行う。COPDの増悪時の

図1 入院を要したCOPD増悪患者より検出された病原体の割合

入院を要した重症COPD増悪患者を対象とした研究では，ウイルスとの混合感染を含めて，全体の55％で細菌が関与していることが報告されている。
(Papi A, Bellettato CM, Braccioni F, et al. Infections and airway inflammation in chronic obstructive pulmonary disease severe exacerbations. Am J Respir Crit Care Med 2006；173：1114-21より引用)

薬物療法の基本はABCアプローチで，A（antibiotics）：抗菌薬，B（bronchodilators）：気管支拡張薬，C（corticosteroids）：副腎皮質ステロイド薬（以下，ステロイド）である（図2）[1)10)]。ABCアプローチなどによる薬物療法を的確に行うことにより，80％を超える増悪が外来で管理可能であることが報告されている[6)11)12)]。本章ではABCアプローチを中心とした，COPD増悪時の薬物療法について，国内外のガイドラインを元に最新の知見を交え概説する[1)10)]。

気管支拡張薬(表1)

■ β_2 刺激吸入薬

短時間作用性β_2刺激吸入薬（short acting β_2 agonist：SABA）は，迅速かつ効率よく気管支拡張作用をもたらすため，COPD増悪時の第一選択薬である。在宅においては，定量噴霧式吸入器（metered dose inhaler：MDI）が通常使用されているが，確実な吸入ができるように，平常時から吸入補助器具（スペーサー）の使用法や吸入手段の確認が必要である。定量噴霧式吸入器（metered dose inhaler：MDI）とネブライザーによるSABA吸入で1秒量（FEV$_1$）の改善効果に有意差はみられないが[13)]，重症例の場合，MDI手技が困難であることも多く，入院例では吸入手技が容易なネブライザーによる投与法が用いられる場合が多い。SABA吸入薬は症状に応じて1～4時間ごとに反復投与する[14)]。気道攣縮が強く，心循環系などの問題がなければ，30～60分毎の頻回投与も可能である。長時間作用性β_2刺激薬に関して，増悪時の有用性を示す臨床研究は現在のところ報告されていない。

■短時間作用性抗コリン薬

SABAだけで十分な効果が得られなければ短時間作用性抗コリン薬（short acting muscarinic antagonist：SAMA）の併用が行われる[14)]。ただし，SAMAの効果についてのエビデンスは一定していないことに留意すべきである[15)]。長時間作用性抗コリン薬（long acting muscarinic antagonist：LAMA）については，増悪時の有用性を示す臨床研究は現在のところない。

■メチルキサンチン

吸入気管支拡張薬で奏功しない場合はメチルキサンチン薬の併用が考慮される。多くの場合は重症例が適応になることから，アミノフィリンの持続静脈投与が併用されるが，副作用防止のための血中濃度（10～20μg/mlに調節）のモニターが必

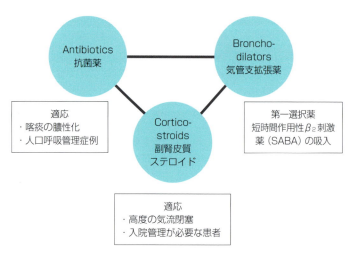

図2 COPD増悪に対するABCアプローチ

COPDの増悪時の薬物療法の基本はA(antibiotics；抗菌薬)，B(bronchodilators；気管支拡張薬)，C(corticosteroids；ステロイド薬)によるABCアプローチである。
〔日本呼吸器学会COPDガイドライン第4版作成委員会，編．増悪期の管理．COPD診断と治療のためのガイドライン第4版．東京：日本呼吸器学会，2013. Global Initiative for Chronic Obstructive Lung Disease (GOLD). Global strategy for the diagnosis, management, and prevention of COPD：Updated 2015. URL：http://www.goldcopd.org(Accessed 17/Jan/2016)〕

表1 気管支拡張薬処方の処方例

薬品名	商品名	用法・用量	注意事項
短時間作用性β₂刺激吸入薬(SABA)			
〈定量噴霧式吸入器〉(MDI)			
サルブタモール	サルタノール® インヘラー アイロミール® エアゾール	成人1回200μg(2吸入)	1日4回まで
プロカテロール	メプチン® エアー	成人1回20μg(2吸入)	1日4回まで
〈ネブライザー吸入液〉			
サルブタモール	ベネトリン® 吸入液	成人1回1.5〜2.5mg(0.3〜0.5ml)	
プロカテロール	メプチン® 吸入液	成人1回30〜50μg(0.3〜0.5ml)	
短時間作用性抗コリン薬(SAMA)			
〈定量噴霧式吸入器〉(MDI)			
オキシトロピウム	テルシガン® エロゾル	1回1〜2吸入(0.1〜0.2mg)	1日3回まで
イプラトロピウム	アトロベント® エロゾル	1回1〜2吸入(20〜40μg)	1日3〜4回まで

用量は添付文書記載に準ずる。

要である。メタアナリシスも含めた臨床研究の結果からは，メチルキサンチン投与は気管支拡張吸入薬とステロイド薬の全身投与が行われている増悪症例に対し使用した場合，明らかな付加的効果はなく，有害事象の増えることが示されており，適用は限定されるべきと考えられる[16)17)]。

ステロイド薬(表2)

COPD増悪に対しての，短期的なステロイド薬の経口ないし経静脈投与は症状や呼吸機能，および低酸素血症をより早く改善し，回復までの期間を短縮することが示されている[18)〜21)]。さらに増悪再燃のリスクを軽減し，治療失敗頻度を減少

表2 ステロイド薬処方の処方例

薬品名	商品名	用法・用量	注意事項
〈内服〉			
プレドニゾロン	プレドニン® プレドニゾロン®	1回30〜40 mg, 1日1回 朝 5日間	
〈点滴静注〉			
プレドニゾロンコハク酸エステルナトリウム	水溶性プレドニン®	成人1回30〜40 mg, 1日1回 朝 点滴静脈内注射 5日間	コハク酸エステルに対して過敏症が疑われる場合はリン酸エステル型ステロイドの点滴に代替する

させる効果があることも示されている[18)20)22)]。安定期に高度の気流閉塞（% FEV_1 <50%が目安）を有する症例や入院管理が必要な患者の増悪では，気管支拡張吸入薬に加えて全身ステロイドの投与が推奨されている[1)]。

投与量，投与期間については臨床研究による検討が進められている。まず，1999年にステロイド2週間投与群と8週間投与群での検討が報告され，有効性は両群で同等で，2週間投与群では副作用が軽減されることが示された[20)]。より短期間の検討を試みた2011年のメタアナリシスでは3〜7日間群と10〜15日間群で比較したが，有効性および安全性ともに明瞭な結論を導出することができなかった[23)]。これらの解析結果により，近年までのガイドラインではプレドニゾロン（prednisolone：PSL）30〜40 mg/日程度の経口PSLを10〜14日間程度投与することを推奨してきた[1)24)]。そのような状況において，2013年，5日間投与群と14日間投与群の比較（REDUCE試験）が報告された。この試験の結果は，有効性は両群で同等でありながら副作用の軽減効果などが5日間群で有意に優れていたことを示した[25)]。また漸減も不要としている。この試験の結果を受け，最新の国際ガイドラインではPSL 40 mg/日の5日間投与が推奨されている[10)]。

近年，喘息合併COPD（asthma-COPD overlap syndrome：ACOS）の存在が注目されており，COPD患者のフェノタイプによる違いの検討も必要と考えられる。全身ステロイドの適応や必要投与期間を予見する新規バイオマーカーの探索なども含め，今後もCOPD増悪時における最適なステロイド投与を目指した臨床研究が望まれる。

抗菌薬・抗ウイルス薬

COPD増悪の原因として，約1/3程度の症例が細菌による気道感染症が関与していると考えられており[7)〜9)]，抗菌薬の使用はCOPD増悪時の治療に考慮されるべきである。一方，軽症の増悪症例に対しては抗菌薬の投与は不要であることを示すエビデンスがあり[26)]，抗菌薬の適用に関しては増悪の症状や重症度，喀痰量の増加，喀痰の膿性化を指標に適切に判断されるべきである。国際・国内のガイドラインにおいては，人工呼吸（非侵襲的または侵襲的）管理が必要な重症COPD増悪患者，および喀痰の膿性化が生じており，呼吸困難の悪化または喀痰量の増加が生じている増悪患者には抗菌薬投与を推奨している[1)10)]。

COPD増悪時の原因頻度の高い細菌は，インフルエンザ菌，*Moraxella catarrhalis*，肺炎球菌である（表3）[8)]。高度の気流閉塞を（% FEV_1 <50%），抗菌薬の投与歴（過去1年間に4回以上），90日以内の入院歴，過去の培養検出歴などのリスクファクターをもつ患者においては，緑膿菌や腸内細菌（肺炎桿菌など）の関与も想定する必要がある[27)]。最近の研究により，COPDの増悪には，

表3 COPD増悪患者より同定された細菌の検出頻度

細菌名	検出頻度
インフルエンザ菌	13〜50%
モラクセラ・カタラーリス	9〜21%
肺炎球菌	7〜26%
緑膿菌	1〜13%
腸内細菌[†]	3〜19%
パラインフルエンザ菌*	2〜32%
ブドウ球菌[†]	1〜20%

*病原性に乏しく，COPD増悪への関与はないと考えられている。
[†]COPD増悪への関与は十分検討されていない。
(Sethi S. Bacteria in exacerbations of chronic obstructive pulmonary disease：phenomenon or epiphenomenon？ Proc Am Thorac Soc 2004；1：109-14 より引用)

もともと患者の気道内に定着していた菌株ではなく，新たに患者内に感染した細菌株が原因となっていることがわかってきており[28]，持続感染している菌と区別して起炎菌を想定することが必要である。クラミジアやマイコプラズマといった非定型病原体の関与は少ないと想定されている。

起炎菌の同定のために，喀痰のグラム染色や培養が行われるが，起炎菌の同定に至ることは少ないと多数報告されており，国際ガイドラインでは通常は不要と判断されている[10]。この理由としては，①喀痰検査の結果が，COPD患者の定常期と増悪期で有意に変化がなく，定着菌と増悪の起炎菌を区別することができない，②インフルエンザ菌など，増悪の原因頻度の高い細菌は喀痰培養での同定が困難なことが多く，偽陰性と判断されるケースが多い，などが挙げられる。このため，COPD増悪に対する抗菌薬治療は起炎菌を同定しターゲットを絞った治療ではなく，経験的治療にならざるを得ない。β-ラクタム系薬の有用性を支持する報告も海外にはあるが，わが国では，肺炎球菌やインフルエンザ桿菌のマクロライド系薬やβ-ラクタム系薬に対する耐性化が進んでおり，比較検討ではニューキノロン系薬の有用性が報告されている[29]。レスピラトリーキノロンは頻度の高い原因微生物すべてに対して良好な抗菌活性を有しており，外来治療としては第一選択薬として推奨されている[30]。一方，入院治療では，特に重症例について緑膿菌関与を考えた抗菌薬選択が望まれる。表4に日本感染症学会・日本化学療法学会「感染症治療ガイドライン」に記載されている具体的な抗菌薬の処方例を提示する[30]。

ウイルス感染症はCOPDの増悪の原因として，症例の1/3程度を占めると報告されている。頻度の高いウイルスとして，ライノウイルス，インフルエンザウイルス，パラインフルエンザウイルス，コロナウイルス，アデノウイルス，RSウイルス，メタニューモウイルスが報告されている[7)9)]。この中でインフルエンザウイルス感染症に対しては，抗ウイルス薬による治療を必ず行うべきである。ただし，吸入による抗ウイルス薬投与は気道刺激の観点から使用すべきでない。

その他の薬剤

N-アセチルシステインなどの喀痰調整薬はCOPD増悪時に増加した気道分泌液の対応に用いられることがあるが，エビデンスに乏しく，一部の喀痰調整薬は気道収縮を悪化させることが示唆されている。よって，推奨はされない[10]。ドキサプラムなどの呼吸中枢刺激薬も使用は推奨されない[1]。

併存症の治療は重要であり，心不全・不整脈・肺血栓塞栓症など各併存症のガイドラインに基づ

表4 COPD 増悪時の抗菌薬処方例

薬品名	商品名	用法・用量	注意事項
外来治療			
〈第一選択〉			
レボフロキサシン	クラビット®	経口1回500 mg 1日1回	
ガレノキサシン	ジェニナック®	経口1回400 mg 1日1回	
モキシフロキサシン	アベロックス錠®	経口1回400 mg 1日1回	
シタフロキサシン	グレースビット®	経口2回100 mg 1日2回	
〈第二選択〉			
クラブラン酸・アモキシシリン	オーグメンチン®（125/250mg）	1回2錠 1日3〜4回	添付文書では最大4錠/日
スルタミシリン	ユナシン®（375mg）	1回1錠 1日3回	
アジスロマイシン徐放製剤	ジスロマック®（2g）	1回2g 単回投与	
入院治療			
〈軽症例〉			
セフトリアキソン	ロセフィン®	1回2g 1日1回 または 1回1g 1日2回	
レボフロキサシン	クラビット®	1回500 mg 1日1回	
スルバクタム・アンピシリン	ユナシン®	1回3g 1日3〜4回	
メロペネム	メロペン®	1回1g 1日2〜3回	
ドリペネム	フィニバックス®	1回0.5〜1g 1日3回	
ビアペネム	オメガシン®	1回0.3〜0.6g 1日3〜4回	添付文書では最大1.2g/日
イミペネム・シラスタチン	チェナム®	1回0.5〜1g 1日2〜4回	添付文書では最大2g/日
タゾバクタム・ピペラシリン	ゾシン®	1回4.5g 1日3〜4回	

（日本感染症学会日本化学療法学会 JAID/JSC 感染症治療ガイド・ガイドライン作成委員会．JAID/JSC 感染症治療ガイドライン：呼吸器感染症．感染症誌 2014；88：1-108 より引用）

いた治療が推奨される。

おわりに

COPD 増悪時の薬物治療について，ABC アプローチを中心に概説した。COPD の増悪は患者の生活の質を低下させ，生命予後を悪化させる重要な問題である。比較的軽症の増悪は，医師に診断されることなく，適切な治療介入が行われず，結果として COPD 患者の予後を悪化させることも指摘されており，定常時の患者教育も含め，増

悪の早期発見・早期介入が，COPD患者の長期管理においても重要である。

利益相反なし。

● 文献
1) 日本呼吸器学会COPDガイドライン第4版作成委員会，編．増悪期の管理．COPD診断と治療のためのガイドライン第4版．東京：日本呼吸器学会，2013．
2) Donaldson GC, Seemungal TA, Bhowmik A, et al. Relationship between exacerbation frequency and lung function decline in chronic obstructive pulmonary disease. Thorax 2002；57：847-52.
3) Spencer S, Calverley PM, Burge PS, et al. Impact of preventing exacerbations on deterioration of health status in COPD. Eur Respir J 2004；23：698-702.
4) Burge PS, Calverley PM, Jones PW, et al. Randomised, double blind, placebo controlled study of fluticasone propionate in patients with moderate to severe chronic obstructive pulmonary disease：the ISOLDE trial. BMJ 2000；320：1297-303.
5) Paggiaro PL, Dahle R, Bakran I, et al. Multicentre randomised placebo-controlled trial of inhaled fluticasone propionate in patients with chronic obstructive pulmonary disease. International COPD Study Group. Lancet 1998；351：773-80.
6) Hurst JR, Vestbo J, Anzueto A, et al. Susceptibility to exacerbation in chronic obstructive pulmonary disease. New Eng J Med 2010；363：1128-38.
7) Sapey E, Stockley RA. COPD exacerbations. 2. Aetiology. Thorax 2006；61：250-8.
8) Sethi S. Bacteria in exacerbations of chronic obstructive pulmonary disease：phenomenon or epiphenomenon？Proc Am Thorac Soc 2004；1：109-14.
9) Papi A, Bellettato CM, Braccioni F, et al. Infections and airway inflammation in chronic obstructive pulmonary disease severe exacerbations. Am J Respir Crit Care Med 2006；173：1114-21.
10) Global Initiative for Chronic Obstructive Lung Disease (GOLD). Global strategy for the diagnosis, management, and prevention of COPD：Updated 2015. URL：http://www.goldcopd.org (Accessed 19/Jan/2016)
11) Celli BR, Thomas NE, Anderson JA, et al. Effect of pharmacotherapy on rate of decline of lung function in chronic obstructive pulmonary disease：results from the TORCH study. Am J Respir Crit Care Med 2008；178：332-8.
12) Tashkin DP, Celli B, Senn S, et al. A 4-year trial of tiotropium in chronic obstructive pulmonary disease. New Engl J Med 2008；359：1543-54.
13) Turner MO, Patel A, Ginsburg S, et al. Bronchodilator delivery in acute airflow obstruction. A meta-analysis. Arch Intern Med 1997；157：1736-44.
14) Celli BR, MacNee W. Standards for the diagnosis and treatment of patients with COPD：a summary of the ATS/ERS position paper. Eur Respir J 2004；23：932-46.
15) McCrory DC, Brown CD. Anti-cholinergic bronchodilators versus beta2-sympathomimetic agents for acute exacerbations of chronic obstructive pulmonary disease. Cochrane Database Syst Rev 2002：CD003900.
16) Barr RG, Rowe BH, Camargo CA. Methylxanthines for exacerbations of chronic obstructive pulmonary disease. Cochrane Database Syst Rev 2003：CD002168.
17) Duffy N, Walker P, Diamantea F, et al. Intravenous aminophylline in patients admitted to hospital with non-acidotic exacerbations of chronic obstructive pulmonary disease：a prospective randomised controlled trial. Thorax 2005；60：713-7.
18) Davies L, Angus RM, Calverley PM. Oral corticosteroids in patients admitted to hospital with exacerbations of chronic obstructive pulmonary disease：a prospective randomised controlled trial. Lancet 1999；354：456-60.
19) Maltais F, Ostinelli J, Bourbeau J, et al. Comparison of nebulized budesonide and oral prednisolone with placebo in the treatment of acute exacerbations of chronic obstructive pulmonary disease：a randomized controlled trial. Am J Respir Crit Care Med 2002；165：698-703.
20) Niewoehner DE, Erbland ML, Deupree RH, et al. Effect of systemic glucocorticoids on exacerbations of chronic obstructive pulmonary disease. Department of Veterans Affairs Cooperative Study Group. New Engl J Med 1999；340：1941-7.
21) Thompson WH, Nielson CP, Carvalho P, et al. Controlled trial of oral prednisone in outpatients with acute COPD exacerbation. Am J Respir Crit Care Med 1996；154：407-412.
22) Aaron SD, Vandemheen KL, Hebert P, et al. Outpatient oral prednisone after emergency treatment of chronic obstructive pulmonary disease. New Engl J Med 2003；348：2618-25.
23) Walters JA, Wang W, Morley C, et al. Different durations of corticosteroid therapy for exacerbations of chronic obstructive pulmonary disease. Cochrane Database Syst Rev 2011：CD006897.
24) Vestbo J, Hurd SS, Agusti AG, et al. Global strategy for the diagnosis, management, and prevention of chronic obstructive pulmonary disease：GOLD executive summary. Am J Respir Crit Care Med 2013；187：347-65.
25) Leuppi JD, Schuetz P, Bingisser R, et al. Short-term vs conventional glucocorticoid therapy in acute exacerbations of chronic obstructive pulmonary disease：the REDUCE randomized clinical trial. JAMA 2013；309：2223-31.
26) Vollenweider DJ, Jarrett H, Steurer-Stey CA, et al. Antibiotics for exacerbations of chronic obstructive pulmonary disease. Cochrane Database Syst Rev 2012；12：CD010257.
27) Garcia-Vidal C, Almagro P, Romani V, et al. Pseudomonas aeruginosa in patients hospitalised for COPD exacerbation：a prospective study. Eur Respir J 2009；34：1072-8.
28) Sethi S, Evans N, Grant BJ, et al. New strains of bacteria and exacerbations of chronic obstructive pulmonary disease. New Engl J Med 2002；347：465-71.
29) 東山康仁，渡辺　彰，青木信樹，ほか．慢性閉塞性肺疾患症例の急性増悪に対するニューキノロン系抗菌薬とβ-ラクタム系抗菌薬の有用性．日化療会誌 2009；56：33-48.
30) 日本感染症学会日本化学療法学会JAID/JSC感染症治療ガイド・ガイドライン作成委員会．JAID/JSC感染症治療ガイドライン：呼吸器感染症．感染症誌 2014；88：1-108.

IV 間質性肺炎

- 第1章 特発性間質性肺炎（IIPs）の分類
- 第2章 ステロイド薬
  （各種IIPsにおけるステロイド薬の適応と臨床成績）
- 第3章 免疫抑制薬
  （各種IIPsにおける免疫抑制薬の適応と臨床成績）
- 第4章 抗線維化薬（ピルフェニドン，ニンテダニブ）
  （抗線維化薬の適応，臨床成績と今後の展望）
- 第5章 膠原病肺の分類と治療薬
- 第6章 その他の間質性肺炎
  （過敏性肺炎，薬剤性間質性肺炎，放射性肺炎）

第1章 特発性間質性肺炎(IIPs)の分類

坂東政司

ポイント

- 間質性肺炎とは肺間質を炎症や線維化病変の基本的な場とするびまん性肺疾患で、特発性間質性肺炎(IIPs)は現時点では原因を特定できない間質性肺炎の総称である。
- 高分解能CT所見や胸腔鏡下肺生検による病理組織パターンによりIIPsは分類される。
- 2013年に発表されたIIPs改定国際集学的分類では、6つの「major IIPs」(IPF・NSIP・COP・AIP・RB-ILD・DIP)、2つの「rare IIPs」(LIP・pleuroparenchymal fibroelastosis(PPFE))、「分類不能型(unclassifiable)IIPs」に分類している。
- Major IIPsは、発症様式や臨床経過により大きく3つ(慢性線維化、急性/亜急性、喫煙関連)にカテゴリー化される。
- 臨床経過や予後などの疾患特性(disease behavior)に基づいた分類および治療目標・モニタリング戦略が提言され、治療目標は臨床的特性に応じて設定する。

はじめに

びまん性肺疾患(diffuse parenchymal lung disease：DPLD)とは、両側肺野に病変が広がるさまざまな肺疾患の総称で、原因の特定できるびまん性肺疾患(薬剤性肺障害、膠原病に伴う間質性肺炎、じん肺、過敏性肺炎など)と特発性(現時点では原因不明)とに2大別される。また、米国胸部疾患学会(American Thoracic Society：ATS)/欧州呼吸器学会(European Respiratory Society：ERS)による特発性間質性肺炎(idiopathic interstitial pneumonias：IIPs)国際集学的合意分類では大きく4つに分類している(図1)[1)2)]。一方、間質性肺炎とは肺間質を炎症や線維化病変の基本的な場とするびまん性肺疾患で、IIPsは現時点では原因を特定できない間質性肺炎の総称である。IIPsの分類に関する歴史的変遷においては、Liebow and Carringtonの5型[1)3)]や山中の分類(A〜D群)[4)]などが重要であるが、詳細な経緯については他文献[5)]を参照していただきたい。近年では、高分解能コンピュータ断層写真(high-resolution computed tomography：HRCT)所見や胸腔鏡下肺生検(video-assisted thoracic surgery：VATS)による病理組織パターンによりIIPsは分類され、2002年に発表されたATS/ERS国際集学的合意分類[1)]では、臨床病理学的疾患単位として特発性肺線維症(idiopathic pulmonary fibrosis：IPF)、非特異性間質性肺炎(nonspecific interstitial pneumonia：NSIP)、特発性器質化肺炎(cryptogenic organizing pneumonia：COP)、急性間質性肺炎(acute interstitial pneumonia：AIP)、呼吸細気管支炎を伴う間質性肺炎(respiratory bronchiolitis-

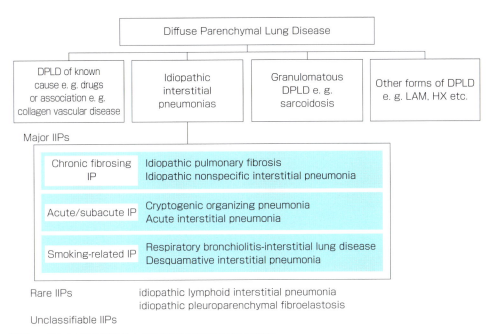

図1 びまん性肺疾患および特発性間質性肺炎の分類
(American Thoracic Society / European Respiratory Society International Multidisciplinary Consensus Classification of the Idiopathic Interstitial Pneumonias. Am J Respir Crit Care Med 2002;165:277-304, Travis WD, Costaabel U, Hansell DM, et al. An official ATS/ERS Statement: update of the international multidisciplinary classification of the idiopathic interstitial pneumonias. Am J Respir Crit Care Med 2013;188:733-48 より改変引用)

interstitial lung disease:RB-ILD),剥離性間質性肺炎(desquamative interstitial pneumonia:DIP),およびリンパ球性間質性肺炎(lymphoid interstitial pneumonia:LIP)の7つに分類された。その後2013年に発表されたIIPs改定国際集学的分類[2]では,6つの「major IIPs」(IPF・NSIP・COP・AIP・RB-ILD・DIP),2つの「rare IIPs」(LIP・pleuroparenchymal fibroelastosis(PPFE)),「分類不能型(unclassifiable)IIPs」に分類された(図1)。また,発症様式や臨床経過により大きく3つ(慢性線維化,急性/亜急性,喫煙関連)にカテゴリー化されている(図1)。さらに,臨床経過や予後などの疾患特性(disease behavior)を考慮した分類および治療目標・モニタリング戦略(表)が掲げられ,治療目標は臨床的特性(clinical behavior)に応じて原因除去から疾患進行の抑制まで,幅広い設定となっている。

本章では,IIPsの新分類に基づいた各疾患の臨床的特徴について概説するが,詳細な薬物療法については別章に譲る。

Major IIPs

■特発性肺線維症(IPF)

IPFはIIPsの中で最も頻度が高く,予後不良である。現時点では原因が同定できない慢性・進行性の線維化間質性肺炎で,多くは高齢男性,喫煙者に発症し,病変は肺に限局し,病理組織学的かつ/または放射線学的に通常型間質性肺炎(usual interstitial pneumonia:UIP)パターンを呈する疾患と定義される[6]。近年では未知の原因による肺胞上皮細胞の繰り返す損傷とその修復・治癒過程の異常が主たる病因・病態と考えられている。臨床所見ではばち指と両側下肺野のfine cracklesが重要である[7]。IPFの診断アルゴリズム(図2)[6]では,原因の明らかな間質性肺疾患(慢性過敏性肺炎,膠原病関連,薬剤など)をまず除外し,次にHRCT所見で3つのパターン(UIPパターン,possible UIPパターン,inconsistent

表 疾患の特性（病勢や臨床経過）に基づく特発性間質性肺炎の分類

Clinical Behavior	Treatment Goal	Monitoring Strategy
Reversible and self-limited (e. g., many cases of RB-ILD)	Remove possible cause	Short-term(3- to 6-mo)observation to confirm disease regression
Reversible disease with risk of progression(e. g., cellular NSIP and some fibrotic NSIP, DIP, COP)	Initially achieve response and then rationalize longer term therapy	Short-term observation to confirm treatment response. Long-term observation to ensure that gains are preserved
Stable with residual disease (e. g., some fibrotic NSIP)	Maintain status	Long-term observation to assess disease course
Progressive, irreversible disease with potential for stabilization (e. g., some fibrotic NSIP)	Stabilize	Long-term observation to assess disease course
Progressive, irreversible disease despite therapy (e. g., IPF, some fibrotic NSIP)	Slow progression	Long-term observation to assess disease course and need for transplant or effective palliation

(Travis WD, Costabel U, Hansell DM, et al. An official ATS/ERS Statement：update of the international multidisciplinary classification of the idiopathic interstitial pneumonias. Am J Respir Crit Care Med 2013；188：733-48 より引用)

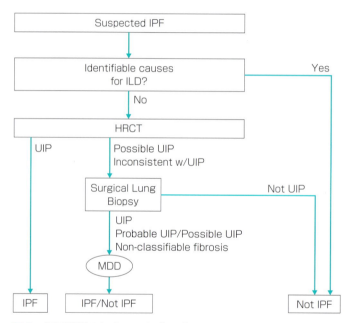

図2 IPF診断のためのアルゴリズム
(Raghu G, Collard HR, Egan JJ, et al. An Official ATS/ERS/JRS/ALAT Statement：idiopathic pulmonary fibrosis：evidence-based guidelines for diagnosis and management. Am J Respir Crit Care Med 2011；183：788-824 より改変引用)

with UIP パターン）に分類する．UIP パターンとしては蜂巣肺所見が必須であり，胸膜直下・下肺野優位の陰影分布，網状影，牽引性気管支拡張も重要な所見である．HRCT 所見が UIP パターンであれば外科的肺生検なしに IPF と診断できる．一方，病理組織所見は4つのパターン（UIP パターン，probable UIP パターン，possible UIP パターン，not UIP パターン）に分類される．しかし，アルゴリズムを用いても診断が困難な場合もしばしば経験され，IPF の診断には呼吸器専門医と放射線診断医，病理医による有機的な議論が極めて重要であり，multidisciplinary discussion

(MDD)と呼ばれる。IPFの臨床経過は個々の患者でさまざまかつ予測困難であるが，予後不良因子として観察開始時の呼吸困難の程度・拡散能の低下・運動負荷試験時の低酸素血症・HRCTでの蜂巣肺の広がり・肺高血圧症の合併が重要で，自覚症状・努力肺活量・拡散能・HRCTでの線維化所見の経時的な悪化も重要な因子である。死因としては急性増悪と合併肺癌が重要である。安定期の治療に関しては[8]，抗線維化薬であるピルフェニドンおよびニンテダニブが新たに登場し，わが国では2008年からピルフェニドン，2015年からニンテダニブが保険適用となっている。一方，副腎皮質ステロイド(以下，ステロイド)単剤，ステロイドと免疫抑制薬との併用療法，シクロスポリンの有用性を示すエビデンスはなく，原則的には使用すべきではない[6]。IPFの急性増悪時にはステロイド療法が行われ，免疫抑制薬の併用を行う場合もある[6]。

■非特異性間質性肺炎(NSIP)

NSIPは，1994年にKatzensteinらにより提唱された病理学的疾患概念で，特発性のみならず，膠原病肺や過敏性肺炎，薬剤性肺炎，肺感染症など二次性の間質性肺炎症例が含まれていた。その後IIPsの独立した疾患単位として捉えようとする考え方が広まり，2008年に305例の特発性NSIPの検証作業(ATS Project)[9]により，独立したIIPsの疾患単位として認められた。NSIPの頻度はIPFに次いで2番目に多い。亜急性または慢性の経過で発症し，平均年齢は50歳前後で，IPFと異なり非喫煙者，女性に多い。主要な症状は咳嗽，労作時呼吸困難で，発熱や関節痛・腫脹やRaynaud現象，皮疹，筋肉痛などの膠原病様症状を10％前後に認める。HRCTでは，両側下肺野優位にすりガラス陰影・浸潤影や牽引性気管支拡張を伴う網状陰影，下葉の容積減少を認め，病変は胸膜からわずかに離れた部位に分布する。現時点では，NSIPの確定診断には外科的肺生検が必要で，びまん性，均一な時相の間質の細胞浸潤と線維化を示し，cellular NSIP(主に

Katzensteinのgroup 1)とfibrotic NSIP(主にgroup 2と3)の2つに分類される。ステロイドが有効な症例が多く，その予後はIPFに比較し良好で，ATS Projectでは5年生存率82.3％，10年生存率73.2％と報告している[9]。実臨床ではcellular NSIPとfibrotic NSIPとを区別し治療戦略を立て，cellular NSIPではステロイドの単独治療が選択されることが多い。一方，fibrotic NSIPはその一部でステロイドの初期治療効果は良好であっても，経過中しばしば再燃を繰り返すことがあり，その場合にはステロイドと免疫抑制薬との併用を行う。

■特発性器質化肺炎(COP)

COPは，1983年にDavisonらが経気管支肺生検(transbronchial lung biopsy：TBLB)で肺胞腔内の器質化病変を主体とする病理組織学的所見を示し，ステロイド治療に反応した8例を報告し提唱した臨床病理学的疾患概念である。その後1985年にEplerらが提唱したbronchiolitis obliterans organizing pneumonia(BOOP)と同一疾患と認識されているが，2002年の国際分類[1]ではCOPの名称が使用された。COPの頻度はIIPsの約4〜12％で，実臨床では，市中肺炎様の症状および画像所見を呈するが抗菌薬治療に反応せず，通常はステロイドへの反応性が良好な間質性肺炎として特徴づけられる。発症の平均年齢は50歳代で，男女差はなく，非喫煙者に多い。発症様式は急性もしくは亜急性で，臨床症状としては感冒様症状や呼吸困難などを認める。胸部画像所見は，両側性または一側性の浸潤影を呈し，陰影が移動する(遊走性)こともある。HRCT所見の特徴は，中下肺野優位な斑状影であり，気管支血管束に沿った分布または胸膜下優位に分布する場合が多い。約20％のCOP症例では，中心部のすりガラス様陰影をリング状に取り囲むように周囲の高吸収域を認められる"reversed halo sign"を認める。病理所見は肺胞または肺胞道から細気管支への気腔内のポリープ状の器質化組織を認め，その分布は斑状で，時相は均一である。

COPの自然軽快はまれで，多くはステロイド治療が必要であり，数週から3カ月以内の経過で80％以上の症例が改善する。通常経口プレドニゾロン0.5～1 mg/kg/日を1～2カ月投与の後，漸減する。再発は高率に生じ，ステロイド量を15 mg/日以下に減量した場合，あるいは治療中止後1～3カ月以内に再発することが多い。しかし再発しても治療に反応するため，疾患全体としての予後はほかの間質性肺炎と比較して良好である。

■急性間質性肺炎（AIP）

AIPは，1986年にKatzensteinが提唱した臨床病理学的疾患概念で，急速進行性の経過をたどる間質性肺炎である。臨床症状や病理所見は急性呼吸窮迫症候群(acute respiratory distress syndrome：ARDS)とほぼ同様であるが，誘因および先行する基礎疾患を認めない点および多臓器不全症候群を伴うことがまれである点がARDSとは異なるため，idiopathic ARDSとも呼ばれ，1935年に報告されたHamman-Rich症候群と同一疾患と考えられる。何らかの原因により肺胞上皮細胞の損傷，硝子膜形成，肺胞腔内への液性滲出が起こり，その後，肺胞の虚脱や肺胞管の拡張，気腔内滲出物の器質化，肺胞壁内の線維芽細胞の増生が起こる。発症の平均年齢は50～55歳であるが，あらゆる年齢層で発症する。性差はなく，喫煙との関連は認めない。主要症状は数日から数週で進行する呼吸困難と乾性咳嗽である。発症は急激で，筋肉・関節痛，全身倦怠感などのウイルス感染様の前駆症状を認めることもある。画像所見では，典型的には両側性の浸潤影，すりガラス状陰影を認める。陰影の分布は両側性であるが，必ずしもびまん性分布を示さず，時に斑状の分布を呈する。HRCTでは両側性のすりガラス陰影に濃い浸潤影を伴う。器質化期には牽引性気管支拡張も高頻度に認める。病理所見では，びまん性肺胞障害(diffuse alveolar damage：DAD)を呈する。確定診断には外科的肺生検でDADを証明することが必要であるが，呼吸状態の悪化により実施困難なことが多く，その場合は臨床像や画像所見，TBLBなどから総合的に診断する。一般的には治療抵抗性であり治療法はいまだ確立されていないが，パルス療法を含むステロイドや免疫抑制薬を用いる。人工呼吸管理では，ARDSに準じた肺保護戦略として1回換気量の制限や高CO_2許容換気などが行われている。予後は不良で，死亡率は60～90％との報告が多いが，近年では12.5～20％との報告もある。

■剥離性間質性肺炎（DIP）

DIPは，1965年にLiebowらが報告した原因不明の間質性肺炎である。本疾患の特徴は肺胞腔内への肺胞マクロファージの高度な集積であり，当初は集積したマクロファージが剥離した肺胞上皮細胞と考えられたため，剥離との名称がついた。新分類では主要なIIPsの一つに含まれているが，DIPはIIPsのうち3％未満で，後述するRB-ILDとあわせても10％未満とまれである。好発年齢は40～50歳代で，男女比は2：1である。DIPの約70～80％が喫煙者であり，病因として喫煙との関連が強いと考えられているが，非喫煙者にも発症する。症状は乾性咳嗽や労作時呼吸困難で，ばち指やfine cracklesを認める。

HRCT所見は下葉，末梢優位の分布を示し，早期例ではすりガラス陰影が主体で，線維化が進んだ症例ではすりガラス陰影の内部に小囊胞を認める。病理組織所見では，肺胞腔内へ肺胞マクロファージが広範，高度に滲出し，軽度～中等度の肺胞隔壁の線維化を認める。最も重要な鑑別疾患はNSIPで，NSIPの一部にはDIP様変化を伴うこともある。また，ステロイド治療後のDIPではマクロファージが消失し，病理像がfibrotic NSIPパターンを示す場合もあり，分類不能型IIPと診断される可能性もある[2]。治療は禁煙とともに，ステロイド治療が行われる。しかし，一部の症例ではステロイド抵抗性で，まれに急性増悪することもある。DIPの予後は，10年生存率が約70％と比較的良好である。

■呼吸細気管支炎を伴う間質性肺炎（RB-ILD）

RB-ILDは，1987年に呼吸細気管支炎にびまん性間質性肺炎を伴う間質性肺疾患として報告された。発症は40～50歳代に多く，男女比は2：1程度である。DIPと異なりほぼ100％が現喫煙者で，喫煙開始10年以上経過して発症し，喫煙指数は30 pack-yearsを超える者が多い。呼吸器症状は軽微で，認めないこともある。HRCT所見は，粒状影および斑状すりガラス陰影が，びまん性かつ小葉中心性に分布する。病理組織学的特徴は，小葉中心部や細気管支を中心に好酸性で，茶褐色・細顆粒状物質を貪食したbrown macrophageあるいはsmoker's macrophageと呼ばれるマクロファージの集積を認める。治療はDIPと同様禁煙を行い，多くの場合改善するが，改善しない場合にはステロイド治療を行う。予後は個々の症例でさまざまであるが，一般的には良好である。

Rare IIPs

■リンパ球性間質性肺炎（LIP）

LIPは，1969年Liebowらが提唱した組織学的パターンで，リンパ球の肺間質へのびまん性浸潤が最大の特徴である。しかし，免疫組織化学や分子生物学的分析の進歩により，LIPの多くがリンパ腫（特に非ホジキン低悪性度B cell MALTリンパ腫）であることが明らかとなった。また，LIPパターンを示す症例の多くはシェーグレン症候群や多中心性キャッスルマン病などに伴った二次性の疾患であり，IIPsの1型とすべきLIPの頻度は極めてまれである。HRCT所見は両側のすりガラス陰影と境界不明瞭な小葉中心性粒状陰影で，気管支血管束の肥厚像や小葉間隔壁の肥厚像も認める。治療法は確立されておらず，通常はステロイド治療を行い，時に免疫抑制薬も併用される。予後は症例によりさまざまで，自然軽快例もあるが，蜂巣肺や嚢胞を形成し，呼吸不全が進行する場合もある。

■PPFE

上葉優位に進行性の線維化病変を呈する原因不明の間質性肺疾患は，「上葉優位型肺線維症」・「特発性上葉限局型肺線維症（idiopathic pulmonary upper lobe fibrosis：IPUF）」・「PPFE」などの名称が用いられるが，原因のみならず発症機序や病態などに関しても不明な点が多い。2004年にFrankelらは原因不明の胸膜・肺実質の呼吸器疾患で，①臨床的に慢性の間質性肺炎様の像を呈し，②画像上胸膜および肺実質を主体とした上葉優位の陰影を来し，③病理組織学的に従来の間質性肺炎のいずれの範疇にも分類できない，などの特徴を有する疾患群をidiopathic PPFEとして報告した[10]。しかし，新分類[2]で引用された文献は6つのみであり，十分なエビデンスとは言い難く，今後さらなるエビデンスの構築が望まれる。本疾患は，20～80歳代までと幅広い年齢層に発症し，明らかな性差は認めない。非喫煙者が多く，自覚症状としては体動時呼吸困難，乾性咳嗽を認める。身体所見では，細身の体型でbody mass index（BMI）が低い患者が多く，初診時または経過中に胸郭の扁平化を認める。胸部単純X線所見では，上肺野の容積縮小と胸膜肥厚像，肺門挙上を認め，通常経過とともに胸膜直下優位の帯状影・索状影が拡大・悪化する。HRCT所見では上葉の胸膜直下に拡張した細気管支透亮像を伴う帯状のコンソリデーションを認め，多発性嚢胞を認めることもある。病理組織学的所見では，上葉優位に胸膜直下の肺胞虚脱硬化・弾性線維の帯状集簇（線維弾性症；subpleural fibroelastosis）と胸膜から離れた内側に肺胞腔内を充満する線維化病変（intra-alveolar fibrosis）を認める。経過中，高頻度に気胸を併発し再発性，難治性である。また進行例では，アスペルギルス感染症の併発が多い。60％の症例で疾患の進行を認め，徐々に悪化する症例が多いが，

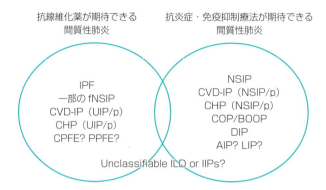

図3 治療薬選択からみた間質性肺炎の分類(私案)
fNSIP：線維化性 NSIP，CVD-IP：膠原病に伴う間質性肺炎，CHP：慢性過敏性肺炎，CPFE：気腫合併肺線維症，UIP/p：UIP パターン，NSIP/P：NSIP パターン。

症状出現後に急激に悪化する場合もあり，予後不良である。治療については，十分なエビデンスのある治療戦略はない。ステロイドや免疫抑制薬が時に使用されるが，有効性を示す場合は少ない。また，ピルフェニドンを使用することもあるが，その効果は不明である。今後も症例を集積し，肺移植の適応を含め新たな治療法の開発および臨床試験の実施が急務である。

分類不能型 IIPs (unclassifiable IIPs)

分類不能型間質性肺炎(unclassifiable interstitial pneumonia)は，2002 年に発表された国際集学的合意分類[1])の本文中で初めて記述されたが，分類カテゴリーとしての新たな導入には否定的な見解を示しており，臨床医は可能な限り分類不能型としないように努力すべきであるとしている。しかし新分類では，①臨床，画像，あるいは病理データが不十分・不適切である場合，②以下の理由で臨床，画像，病理の間で大きな不一致・乖離がある場合〔既治療の影響（DIP でステロイド治療後の場合，NSIP のみ認めることがある〕，現在の ATS/ERS の分類では特徴づけられない新しい疾患あるいは通常は認めない特殊な場合（線維化を伴った器質化肺炎など），HRCT および/あるいは病理パターンで複数のパターンを認

める場合〕を分類不能型 IIPs としている[2])。分類不能型 IIPs は前述したいくつかの場合に分類されるハイブリッド群であることから，標準的な治療戦略は存在しない。現時点では，MDD の結果，最も可能性の高い診断を推定し，臨床 behavior に応じた治療目標（表）を設定し，進行・悪化する場合には抗炎症・免疫抑制療法または抗線維化療法を選択すべきである。

おわりに：IIPs 分類の将来展望

IIPs の分類は，病理組織学的観点から始まり，その後 HRCT の登場により放射線学的観点を加味した分類である。一方，近年行われたいくつかの臨床試験により，これまで有効な治療薬がなかった IPF に対する抗線維化薬の有用性が証明され[8])，IIPs 診療は新たな時代を迎えている。今後は IIPs のみならず，原因を特定できる間質性肺炎を含めた広い範疇で，抗炎症・免疫抑制療法の有効性が期待できる間質性肺炎と抗線維化療法の有効性が期待できる間質性肺炎（図3）などといった実臨床での治療戦略の決定に利用できる新たな分類法の必要性についても検討・提案すべきであると思われる。

利益相反(講演料)：日本ベーリンガーインゲル

ハイム，塩野義製薬。

● 文献

1) American Thoracic Society / European Respiratory Society International Multidisciplinary Consensus Classification of the Idiopathic Interstitial Pneumonias. Am J Respir Crit Care Med 2002；165：277-304.
2) Travis WD, Costaabel U, Hansell DM, et al. An official ATS/ERS Statement：update of the international multidisciplinary classification of the idiopathic interstitial pneumonias. Am J Respir Crit Care Med 2013；188：733-48.
3) Liebow AA, Carrington CB. The interstitial pneumonias. In：Simon M, Potchen EJ, LeMay M, editors. Frontiers of pulmonary radiology, 1st ed. New York：Grune & Stratto；1969：102-41.
4) 村尾 誠. 総括研究報告. 厚生省特定疾患肺線維症調査研究班昭和49年度研究報告書. 1974.
5) 工藤翔二. わが国の特発性間質性肺炎の歴史と臨床診断基準の第四次改訂. 日本呼吸器学会びまん性肺疾患診断・治療ガイドライン作成委員会, 編. 特発性間質性肺炎診断・治療の手引き改訂第2版. 東京：南江堂, 2011：106-10.
6) Raghu G, Collard HR, Egan JJ, et al. An Official ATS/ERS/JRS/ALAT Statement：idiopathic pulmonary fibrosis：evidence-based guidelines for diagnosis and management. Am J Respir Crit Care Med 2011；183：788-824.
7) Bando M, Sugiyama Y, Azuma A, et al. A prospective survey of idiopathic interstitial pneumonias in a web registry in Japan. Respir Investig 2015；53：51-9.
8) Raghu G, Rochwerg B, Zhang Y, et al. An Official ATS/ERS/JRS/ALAT Clinical Practice Guideline：treatment of idiopathic pulmonary fibrosis. An update of the 2011 Clinical Practice Guideline. Am J Respir Crit Care Med 2015；192：e3-e19.
9) Travis WD, Hunninghake G, King TE, et al. Idiopathic nonspecific interstitial pneumonia：report of an American Thoracic Society project. Am J Respir Crit Care Med 2008；177：1338-47.
10) Frankel SK, Cool CD, Lynch DA, et al. Idiopathic pleuroparenchymal fibroelastosis：description of a novel clinicopathologic entity. Chest 2004；126：2007-13.

第2章

ステロイド薬
（各種IIPsにおけるステロイド薬の適応と臨床成績）

谷口博之，片岡健介

ポイント
- 特発性間質性肺炎の薬物治療は疾患分類ごとに検討する。
- 特発性肺線維症に対して，ステロイドは第一選択としない。
- 特発性肺線維症以外の特発性間質性肺炎に対して，ステロイドは薬物治療の中心を担う。
- 特発性間質性肺炎に対するステロイドについて，用量や治療期間について十分なエビデンスがあるわけではない。
- 分類不能型の特発性間質性肺炎のなかにはステロイドが有効な症例がある。

はじめに

特発性間質性肺炎（idiopathic interstitial pneumonias：IIPs）の診断は歴史的な変遷を経て現在に至り，近年のガイドライン[1]では表に示されるように大きく3つ（主要IIPs，希少IIPs，分類不能型IIPs），詳細には9疾患に分類されている。日常の診療において，IIPs患者に対して薬物療法を選択する場合，この疾患分類ごとに治療計画を立てることになる。本章で扱う副腎皮質ステロイド（以下，ステロイド）は，古くからIIPs治療の主役であったが，IIPs全般に対して，一律の効果があるわけではないことが知られていた[2]。近年，IIPsの中で大半を占める特発性肺線維症（idiopathic pulmonary fibrosis：IPF）に対しては，ステロイドはむしろ有害であるとの見解から，慢性期に使用しないように推奨されている。しかしながらIPFの急性増悪やIPF以外のIIPsにおいては，薬物療法の中心を担っている。IIPs診療においては，期待し得る効果についての十分な知識を有して治療にあたるべきであるが，ステロイドは諸刃の剣ともいえる治療薬であるため，より慎重に使用適用を吟味すべきである。本章ではステロイドについて，疾患ごとに，最新の知見を交えてガイドラインに沿って解説する。

特発性肺線維症

IPFはIIPsの中で大半を占めるが，一般的に非可逆性の肺の慢性進行性の線維化を呈する予後不良疾患である。古くには，IPFの線維化の源は胞隔の慢性炎症であり，肺の線維化は炎症から進展すると考えられたことから，ステロイド単独やアザチオプリン（azathioprine：AZA）やシクロホスファミド（cyclophosphamide：CPA）といった免疫抑制薬との併用による全身投与が選択されていた時代があった。歴史的には，ステロイドによってIPF患者の短期的な呼吸機能改善の効果が示されたという報告[3]はあるが，長期的な有効性や生命予後の改善効果が示されたエビデンスは

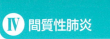

表　特発性間質性肺炎の疾患分類別のステロイド治療の位置づけ

主要 IIPs			
慢性線維化性 IIPs			
	IPF	慢性期	ステロイドは第一選択としては用いない
		急性増悪時	パルスなどの高用量ステロイド療法から漸減 免疫抑制薬を併用する
	INSIP	cellular NSIP	経口ステロイド
		fibrotic NSIP	経口ステロイドに免疫抑制薬を併用することもある 症状や呼吸機能障害が強いときは高用量ステロイド療法から漸減
喫煙関連 IIPs			
	RB-ILD		禁煙で改善ないときステロイド 1mg/kg/ 日から漸減
	DIP		禁煙で改善ないときステロイド 1mg/kg/ 日から漸減
急性 / 亜急性 IIPs			
	COP		自然軽快しないときステロイド 0.5〜1mg/kg/ 日で開始し漸減 症状や呼吸機能障害が強いときは高用量ステロイド療法から漸減
	AIP		パルスなどの高用量ステロイド療法から漸減
希少 IIPs			
	LIP		ステロイドが有効であったという報告がある
	PPFE		有効な治療薬の報告はない
分類不能型 IIPs			ステロイドが有効な症例もある

なく，使用経験の報告があるのみであった。近年，細胞分子レベルの病態解明が進歩し，ステロイドを中心とした抗炎症治療ではIPFの肺胞上皮細胞の不可逆的な線維化進行を抑制することは不可能であり，替わって抗線維化薬が推奨されるようになった。さらには2012年に報告されたIPFを対象とした前向き臨床試験[4]において，ステロイドにAZAと経口N-アセチルシステインを加えた3剤治療群は，プラセボ群と比較して，むしろ予後を不良にした，という結果が報告され，臨床医に衝撃を与えた。IPFについてエビデンスに基づいたガイドラインが作成され，それまで印象論や使用経験にのみ基づき，比較試験で有効性が裏付けられていないステロイドについても客観的な判断が下されるようになった。2015年に公表された米国胸部疾患学会／欧州呼吸器学会／日本呼吸器学会／中南米胸部学会（American Thoracic Society/European Respiratory Society/ Japanese Respiratory Society/Latin American Thoracic Association：ATS/ERS/JRS/ALAT）合同のIPFの国際的ガイドライン[5]では，もはやステロイド単独治療についての言及はない。ステロイドとAZAと経口N-アセチルシステインとの3剤治療について言及されているが，「弱い確信度をもって強く使用すべきでない」と，否定的な見解がなされている。

典型的なIPFの慢性期治療薬としては，ステロイドを第一選択として使用すべきでないが，典型的でない所見を有する場合，病状進行が速い場合，抗線維化薬に不応性であったり，抗線維化薬が使用できなかったりする場合，IPF急性増悪後の維持治療時期などに，ステロイドの有用性があるのか，結論は見いだされていない。また後述する分類不能型IIPsのなかには，IPFと紛らわしい症例も存在する。分類不能型間質性肺炎の治療においては，ステロイドが有効である症例も存在するため，診断に苦慮するときは専門施設へのコンサルトが推奨される。

IPF急性増悪

　IPF急性増悪については，有効性の証明された治療法は確立していない。少数例の症例報告や観察研究を根拠として，全身管理，呼吸管理に加えて，多くの場合，高用量のステロイド全身投与が行われるのが現状である。国際的なガイドライン[6]においては，IPF急性増悪に対して弱い推奨でステロイドの使用を推奨している。

　ステロイド以外の治療法としては，観察研究やヒストリカルコントロール研究でマクロライド[7]，シクロスポリンA(cyclosporine A：CsA)[8]，リツキシマブ，血漿交換，免疫グロブリン，経口タクロリムス[9]，トロンボモジュリン[10]，ポリミキシンBカラムによるエンドトキシン吸着療法[11]などの報告があり，これらは高用量ステロイドに加えて探索的に試みられている。

特発性非特異性間質性肺炎

　疾患概念が厳格に確立するにつれ，特発性非特異性間質性肺炎(idiopathic nonspecific interstitial pneumonia：INSIP)は相対的に症例数が減ってきている[12]。組織学的に炎症細胞浸潤が主体で線維化所見に乏しいcellular NSIPと線維化所見を伴うfibrotic NSIPに細分類され，いずれも治療薬の中心はステロイドであるが，ステロイドの反応はcellular NSIPで良好である。

　有症状で呼吸機能障害を伴うINSIP患者は一般に治療対象と考えられる。ステロイドの適正な用量や治療期間については，正確に証明されておらず，軽症症例に対しては，プレドニゾロン経口投与で開始し，症状や低酸素や呼吸機能障害が強い重症症例であればステロイドパルス療法が選択されることもある。治療に反応し安定化したらステロイドは漸減し5～10mg連日もしくは隔日の維持治療用量を目指し，少なくとも1年継続した時点で終了を試みる。減量や終了に伴って増悪する症例に対しては，より長期間にわたり少量ステロイドによる維持治療が必要になるが，維持に高用量ステロイドが必要になる症例については，AZAやCPAやCsAやタクロリムスのような免疫抑制薬を併用する方法もある。INSIPの生命予後や治療反応はIPFに比べて良好といわれており，約2/3の症例は改善・安定し，5年生存率は15～26％と報告されている[2]。fibrotic NSIPの場合，上記治療で効果が不十分で線維化病変が進行する症例に対しては，抗線維化薬の適応が検討される。

呼吸細気管支炎を伴う間質性肺疾患

　呼吸細気管支炎を伴う間質性肺疾患(respiratory bronchiolitis-interstitial lung disease：RB-ILD)の治療の主体は禁煙と支持療法である。病態を改善する有効な薬物療法は見いだされていない。RB-ILD患者に禁煙は強く推奨されるべきである。後ろ向きコホート研究では18例の禁煙成功例で，1/3～2/3の症例で，症状，呼吸機能，CT画像所見の改善が得られると報告されている[13]。支持療法とは，酸素療法，呼吸リハビリテーション，肺炎球菌ワクチンやインフルエンザワクチンのことを指す。慢性閉塞性肺疾患(chronic obstructive pulmonary disease：COPD)的な側面を持ち合わせている症例においては，抗コリン薬吸入やβ刺激薬吸入による気管支拡張薬，ステロイド吸入が有効なケースもある。

　通常は，禁煙にもかかわらず重症であるか，禁煙しているのに病状進行する症例に対して，ステロイド全身投与や免疫抑制薬による治療が行われることがあるが，これらの有効性を裏付けるデータはない。初期投与量は1mg/kg/日で長くとも1カ月で漸減しはじめる。6～9カ月で5～10mg/連日もしくは隔日まで減量し，1年ぐらいで終了を目指す。開始後3カ月で手応えがなければステロイド無効と判断し終了を考慮すべきである。

免疫抑制薬はステロイドが有効な症例にしか使用せず，その目的はステロイドsparing効果である。

ある後ろ向きコホート研究において，経口ステロイドで治療されたRB-ILD症例15例は数年の経過で呼吸機能低下を来し1例は呼吸不全により死亡したと報告されている。この研究においては，より重症例が治療されたのか，ステロイドは病状を進行させたのか，ステロイドによる有害事象が悪影響を与えたのかは不明である。

また別のRB-ILD症例12例の観察研究では11例がステロイド治療を受け，6例で症状の軽快が得られたが，そのうち長期改善を維持したのは3例のみであった。8例は病状安定，1例は悪化した[14]。

剥離性間質性肺炎

剥離性間質性肺炎(desquamative interstitial pneumonia：DIP)の10年生存率は70〜88％といわれている。一方でDIP診断の際に線維化を伴う症例が除かれると10年生存率は100％とも報告されており，比較的予後良好疾患である[15]。

DIP治療において，最も重要なのは禁煙であるが，精確な効果は定かでない。実際に禁煙のみで改善する症例もあるが，禁煙後も病状進行する症例もある。ケースシリーズにおいては，一時的なものかもしれないが，DIPに対するステロイドの有効性が報告されている。系統的レビューにおいては，禁煙にステロイドを組み合わせることにより約半数が改善すると報告されている。AZAやCPAの免疫抑制薬の追加治療が行われた症例報告もあるが，そこまでの薬物療法の必要性や有効率は不明である。

特発性器質化肺炎

特発性器質化肺炎(cryptogenic organizing pneumonia：COP)の治療についての比較対照試験はないため，経験則や観察研究が根拠になっている。治療の第一選択は症状や呼吸機能の障害度，画像的な病変の拡がり，進行スピードを総合的に鑑みて判断する。

①軽症で進行性でない症例：自然寛解することもあるため，薬物療法を行わずに経過観察をする。症状や呼吸機能や画像検査で病勢を評価する。

②限局した切除された症例：一般的には薬物療法は行わない。43例の切除されたCOPを対象とした研究で，41例は追加治療なしで治癒し，残りの2例はステロイドで良好に治療されたという報告がある。

③中等症，呼吸機能障害があり，遷延もしくは悪化傾向，広範な陰影を呈する症例：初期治療として経口ステロイドが推奨される。理想体重から算出して，プレドニゾロン(prednisolone：PSL) 0.5〜1mg/kg/日を開始し2〜4週ごとに病状評価し5mgずつ減量を試みる。過去の集計では60％で完全奏効，27％で部分奏効，14％で効果なし，6％が死亡と報告されている[16]。実際にはステロイド推奨初期投与量や継続期間はよく知られていない。英国胸部疾患学会(British Thoracic Society：BTS)ガイドライン[16]では，PSL 0.75〜1mg/kg/日から最高100mg/日を朝に経口投与となっている。4〜8週間は初期用量を継続し，状態が安定〜改善なら0.5〜0.75mg/kg/日に漸減し4〜6週間維持する。3〜6カ月で経口PSLを漸減し，安定もしくは治癒していれば終了する。ステロイド治療中は2〜3カ月ごとにX線写真，呼吸機能をフォローすべきである。ステロイド治療中に再燃する例においては，増悪前の用量に戻す。多くの場合，症状の出現前に画像の悪化があるといわれている。ステロイド終了後は3カ月ごとに1年程度は経過観察する。一般にステロイドに対する反応は良好とされるが，減量や終了に伴って，病勢が再燃することもよく経験する。

④重篤な呼吸不全を伴う症例：臨床経験や症例報告を根拠とすると，ステロイドパルス療法はお

おむね数日で反応が得られる。その後0.75〜1mg/kg/日のステロイドに切り替えられる。以後は上記と同様の要領で漸減する。

⑤ステロイドで改善が乏しい症例：単なるCOPでなくほかの鑑別疾患の可能性を考え直し，再検査を検討することが重要である。そのうえで，ステロイド治療でも効果不十分なCOPと診断されるときは，根拠は乏しいがCPAが選択されることもある。CPAの用量は正常腎機能症例では1〜2mg/kg/日から最高150mg/日であるが，COPに対する適正用量は不明である。その他の治療薬として，マクロライド，CsA，リツキシマブ，マイコフェノレートの報告がある。

⑥ステロイド減量不能，有害事象によるステロイド忍容性不良な症例：代替の治療薬としてはCPA，マクロライド，CsA，リツキシマブが報告されている。

急性間質性肺炎

急性間質性肺炎（acute interstitial pneumonia：AIP）に対する薬物療法としては，ステロイドが用いられるが，客観的に有効性が示されたことはない。実際にはステロイドについては，より早期に投与開始されたほうが治療反応は良好であるという報告[17]もあるため，AIPとの診断後，速やかに高用量のステロイドを開始し，4週間以内に治療効果をみながら漸減する。ステロイドに反応不良な場合，予後は不良である。

ステロイド以外の薬物療法としては，CPA，CsA，AZA，ビンクリスチンなどの免疫抑制薬について，少数例の報告がある。

薬物療法以外では，急性呼吸窮迫症候群（acute respiratory distress syndrome：ARDS）に準じた呼吸管理，日和見感染予防，その他の合併症対策を含めた集学的な治療が必要である。また海外においては，少数ではあるが，緊急で行う肺移植治療の報告がある。

特発性リンパ球性間質性肺炎

特発性リンパ球性間質性肺炎（idiopathic lymphoid interstitial pneumonia：LIP）は多くの場合，膠原病や膠原病類縁疾患，HIVなどのウイルス感染といった全身疾患に合併して存在する。希少IIPsに分類されている特発性LIPについて，対照を設定した臨床試験はないため，症例報告やまとまった複数例報告の情報を参考に治療を考えることになる。基本的特発性LIPの治療については症状と呼吸機能障害の程度で決める。自然軽快もあるが，症状や呼吸機能障害が重篤な症例に対してステロイド全身投与が有効であったという報告がある[18]。また，免疫抑制薬併用の報告もある。

PPFE

Pleuroparenchymal fibroelastosis（PPFE）は希少IIPsに分類されており，近年，まとまった複数例報告[19]もみられるようになったが，今のところ，有効性の証明された薬物療法はない。進行性のPPFEに対しては酸素療法，呼吸リハビリテーション，肺炎球菌ワクチン，インフルエンザワクチン，栄養サポートなどの支持療法が主体となる。背景に間質性肺炎を合併する症例については，各間質性肺炎の治療が行われることがあるが，PPFE病変に対する治療薬の効果は多くは期待できない。一般に，ステロイドは日和見感染や気胸や縦隔気腫などのリスクを上げることになり，安易には推奨されない。

分類不能型特発性間質性肺炎

最新の国際的な診断分類ステートメント[1]ではIIPs分類の末尾に分類不能型が明記されている。いわゆる多分野合議でも最終診断に至らないよう

な症例がこれに当てはまる。前述までのIIPs分類に合致しない場合，しばしば膠原病に特徴的といわれている肺病理所見を伴う場合，薬剤性肺障害の可能性が示唆される場合などが含まれる。分類不能型IIPsといっても，多様な症例が組み入れられるため，治療方法についてもひとまとめに扱うことは困難である。経験的には膠原病関連間質性肺炎のようにステロイドや免疫抑制薬が有効なこともあるし[20]，IPFに近似した症例では抗線維化薬が適切な選択と考えられることもある。少なからず存在する分類不能型IIPsの仕分けや治療法選択は今後の研究課題である。

おわりに

IIPs診療はここ数年において，国際的なガイドラインの改定もなされ，進歩がみられる。主要IIPsについては新規治療薬の開発や前向きの比較試験も進行中であるし，分類不能型IIPsについても将来的に再構築の必要性があると指摘されていることから，現行のガイドラインも発展途上と考えられる。副作用が懸念されるステロイドではあるが，最新の情報やエビデンスを参考にしつつ，適応，用量，投与期間を適正に見極めることにより，治療効果を最大限に引き出せるように使いこなすことを目指したい。

利益相反なし。

● 文献
1) Travis WD, Costabel U, Hansell DM, et al. An official American Thoracic Society/European Respiratory Society statement : update of the international multidisciplinary classification of the idiopathic interstitial pneumonias. Am J Respir Crit Care Med 2013 ; 188 : 733-48.
2) Kondoh Y, Taniguchi H, Yokoi T, et al. Cyclophosphamide and low-dose prednisolone in idiopathic pulmonary fibrosis and fibrosing nonspecific interstitial pneumonia. Eur Respir J 2005 ; 25 : 528-33.
3) Selman M, Carrillo G, Salas J, et al. Colchicine, D-penicillamine, and prednisone in the treatment of idiopathic pulmonary fibrosis : a controlled clinical trial. Chest 1998 ; 114 : 507-12.
4) Martinez FJ, De Andrade JA, Anstrom KJ, et al. Randomized trial of N-acetylcysteine in idiopathic pulmonary fibrosis. N Engl J Med 2014 ; 370 : 2093-101.
5) Raghu G, Rochwerg B, Zhang Y, et al. An official ATS/ERS/JRS/ALAT clinical practice guideline : treatment of idiopathic pulmonary fibrosis. An update of the 2011 clinical practice guideline. Am J Respir Crit Care Med 2015 ; 192 : e3-19.
6) Collard HR, Ryerson CJ, Corte TJ, et al. Acute exacerbation of idiopathic pulmonary fibrosis : an international working group report. Am J Respir Crit Care Med 2016 ; 194 : 265-75.
7) Kawamura K, Ichikado K, Suga M, et al. Efficacy of azithromycin for treatment of acute exacerbation of chronic fibrosing interstitial pneumonia : a prospective, open-label study with historical controls. Respiration 2014 ; 87 : 478-84.
8) Sakamoto S, Homma S, Miyamoto A, et al. Cyclosporin A in the treatment of acute exacerbation of idiopathic pulmonary fibrosis. Intern Med 2010 ; 49 : 109-15.
9) Horita N, Akahane M, Okada Y, et al. Tacrolimus and steroid treatment for acute exacerbation of idiopathic pulmonary fibrosis. Intern Med 2011 ; 50 : 189-95.
10) Kataoka K, Taniguchi H, Kondoh Y, et al. Recombinant human thrombomodulin in acute exacerbation of idiopathic pulmonary fibrosis. Chest 2015 ; 148 : 436-43.
11) Abe S, Azuma A, Mukae H, et al. Polymyxin B-immobilized fiber column (PMX) treatment for idiopathic pulmonary fibrosis with acute exacerbation : a multicenter retrospective analysis. Intern Med 2012 ; 51 : 1487-91.
12) Travis WD, Hunninghake G, King TE Jr, et al. Idiopathic nonspecific interstitial pneumonia : report of an American Thoracic Society project. Am J Respir Crit Care Med 2008 ; 177 : 1338-47.
13) Moon J, du Bois RM, Colby TV, et al. Clinical significance of respiratory bronchiolitis on open lung biopsy and its relationship to smoking related interstitial lung disease. Thorax 1999 ; 54 : 1009-14.
14) Ryu JH, Myers JL, Capizzi SA, et al. Desquamative interstitial pneumonia and respiratory bronchiolitis-associated interstitial lung disease. Chest 2005 ; 127 : 178-84.
15) Carrington CB, Gaensler EA, Coutu RE, et al. Natural history and treated course of usual and desquamative interstitial pneumonia. N Engl J Med 1978 ; 298 : 801-9.
16) Bradley B, Branley HM, Egan JJ, et al. Interstitial lung disease guideline : the British Thoracic Society in collaboration with the Thoracic Society of Australia and New Zealand and the Irish Thoracic Society. Thorax 2008 ; 63 : v1-58.
17) Suh GY, Kang EH, Chung MP, et al. Early intervention can improve clinical outcome of acute interstitial pneumonia. Chest 2006 ; 129 : 753-61.
18) Cha SI, Fessler MB, Cool CD, et al. Lymphoid interstitial pneumonia : clinical features, associations and prognosis. Eur Respir J 2006 ; 28 : 364-9.
19) Oda T, Ogura T, Kitamura H, et al. Distinct characteristics of pleuroparenchymal fibroelastosis with usual interstitial pneumonia compared with idiopathic pulmonary fibrosis. Chest 2014 ; 146 : 1248-55.
20) Omote N, Taniguchi H, Kondoh Y, et al. Lung-dominant connective tissue disease : clinical, radiologic, and histologic features. Chest 2015 ; 148 : 1438-46.

第3章

免疫抑制薬
（各種 IIPs における免疫抑制薬の適応と臨床成績）

小倉高志

ポイント

- 特発性間質性肺炎で必ずしも免疫抑制薬を使用すべき疾患はないが，症例を選べばステロイド単剤よりも有用な病態がある。
- 特発性肺線維症に対して原則として免疫抑制薬は推奨されないが，膠原病先行型が疑われるが症例や，急性増悪時には有効な症例がある。
- 特発性肺線維症以外の特発性間質性肺炎に対して，ステロイドに加えて免疫抑制薬が有用な症例には，線維性 NSIP や AIP がある。
- 特発性間質性肺炎に対するステロイドの減量時に免疫抑制薬が sparing 効果のある症例がある。
- 分類不能型の特発性間質性肺炎のなかには免疫抑制薬が有効な症例がある。

はじめに

間質性肺炎の治療としては抗線維化薬が登場するまでには，古くから副腎皮質ステロイド（以下，ステロイド）と免疫抑制薬の抗炎症薬が各種すべての特発性間質性肺炎（idiopathic interstitial pneumonias：IIPs）に使用されてきた現在は，特発性肺線維症（idiopathic pulmonary fibrosis：IPF）の病態には炎症の関与は少なく，肺局所の上皮障害とその治癒過程に障害があると考えられており，治療の主役は抗線維化薬になっている。ただし，実臨床では IPF の一部の症例にはステロイドと免疫抑制薬は使用されている。その他の各種 IIPs でも必ずしも免疫抑制薬を使用すべき疾患はないが，症例を選べばその併用によりステロイド単剤よりも有用な病態がある。

IIPs に使用する時に知っておきたい免疫抑制薬の基本的知識

■ IIPs に対する薬物治療の基本的な考え方

現時点で IIPs 全体に対する治療の国際的なガイドラインはないため，IPF に対する治療ガイドラインが IIPs の治療においての基本的な考え方の参考になる。2015 年に改定された米国胸部疾患学会/欧州呼吸器学会/日本呼吸器学会/中南米胸部学会（American Thoracic Society/European Respiratory Society/Japanese Respiratory Society/Latin American Thoracic Association：ATS/ERS/JRS/ALAT）合同の IPF の国際的ガイドライン（以下，2015 年 IPF 国際ガイドライン）において，a）IPF において使用を否定する推奨は強い薬剤（ほとんどの患者には使用しない方がよい薬剤），b）使用を肯定する推奨は条件付きである薬剤（患者がこの薬剤を選択肢と

して選べるように医師が支援すべき薬剤)などに分類されている[1]。免疫抑制薬は，単剤でも他剤との併用療法も含めてa)に分類される薬剤である。ただし，このガイドラインでは治療は患者の価値観や好みを考慮すること，ガイドラインの推奨は切迫していることが多くそれぞれの独自の臨床的状況をすべて考慮できないこと，そのためガイドラインの推奨を機械的にすべての患者に適応すべきではないことも記載されている。このことからも，特にIIPsに免疫抑制薬の使用については，臨床医が使用を検討する場合は容認されると考える。

■おのおのの免疫抑制薬の知識

日本の現場においてIIPsで使用されている頻度順でいくと，シクロスポリン(ciclosporin：CyA)，タクロリムス(tacrolimus：TAC)，シクロホスファミド(cyclophosphamide：CPA)，アザチオプリン(azathioprin：AZA)が挙げられる。CPAとAZAもプレドニゾロン(predonisolone：PSL)と同様に炎症サイトカインを抑制するが抗線維化作用の報告はない。ただ，CyA，TACはTGF-β分泌を抑制して抗線維化作用を有することが最近わかってきた。

●シクロスポリン(CyA)
①機序

CyAの間質性肺炎に対する機序としては，以下の3つが考えられている。

1)アレルギー性炎症の抑制(カルシニューリン阻害薬として，IL-2遺伝子転写を阻害してTリンパ球における増殖や活性化を抑制する)，2)ステロイド抵抗性の回復(薬剤抵抗性の機序にかかわるmultidrug transporterの一つであるP糖蛋白の活性化を低下させて，ステロイドの細胞外への移行を抑制して薬剤のbioavailabilityを増加させる)，3)線維化の抑制(AP-1/JunD活性化を低下させて，TGF-β分泌を抑制して抗線維化作用を有する)[2]。

②使用方法

CyAは，免疫抑制薬は移植での使用方法を参考にしているので，教科書的には計算は理想体重を使用して，初期量を2mg/kg/日から開始するとされている。ただし実地臨床では，抗癌薬や抗結核薬のように厳密な計算をしないことが多く，100 mg/日，分2で開始してから，4日後に血中濃度として全血でトラフ値を測定して100～150ng/mlとなるように，投与量を調整する。トラフ値とは，薬物を反復投与したときの定常状態における最低血中薬物濃度であるが，投与開始後どの程度で定常状態に達するか明確ではないが，一般的な目安は初回投与の3～5日に，薬剤投与の12時間後をトラフ値として測定する。その後は投与開始から1カ月は2週間に1回，その後は1カ月に1回の測定をすることが多い。

ただし，CyAのトラフ値は副作用のモニターのために有用であるが，効果に関しては投与2時間後の血中濃度(C2)のモニターが大事となる[3]。

③副作用

長期投与で一番問題になるのは用量依存性の腎機能障害であり，定期的なモニターが必要である。ほかには高血圧，歯肉肥厚，神経障害(頭痛，震戦，感覚異常)，代謝障害，感染症がある。

④投与時の注意

P糖蛋白の活性化を低下させるため，P糖蛋白の代謝と関連する併用薬(ニンテダニブなど)の血中濃度を上昇させることがあるので，注意が必要である。

これは以下のすべての免疫抑制薬に共通のことであるが，感染症には注意が必要であり，特にニューモシスチス感染，真菌症(アスペルギルス感染など)やサイトメガロ感染症の発現を念頭におく。ニューモシスチス感染症合併の予防で，ST合剤を併用すべきあり，逆に予防投与されているときはほとんど発症しないことが多い。

●タクロリムス(TAC)
①機序

CyAと同様のカルシニューリン阻害薬であるTACにおいても，前述と同様の機序で肺の線維

化の抑制効果が期待されている[4)5)]。

②使用方法

TACは食事による影響はほとんどなく，C2のモニターは必要がないとされる。TACは，皮膚筋炎の間質性肺炎の治療に保険適用されているので，このときの添付文書の使用法を参考にしている。初期には，0.025 mg/kg/日（理想体重を使用）を1日2回朝食後および夕食後に経口投与する。以後は，全血の血中トラフ濃度が5～10ng/mlとなるように調整する。

③副作用

CyAと同様に用量依存性の腎機能障害が問題になるが，特にトラフが20ng/mlを超えないようにすべきである。骨髄移植時の使用法を参考にすれば，血清クレアチンが投与前の25％以上上昇した場合には，本剤の25％以上の減量または休薬を考慮する。

④投与時の注意

CyAと同様に，P糖蛋白の活性化を低下させるため，P糖蛋白の代謝と関連する薬（ニンテダニブなど）を併用した場合には，その薬剤の血中濃度を上昇させることがあるので，注意が必要である。

● シクロホスファミド（CPA）

①機序

CPAはアルキル化薬に分類される。T細胞とB細胞と両者を減少させるが，B細胞に対する抑制作用が強い。免疫抑制作用は，用量と期間に依存する。

②使用方法

経口投与の場合，初期量を50mg/日から開始して，必要に応じて7～14日ごとに25mgずつ増量する。維持量は，1.0～2.0mg/kg/日（理想体重，最大用量150mg/日）。治療効果の発現に通常3カ月以上を要するので，副作用が問題なければ6カ月以上は続けた方が良い。

CPAの点滴静注によるパルス療法は，強皮症など膠原病合併の間質性肺炎で使用されるが，IIPsにおいてもIPFの急性増悪，急性間質性肺炎（acute interstitial pneumonia：AIP），ステロイド抵抗性の非特異性間質性肺炎（nonspecific interstitial pneumonia：NSIP）などで使用することがある。初期量を500mg/m^2で開始し，可能なら750 mg/m^2まで増量，4週ごとに投与する方法と，2週ごとに500mg/bodyで開始して増量する方法がある。内服連日法よりも出血性膀胱炎や，発癌のリスクが少ないとされている。

③副作用

骨髄抑制，易感染性，肝障害，出血性膀胱炎，脱毛，悪心，嘔吐，口内炎，下痢，肺線維症〔晩期にpleuroparenchymal fibroelastosis（PPFE）類似の上葉優位肺線維症を発現する報告ある〕がある。長期投与では，発癌リスクがあがる（二次発癌）。WBC4,000/mm^3以下あるいはPLT10万/mm^3未満になれば，半量まで減量あるいは休薬する。出血性膀胱炎予防のため水分摂取を十分行い，尿量を確保し，尿検査を毎月チェックする。

● アザチオプリン（AZA）

①機序

AZAは代謝拮抗薬に分類される。免疫抑制作用は，T細胞の増殖抑制作用による。

②使用方法

初期量を50mg/日から開始して，必要に応じて7～14日ごとに25mgずつ増量する。維持量は，2.0～3.0mg/kg/日（理想体重，最大用量150mg/日）。

③副作用

骨髄抑制，易感染性，肝障害，悪心，嘔吐がある。AZAに多い副作用として無顆粒球症と肝障害がある。

④投与時の注意

尿酸値を下げる薬であるアロプリノールはAZAの代謝を遅延させ，血中濃度を上昇させて骨髄障害などの副作用頻度を高めるため併用時には注意が必要である。

おのおののIIPsに対する免疫抑制薬の適応

■特発性肺線維症（IPF）：慢性期

●IPFに対してガイドラインでは免疫抑制薬は推奨されない

2000年のIPFの治療指針ではステロイドと免疫抑制薬の併用が推奨されていたことも踏まえ、欧米ではしばらく併用療法を慢性期のIPFにも使用されていた。ただ、2011年IPF国際ガイドラインでは、ステロイド単剤だけではなく、2000年の指針で推奨されていたステロイドと免疫抑制薬との併用投与もIPFにおいて使用を否定する推奨は強い薬剤（ほとんどの患者には使用しない方がよい薬剤）になった[6]。2015年IPF国際ガイドラインにおいては、PANTHER試験の結果により、経口N-アセチルシステイン（N-acetylcysteine：NAC）＋AZA＋PSL併用療法もIPFにおいて使用を否定する推奨は強い薬剤となったので、原則的に免疫抑制薬はIPFに対して使用を推奨されていない[1]。

●今までの臨床研究におけるステロイドと免疫抑制薬の併用試験とreal worldでの使用経験状況

①PANTHER試験（2013年）

軽症・中等症のIPFに対するNAC＋AZA＋PSLの併用療法が、プラセボ群に比較して死亡率、入院率が高かったことを理由に、NAC＋AZA＋PSLの併用療法群のみ途中中止勧告がされた[7]。

②日本におけるステロイド＋CyAと、ステロイド＋CPAの併用試験の比較試験（2015年）

2005～2008年にかけて厚生労働科学研究の一つとして、IPFに対するCyAとPSLの併用群と、当時の標準療法であったCPAとPSLの併用群との比較試験が行われた。PANTHER試験で使用された中等量のPSLと違い、10～20mgの少量のPSLの量が選択された。48週におけるFVCの低下量は、CyAとPSLの併用群で78mlとCPAとPSLの併用群で87mlと有意差がなく、CyA併用の非劣性が報告された。またこの治療が、FVC低下を抑制する傾向を認めた[8]。

●免疫抑制薬の適用

IPFにおいて慢性期のIPFに対してステロイドや免疫抑制薬の投与は、慎重であるべきだが、症例を選んで使用される場合もある。

日本でのIIPsの治療指針となる「特発性間質性肺炎の診断と治療の手引き（以下、IIPs日本の手引き）」（2004年発刊、2011年改訂。2016年にはさらに改訂予定）では、IPFでは症例を選んでステロイドと免疫抑制薬の併用療法の使用も考慮すべきとされている[9]。検討してよい場合としては、a）数カ月の経過で自覚症状や画像所見の悪化を認める、b）HRCT上明らかな蜂巣肺を認めない場合、c）BALF中リンパ球増加を認める場合、d）生検所見でNSIPや特発性器質化肺炎（cryptogenic organizing pneumonia：COP）などほかのIIPsの病理所見と診断がまぎらわしい場合が挙げられている。

IPFはヘテロな疾患であり、実地臨床では慢性過敏性肺炎や膠原病などとの鑑別が困難であり、この2つの疾患が確定診断されない場合は、とりあえずのところIPFとして診断せざるを得ない場合がある。前述のc）、d）などの所見を得た場合は特にこの疾患の可能性を考えて、ステロイドや免疫抑制薬を考慮すべき症例は存在する。ほかには、進行例において咳や呼吸困難に対して緩和目的で使用されることもある。手引きには、投与を考慮するときの方法としてPSL中等量（0.5mg/kg/日）からの漸減法とPSL少量維持（20mg/日、隔日）の2法が示されている（図）。

■非特異性間質性肺炎（NSIP）

●今までの臨床研究におけるNSIPに対する免疫抑制薬の治療

今までの特発性NSIPの治療の報告において、唯一のプロスペクティブ試験は近藤論文だけであり、症例数の多いPark論文はレトロスペクティ

```
①ステロイド漸減              ②ステロイド隔日
   ＋                            ＋
免疫抑制薬療法                免疫抑制薬療法

┌─────────────────────┐   ┌─────────────────────┐
│ PSL 0.5 mg/kg/日    │   │ PSL 20 mg/隔日      │
│ ＋免疫抑制薬        │   │ ＋免疫抑制薬        │
│ （#1, #2, #3）      │   │ （#1, #2, #3）      │
│       ↓             │   │       ↓             │
│ PSLは2～4週毎に5mg減量│  │ 減量せず            │
│ ＋免疫抑制薬        │   │ 上記を継続          │
│       ↓             │   │       ↓             │
│ 計3カ月後効果判定   │   │ 計3カ月後効果判定   │
│       ↓             │   │       ↓             │
│ PSL 10mg/日         │   │ 同量で維持          │
│ あるいは20 mg/隔日  │   │                     │
│ ＋免疫抑制薬        │   │                     │
└─────────────────────┘   └─────────────────────┘
```

#1　アザチオプリン 2～3 mg/kg/日
#2　シクロホスファミド 1～2 mg/kg/日
#3　シクロスポリン 3.0 mg/kg/日～

図　Chronic fibrosing IIPs(IPF, fibrotic NSIP)の治療例

ブな検討であり，現時点で，特発性NSIPの治療に関する質の高いエビデンスはない．

①近藤らの報告(Eur Respir J 2005)

特発性NSIPと，IPFに対するCPAと低用量PSLの治療後の肺機能の変化と予後についての比較の成績を報告している．特発性fibrotic NSIPでは，4週のパルス療法直後に12例中4例が改善，8例は変化なし．PSL＋CPA併用1年後では8例が改善，4例が変化なしであったが，1例も悪化はなかった[10]．

②Parkらの報告(Eur Respir J 2009)

韓国において，特発性NSIP 83例(fibrotic NSIP 72例，cellular NSIP 11例)の長期の臨床経過と予後，肺機能の変化を検討した報告である．5年生存率は74％であるが，cellular NSIPが呼吸器関連での再発入院がなかったが，fibrotic NSIPにおいては36％が再発で入院していた．16例(22％)は死亡している．特発性NSIPは予後良好であるが，fibrotic NSIPにおいては初期の治療反応性は良好であるが再発することがあり，一部の症例は治療抵抗性であった[11]．

●臨床医が知っておくべき，NSIPに対する免疫抑制薬の使い方の原則

①どんなときに免疫抑制薬を使用するのか

日本呼吸器学会の手引きでは，NSIPの治療は，組織学的に炎症細胞浸潤が強く，線維化がごく軽度なcellular NSIPではステロイド単独で，炎症細胞浸潤が乏しく線維化が強いfibrotic NSIPはステロイドと免疫抑制薬の併用が推奨されている[9]．2013年IIPs国際共同声明では，NSIPはIIPsの中では特にdisease behaviorに基づいた診療が有用であるとされている[12]．当初cellular NSIPとしてステロイド単独で使用しても，臨床経過が進行すれば途中からfibrotic NSIPに移行する症例が知られており，その場合には免疫抑制薬を併用すべきある．IPFと同様に特発性NSIPでも急性増悪の病態があることが報告されおり，ステロイド単独治療中のNSIPの経過中に間質性肺炎が悪化した場合は，感染症を除外したうえでステロイドパルス療法に加え，抵抗性の場合は免疫抑制薬を使用する．

②免疫抑制薬の種類

日本においては，近藤論文では使用する免疫抑制薬は，海外でも使用頻度の高いCPAを併用していた．ただ，現在の日本は海外での評価の低いCyAやTACを使用していることが多い．

③免疫抑制薬使用時の注意事項

IPFよりも予後良好なNSIPにおいては，いつまで免疫抑制薬を使用するかということが問題

■ IPFの急性増悪，AIP

2011年の国際ガイドラインでは，IPFの急性増悪の治療として高用量のステロイドが弱い推奨としてなっているのみである[6]。しかし，日本ではほとんどの急性増悪例にほぼ全例で，ステロイドパルス療法が使用されている。さらにはステロイドの反応が悪いときに，免疫抑制薬の併用が行われていることが多い。使用される免疫抑制薬は，CyA，TACやCPAパルス療法が多い。AIPにも同様の治療が行われている。当院では，AIPに関してはCADMによる急性進行性間質性肺炎が鑑別になるため，当初から，ステロイドパルス療法，TACとCPAパルス療法の3者を早期から導入している。

■ 分類不能型間質性肺炎

前述の谷口論文に記載されているように，2013年IIPs国際共同声明では，ほかの8型に入らない分類不能型が明記された[12]。IIPsの約30％近くを占める。この中ではIPFの項でも記載したように膠原病が疑われる例では，ステロイドや免疫抑制薬が有効な可能性がある。

■ その他のIIPs

ステロイド療法が治療の中心である，特発性器質化肺炎，剥離性間質性肺炎では免疫抑制薬を使用する例は少ないが，まれではあるがステロイド抵抗性の症例，ステロイドの減量時に免疫抑制薬が有用な症例がある（sparing効果）。

おわりに

現時点で間質性肺炎に対して保険適用されているのは，皮膚筋炎に合併した間質性肺炎に対してTACが認められているのみである。IIPsでも症例を選べばその併用によりステロイド単剤よりも有用な病態があるが，IIPsに対して保険適用されている免疫抑制薬はないことを患者に説明し，副作用と効果のバランスを常に考えその適応を慎重にすること，副作用対策をしっかりすることが重要である。

利益相反なし。

● 文献

1) Raghu G, Rochwerg B, Zhang Y, et al. An official ATS/ERS/JRS/ALAT clinical practice guideline: treatment of idiopathic pulmonary fibrosis. An update of the 2011 clinical practice guideline. Am J Respir Crit Care Med 2015; 192: e3-19.
2) Eickelberg O, Pansky A, Koehler E, et al. Molecular mechanisms of TGF-(beta) antagonism by interferon (gamma) and cyclosporine A in lung fibroblasts. FASEB J 2001; 15: 797-806.
3) 井上哲郎, 田中栄作, 加藤晃史, ほか. 間質性肺炎におけるシクロスポリン（ネオーラル）の血中濃度モニタリングに関する検討. 日呼吸会誌 2004; 42: 153-7.
4) Nigano J, Iyonaga K, Kawamura K, et al. Use of tacrolimus, a potent antifibrotic agent, in bleomycin-induced lung fibrosis. Eur Respir J 2006; 27: 460-9.
5) Staab-Weijnitz CA, Fernandez IE, Knüppel L, et al. FK506-Binding protein 10, a potential novel drug target for idiopathic pulmonary fibrosis. Am J Respir Crit Care Med 2015; 192: 455-67.
6) Raghu G, Collard HR, Egan JJ, et al. An official ATS/ERS/JRS/ALAT statement: idiopathic pulmonary fibrosis: evidence-based guidelines for diagnosis and management. Am J Respir Crit Care Med 2011; 183: 788-824.
7) Raghu G, Anstrom KJ, King TE, et al Prednisone, azathioprine, and n-acetylcysteine for pulmonary fibrosis. N Engl J Med 2012; 366: 1968-77.
8) Miyazaki Y, Azuma A, Inase N, et al. Cyclosporine A combined with low-dose corticosteroid treatment in patients with idiopathic pulmonary fibrosis. Respir Investig 2015; 53: 288-95.
9) 日本呼吸器学会びまん性肺疾患診断・治療ガイドライン作成委員会. 特発性間質性肺炎：診断と治療の手引き. 東京：南江堂, 2011.
10) Kondoh Y, Taniguchi H, Yokoi T, et al. Cyclophosphamide and low-dose prednisolone in idiopathic pulmonary fibrosis and fibrosing nonspecific interstitial pneumonia. Eur Respir J 2005; 25: 528-33.
11) Park IN, Kim DS, Shim TS, et al. Acute exacerbation of interstitial pneumonia other than idiopathic pulmonary fibrosis. Chest 2007; 132: 214-20.
12) Travis WD, Costabel U, Hansell DM, et al. An official American Thoracic Society/European Respiratory Society statement: update of the international multidisciplinary classification of the idiopathic interstitial pneumonias. Am J Respir Crit Care Med 2013; 188: 733-48.

第4章

抗線維化薬
（ピルフェニドン，ニンテダニブ）

抗線維化薬の適応，臨床成績と今後の展望

渥美健一郎，吾妻安良太

ポイント

- ピルフェニドンは，世界に先駆け2008年に本邦で上市された初の抗線維化薬であり，特発性肺線維症（IPF）に対する複数の臨床試験で肺活量の低下抑制が証明された。
- ニンテダニブは血管内皮増殖因子，線維芽細胞増殖因子，血小板由来増殖因子，これらの受容体を阻害する分子標的薬であり，国際第Ⅲ相臨床試験でIPFの努力肺活量の年間低下率の抑制が証明され，2015年7月に本邦でも抗線維化薬として承認された。
- ピルフェニドンとニンテダニブの使い分けや併用療法については今後の検討課題である。

はじめに

特発性肺線維症（idiopathic pulmonary fibrosis：IPF）は，予後不良の慢性進行性の間質性肺疾患である。IPFは従来，肺間質に起こった慢性炎症が線維化を惹起することに由来する疾病と考えられており，2000年に米国胸部疾患学会（American Thoracic Society：ATS）/欧州呼吸器学会（European Respiratory Society：ERS）によって発表された共同声明[1]では，IPFに対する副腎皮質ステロイド（以下，ステロイド）と免疫抑制薬による抗炎症療法が暫定的に推奨治療となっていた。近年になって，肺の線維化はさまざまな外的・内因的刺激による肺胞上皮障害に対する修復異常として説明されるようになり，2011年のATS/ERS/日本呼吸器学会（Japanese Respiratory Society：JRS）/中南米胸部学会（Latin American Thoracic Association：ALAT）による国際ガイドライン[2]では，IPFに対する推奨される薬物治療はなくなり，2015年に改訂されたガイドライン[3]では，ピルフェニドンとニンテダニブという2つの抗線維化薬がconditional recommendation（暫定的推奨）という用語で推奨薬剤となった。このようにIPFの治療においては抗炎症療法から抗線維化療法へと，その中心的役割が変わってきている。本章では抗線維

化薬の作用機序，臨床試験の成績，使用の注意点，今後の展望について概説する。

ピルフェニドン

■作用機序

ピルフェニドンは，1974年に米国のMargolinにより創薬された経口投与可能な低分子化合物である。現在もなお正確な作用機序は不明であるが，線維芽細胞増殖抑制作用，コラーゲン産生抑制作用，TGF-β産生抑制作用，炎症性サイトカイン（TNF-α，IL-1，IL-6など）の産生抑制と抗炎症性サイトカイン（IL-10）の産生亢進を示し，IFN-γの発現維持作用によりTh2優位な線維化病態をTh1へシフトさせるなどの各種サイトカインおよび増殖因子に対する産生調節作用を有する。これらの複合的な作用に基づき抗線維化作用を示すと考えられる。また，免疫抑制作用がほとんどないため，感染誘発のリスクが少ないと考えられる[4]。

■臨床試験の成績

●本邦での第Ⅱ相プラセボ対照二重盲検比較試験[5]

対象は安静時動脈血酸素分圧（PaO_2）≧70Torrかつ労作時酸素飽和度（saturation of pulse oximetory oxgen：SpO_2）＜90％のIPF患者で，72例がピルフェニドン群（1,800 mg/日），35例がプラセボ群に割りつけられた。主要評価項目はトレッドミル6分間定速歩行試験のSpO_2最低値の変化量と設定された。6カ月の中間解析の時点でプラセボ群のみに5例の急性増悪を認め，9カ月で開鍵となり，全例が実薬の服薬となった。主要評価項目に有意差を認めなかったが，副次評価項目である肺活量の低下はピルフェニドン群で有意に抑制された。

●本邦での第Ⅲ相プラセボ対照二重盲検比較試験[6]

対象は安静時とトレッドミル6分間定速歩行試

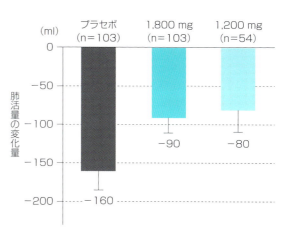

図1 ピルフェニドンまたはプラセボ52週投与後の肺活量の変化
(Taniguchi H, Ebina M, Kondoh Y, et al. Pirfenidone in idiopathic pulmonary fibrosis. Eur Respir J 2010；35：821-9より改変引用)

験のSpO_2の差≧5％，かつ労作時SpO_2≧85％のIPF患者267例で，高用量：H群（1,800 mg/日），低用量：L群（1,200 mg/日），プラセボ群の3群に割りつけられた。主要評価項目である52週後の肺活量の変化は，プラセボ群の−160 mlと比較し，H群で−90 ml（p = 0.042），L群で−80 ml（p = 0.039）と有意に抑制された（図1）。この結果を踏まえて，ピルフェニドンは2008年10月本邦でIPFの治療薬として世界で初めて承認された。

●豪州・欧州・北米での第Ⅲ相プラセボ対照二重盲検比較試験（CAPACITY試験）[7]

対象は％努力肺活量（forced vital capacity：FVC）≧50％，％肺拡散能力（diffusing lung capacity for carbon monoxide：DL_{CO}）≧35％，6L以下の酸素吸入下で6分間歩行試験距離≧150m，SpO_2≧83％のIPF患者779例であり，主要評価項目はFVCの変化と設定された。2つの試験が同時に行われ，CAPACITY1では，高用量群（2,403mg/日），低用量群（1,197mg/日），プラセボ群の3群に，CAPACITY2では，高用量群（2,403mg/日）とプラセボ群の2群に割り付けられた。主要評価項目である72週後の％FVCの変化は，CAPACITY1では有意差をもって抑

制されたが，CAPACITY2では有意差を認めなかった。

●国際第Ⅲ相プラセボ対照二重盲検比較試験（ASCEND試験）[8]

対象は％FVC ≧ 50％および90％，％$D_{L_{CO}}$ ≧ 30％および≦ 90％，1秒量（FEV_1）/FVC ≧ 0.80，6分間歩行試験≧ 150mのIPF患者555例が登録され，ピルフェニドン群（2,403 mg/日）とプラセボ群に割り付けられた。主要評価項目は52週時のFVCの変化または死亡と設定された。ピルフェニドン群ではプラセボ群と比較して，％FVCが10％以上低下した患者，あるいは死亡した患者の割合は47.9％減少した。ASCEND試験では2群間の全死因死亡率とIPFによる死亡率の有意差は認めなかったが，事前に規定したCAPACITY試験との統合解析では，ピルフェニドン群で両者の有意な軽減を認めた。この結果，米国でも2014年10月にIPFに対するピルフェニドンが承認された。

■処方上の注意点

通常は1回200mgを1日3回で開始し，副作用の出現に注意しつつ2週間ごとに1,200 mg/日から1,800 mg/日へと適宜増量する。有害事象として光線過敏症（約50％），消化器症状（約30％）がある。光線過敏症は帽子・日傘などの紫外線遮断，日焼け止めの塗布など指導により予防可能である。消化器症状に対しては，①食後の服薬の徹底，②1,800mg/日に忍容性がないと予想される際は無理に増量しない，③プロトンポンプ阻害薬，モサプリド，六君子湯などの投与を考慮する。本邦での市販後全例調査1,371例では，IPFの重症度Ⅲ，Ⅳが67.4％（924例）を占めており，副作用は885例（64.5％）報告があり，光線過敏症は197例（14.4％）と国内臨床試験での報告より少なく，消化器症状は550例（40.1％）と多い傾向にあった。また副作用による中止例はIPFの重症度によらず，1年間で22.9〜26.7％であった[9]。

ニンテダニブ

■作用機序

ニンテダニブは血管内皮増殖因子（vascular endothelial growth factor：VEGF），血小板由来増殖因子（platelet derived growth factor：PDGF），線維芽細胞増殖因子（fibroblast growth factor：FGF），これらの受容体を阻害するトリプルチロシンキナーゼ阻害薬であり，当初は抗癌薬として開発されたが，線維芽細胞の増殖抑制作用を見出され，IPFの治療薬として応用された。上皮細胞増殖因子受容体（epidermal growth factor receptor：EGFR）の阻害活性は認めず，薬剤性肺障害は生じにくいと考えられる[10]。ChaudharyらはラットブレオマイシンモデルにニンテダニブのアナログであるBIBF1000を投与し，線維化の予防効果とプロコラーゲンⅠ遺伝子発現抑制効果および結合組織増殖因子遺伝子発現抑制効果を認めた。また，TGF-βによる線維芽細胞から筋線維芽細胞へのSmad非依存性の誘導を阻害した[11]。

■臨床試験の成績

●国際第Ⅱ相プラセボ対照二重盲検比較試験（TOMORROW試験）[12]

対象は年齢40歳以上，％FVC ≧ 50％，％$D_{L_{CO}}$ ≧ 30〜79％のIPF患者432例が登録され，①50 mg1日1回群，②50 mg1日2回群，③100 mg1日1回群，④150 mg1日2回群，⑤プラセボ群に割り付けられた。主要評価項目であるFVCの年間低下は，150 mg1日2回群では60 ml，プラセボでは190 mlであったが，有意差は認められなかった。副次評価項目である急性増悪の発症頻度は，150 mg1日2回投与群でプラセボ群に比べ有意に抑制した。

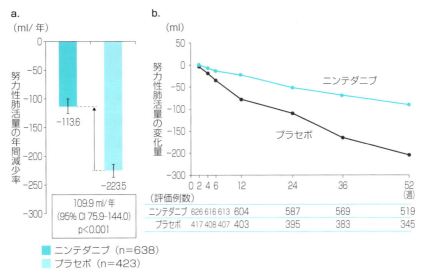

図2 INPULSIS 試験の併合解析の結果

(Richeldi L, du Bois RM, Raghu G, et al. Efficacy and safety of nintedanib in idiopathic pulmonary fibrosis. N Engl J Med 2014 ; 370 : 2071-82 より改変引用)

●国際第Ⅲ相プラセボ対照二重盲検比較試験（INPULSIS 試験）[13]

TOMORROW 試験の成績を受けて，並行した2つの試験(INPULSIS-1，2)が実施された。対象は年齢40歳以上，％FVC≧50％，％DL_{CO} 30～79％のIPF患者1,066例が登録され，ニンテダニブ群(150 mg 1日2回)：プラセボ群で，3：2に無作為化された。主要評価項目であるFVC年間低下率は，INPULSIS-1ではプラセボ群の239.9 ml に対し，ニンテダニブ群では114.7 ml，INPULSIS-2ではプラセボ群の207.3 ml に対し，ニンテダニブ群では113.6 ml であり，ともに有意に低下は抑制された。INPULSIS-1，2の併合解析の結果を図2に示す。副次評価項目である初回の急性増悪までの期間はINPULSIS-1では有意差を認めなかったが，INPULSIS-2では，プラセボ群に比べニンテダニブ群で有意に延長した。併合解析でも有意差を認めなかったが，独立判定委員会の評価による急性増悪までの期間では有意差を認めた。最も発現率の高い有害事象は下痢であり，INPULSIS-1，2でそれぞれ61.5％，63.2％に出現したが，90％以上は軽症から中等度であり，治験薬中止に至った症例は4～5％であった。

本試験の結果，米国とドイツでニンテダニブは承認され，2015年7月に本邦でも承認された。

INPULSIS 試験のサブグループ解析[14]では，性別，年齢，人種，ベースラインの％FVC，St. George's Respiratory Questionnaire(SGRQ)総スコア，喫煙，全身ステロイドの使用，気管支拡張薬の使用が評価され，FVC年間低下率，初回急性増悪までの期間，SGRQ総スコアの変化はいずれもサブグループ間で有意差を認めなかった。ただし％FVCが70％以下の群では，初回急性増悪までの期間，SGRQ総スコアの変化とも，ニンテダニブで抑制効果を認めた。なお全身ステロイド使用群で，初回急性増悪までの期間はニンテダニブのハザード比0.52(95％信頼区間0.28-0.99)と抑制傾向にある点も注目に値する。ステロイドの長期使用や不適切な減量は急性増悪を助長する可能性があり[15]，2015年9月のERS国際学会でのCottin の発表でも，全身ステロイド使用群で急性増悪の発現が増加していること，ニンテダニブはそれを抑制する傾向にある点が分析，言及されている。

■処方上の注意点

通常は1回150 mgを1日2回，朝・夕食後に経口投与する。なお，患者の状態によっては1回100 mg，1日2回投与へ減量する。2015年12月までの市販直後調査[16]では116例173件の副作用が報告されており，うち重篤な副作用は28例であった。2件以上の報告は，「特発性肺線維症（原疾患の悪化を含む）」7例，「肝機能異常」3例，「間質性肺疾患」，「悪心」，「突然死」が各2例であった。非重篤な副作用としては，下痢を含む胃腸障害，肝機能障害が多く，出現時は減量または治療の中断を検討することが重要である。

現在の問題点と今後の展望

■抗線維化薬の選択

2つの抗線維化薬の使い分けの明確な基準はない。ピルフェニドンの副作用の日光過敏症は遮光で対応できるが，戸外の仕事に従事する患者では対策に限界がある。胃腸障害は薬剤の減量でも改善が困難で，投与中止に至るケースもある。一方，ニンテダニブでは主に下痢が問題となるので，こうした副作用プロファイルの違いに基づいて使い分けることも望ましい。

■抗線維化薬の併用療法

ピルフェニドンとニンテダニブの作用機序は異なっており，併用療法の忍容性と薬物動態を明らかにするために，IPF患者を対象に無作為二重盲検，第Ⅱ相用量増加試験が本邦で行われた[17]。最も多い副作用は軽症から中等度の胃腸障害であった。ピルフェニドンにニンテダニブを併用した場合，ピルフェニドンの薬理学的動態は変わらなかったが，ニンテダニブとその代謝産物の濃度は低い傾向があった。併用療法は短期的には安全で忍容性があるが，有効性や長期的な安全性を評価するにはさらなる研究が必要である。

■患者群の選択

抗線維化薬の有効性が期待できる患者群の臨床背景や効果予測指標の探索は重要課題である。ピルフェニドンはIPFの軽症群において治療効果が得られるとの報告[18]や，投与前のFVC低下率が大きい症例ほど抑制効果が高いとの報告[19]もあり，さらなるデータの蓄積が望まれる。現時点では抗線維化薬の使用開始基準はないが，高価な薬剤であるため，専門医の判断のもとで，早期から抗線維化薬の選択肢を患者に提示したうえで，病期や進行度に応じて導入のタイミングを決定することが重要である。

■長期的効果

現在のところ，ピルフェニドンとニンテダニブとも長期的な効果は不明である。経年的な変化は個々の症例で多様であり，一定の結論には至っていない。また，薬剤使用で呼吸機能の低下が抑制できないケースに関しての薬剤の継続についても，医療経済面も含めて検証が必要である。

■医療費助成

抗線維化薬は薬価が高く，医療費助成なしでは治療継続が困難な例も多い。2015年1月から新たな難病医療費助成制度が実施され，IPFの新重症度Ⅰ度，Ⅱ度の軽症の患者でも条件を満たせば，所得によっては自己負担額の軽減が受けられるようになった。より早期から治療介入が可能となることで，予後が改善されることが期待される。

おわりに

これまで有効な治療法がなかった指定難病であるIPFに，抗線維化薬2剤が治療手段として出現し，IPFの治療は大きな転換期を迎えている。一方，IPFは形態分類に依存して特発性間質性肺炎の約半分を占めるとされているが，国際ガイド

ラインでも呼吸機能の悪化する間質性肺炎・線維症を疾患の挙動(behavior)で包括的な捉え方をしようとする動きもある。治療薬の開発に伴い，疾患の管理，治療の観点から，予後不良な疾患を同一の土俵のうえで評価していこうとする新たな概念構築を推し進める時代が始まっている。

利益相反なし。

● 文献

1) American Thoracic Society. Idiopathic pulmonary fibrosis: diagnosis and treatment. International consensus statement. American Thoracic Society(ATS), and the European Respiratory Society(ERS). Am J Respir Crit Care Med 2000;161:646-64.
2) Raghu G, Collard HR, Egan JJ, et al. An official ATS/ERS/JRS/ALAT statement: idiopathic pulmonary fibrosis: evidence-based guidelines for diagnosis and management. Am J Respir Crit Care Med 2011;183:788-824.
3) Raghu G, Rochwerg B, Zhang Y, et al. An official ATS/ERS/JRS/ALAT clinical practice guideline: treatment of idiopathic pulmonary fibrosis. An update of the 2011 clinical practice guideline. Am J Respir Crit Care Med 2015;192:e3-e19.
4) 奥 久司．ピルフェニドンの作用機序について．医薬ジャーナル 2009;45:1882-7.
5) Azuma A, Nukiwa T, Tsuboi E, et al. Double-blind, placebo-controlled trial of pirfenidone in patients with idiopathic pulmonary fibrosis. Am J Respir Crit Care Med 2005;171:1040-7.
6) Taniguchi H, Ebina M, Kondoh Y, et al. Pirfenidone in idiopathic pulmonary fibrosis. Eur Respir J 2010;35:821-9.
7) Noble PW, Albera C, Bradford WZ, et al. Pirfenidone in patients with idiopathic pulmonary fibrosis(CAPACITY): two randomized trials. Lancet 2011;377:1760-9.
8) King TE Jr, Bradford WZ, Castro-Bemardini S, et al. A phase 3 trial of pirfenidone in patients with idiopathic pulmonary fibrosis. N Engl J Med 2014;370:2083-92.
9) Ogura T, Azuma A, Inoue Y, et al. All-case post-marketing surveillance of 1371 patients treated with pirfenidone for idiopathic pulmonary fibrosis. Respir Investig 2015;53:232-41.
10) 井上義一．IPF に対する分子標的治療薬の開発：トリプル TKI(ニンテダニブ，BIBF1120)．日胸 2013;72:1086-93.
11) Chaudhary NI, Roth GJ, Hilberg F, et al. Inhibition of PDGF, VEGF and FGF signaling attenuates fibrosis. Eur Respir J 2007;29:976-85.
12) Richeldi L, Costabel U, Selman M, et al. Efficacy of a tyrosine kinase inhibitor in idiopathic pulmonary fibrosis. N Engl J Med 2011;365:1079-87.
13) Richeldi L, du Bois RM, Raghu G, et al. Efficacy and safety of nintedanib in idiopathic pulmonary fibrosis. N Engl J Med 2014;370:2071-82.
14) Costabel U, Inoue Y, Richeldi L, et al. Efficacy of nintedanib in idiopathic pulmonary fibrosis across pre-specified subgroups in INPULSIS. Am J Respir Crit Care Med 2016;193:178-85.
15) Inomata M, Nishioka Y, Azuma A. Nintedanib: evidence for its therapeutic potential in idiopathic pulmonary fibrosis. Core Evidence 2015;10:89-98.
16) 日本ベーリンガーインゲルハイム．オフェブ®カプセル市販直後調査・第3回中間結果．2016年1月．
17) Ogura T, Taniguchi H, Azuma A, et al. Safety and pharmacokinetics of nintedanib and pirfenidone in idiopathic pulmonary fibrosis. Eur Respir J 2015;45:1382-92.
18) Taguchi Y, Ebina M, Hashimoto S, et al. Efficacy of pirfenidone and disease severity of idiopathic pulmonary fibrosis: extended analysis of phase III trial in Japan. Respir Investig 2015;53:279-87.
19) Okuda R, Hagiwara E, Baba T, et al. Safety and efficacy of pirfenidone in idiopathic pulmonary fibrosis in clinical practice. Respir Med 2013;107:1431-7.

第5章

膠原病肺の分類と治療薬

桑名正隆

ポイント

- 膠原病に伴う間質性肺疾患の臨床経過，予後，治療反応性は極めて多彩である。
- 膠原病基礎疾患，自己抗体により急速進行型，再発進行型，緩徐進行型，慢性型の予測がある程度可能である。
- 全身性硬化症に伴う緩徐進行型に対してシクロホスファミドが進行抑制効果を有する。
- 抗アミノアシル tRNA 合成酵素抗体陽性例では再発進行型を呈することが多く，初回からステロイドに免疫抑制薬を併用する。
- 抗 MDA5 抗体陽性例では急速進行型を呈し予後不良であることから，早期からステロイド，カルシニューリン阻害薬，シクロホスファミドによる併用療法を開始する。

はじめに

　膠原病は免疫異常を基礎に皮膚，関節，内臓諸臓器など多臓器に障害を来す全身性疾患で，古典的な関節リウマチ（rheumatoid arthritis：RA），全身性エリテマトーデス（systemic lupus erythematosus：SLE），全身性硬化症（systemic sclerosis：SSc），多発性筋炎/皮膚筋炎（polymyositis/dermatomyositis：PM/DM）に加えて，混合性結合組織病（mixed connective tissue disease：MCTD），シェーグレン症候群（Sjögren's syndrome：SS），血管炎症候群など多くの疾患を包括する概念である。膠原病では疾患を問わず呼吸器疾患の頻度が高く，気道，血管，胸膜などに多彩な病変を来す。また，呼吸器疾患は予後規定因子として極めて重要で，現状でも RA，SSc，PM/DM，MCTD における死因の第1位を占めている。

　膠原病にみられる呼吸器疾患の中でも，頻度が高く，生命予後へのインパクトの最も大きいのは間質性肺疾患（interstitial lung disease：ILD）である。また，頻度は低いながらも生命予後不良な病変として肺胞出血と肺動脈性肺高血圧症が挙げられる。また，RA や SS では気管支拡張症や細気管支炎などの気道病変を高率に伴う。一方，膠原病では副腎皮質ステロイド（以下，ステロイド），免疫抑制薬を含めた多種多様な治療を受けることが多く，その経過中に呼吸器病変がみられた場合は，原疾患によるものだけでなく感染や薬剤などほかの要因による場合もある。本章では膠原病にみられる多彩な呼吸器疾患の中から ILD に焦点を絞り，その病型分類と治療について最近の知見を中心にまとめた。

膠原病に伴う ILD の病型分類

　膠原病に伴う ILD の臨床経過や予後は極めて

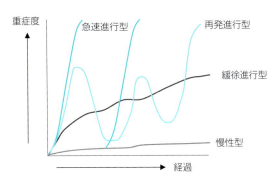

図1 膠原病に伴うILDの経過

表1 膠原病に伴う間質性肺疾患（ILD）

膠原病	症例数*	ILD頻度*	臨床経過			
			急速進行型	再発進行型	緩徐進行型	慢性型
関節リウマチ	980	7.3%	○			○
全身性エリテマトーデス	332	3.3%				
全身性強皮症	303	44.9%			○	○
混合性結合組織病	196	25.0%			○	○
多発性筋炎	84	23.8%		○		○
皮膚筋炎	130	41.5%	○	○		○
原発性シェーグレン症候群	240	5.0%			○	○

器質化肺炎は除く。*1985～2000年に受診した自験例の集計。

多様である。無治療でも長期に渡って進行しない例から，急性の経過で数週間以内に呼吸不全に至るものまで幅広い。そのため，膠原病に伴うILDあるいは膠原病肺として一括することは適切でなく，予後や治療反応性に基づいた病型分類と診療方針が必須である。呼吸器症状や健診のX線写真で見いだされたILDの中に膠原病やその類縁疾患が紛れていることも多いが，膠原病の確定診断に至らないunclassified connective tissue disease（UCTD）やlung dominant-connective tissue disease（LD-CTD）などと呼ばれる一群がある。ただし，本章ではこれらは扱わず，膠原病確診例に伴うILDのみを対象とする。

診療においては，臨床経過に基づいて4つの病型に分類すると理解しやすい（図1）。急速進行型は数週間以内に呼吸不全に至る生命予後不良の病型で，急性肺障害（acute lung injury：ALI）に類似した病態である。基礎にまったくILDのない場合と，何らかのILDを有する例の急性増悪として出現する場合がある。一方，再発進行型は亜急性～急性の経過で悪化するが，免疫抑制療法への反応性は比較的良好であるものの再燃を繰り返す。緩徐進行型は明確な急性増悪はないものの年単位で拘束性換気障害が徐々に進行し，数年から10年程度で低酸素血症を来す。慢性型は経過中に呼吸機能障害を来すレベルまで進行しないため，通常治療を要さない。当然ながら，生命予後は急速進行型が最も悪いが，再発進行型や緩徐進行型も診断5年以上の経過でみると死亡例が多い。

膠原病に伴うILDの4つの病型分類に有用な臨床指標は以下の通りである。

■基礎疾患

表1に膠原病疾患別のILDの頻度と典型例でみられる臨床経過を示す。ILDの頻度が最も高い疾患はSScとDM，次いでMCTD，PMで，SLEではまれである。RA，原発性SSでのILD

頻度は10％以下と低いが，ほかの膠原病に比べて患者数が圧倒的に多いことから診療で遭遇する機会は多い。

急速進行型はRAとDMに伴うことがほとんどである。RAでは基礎にILDを有することが多く，感染，薬剤性肺障害などを契機に急性増悪する。急性増悪の頻度は年間2.8％と報告されており，リスク因子として高齢，メトトレキサート(methotrexate)使用，高分解能CT(high-resolution CT：HRCT)での通常型間質性肺炎(usual interstitial pneumonia：UIP)パターンが報告されている[1]。DMでは特に臨床的に筋症状を欠くDM(clinically amyopathic DM：CADM)に伴うことが多い。当初は進行が緩徐であったり，画像所見が軽度であっても，経過中に急速進行型に移行する。

再発進行型はPM，DMに伴うことが多く，ステロイドや免疫抑制薬に対する反応は良好である。ただし，治療の減量により再発を繰り返すことが特徴である。慢性進行型はSScに伴うことが多いが，MCTDや原発性SSでも時にみられる。ただし，早期に慢性型との鑑別は難しい。

■自己抗体

膠原病患者血清中には多彩な自己抗体が検出され，診断のみならず病型分類にも極めて有用である。特にILDとの関連が報告されている自己抗体は抗アミノアシルtRNA合成酵素(aminoacyl tRNA synthetase：ARS)抗体，抗MDA5抗体(かつては抗CADM-140抗体と呼ばれた)，抗トポイソメラーゼⅠ抗体(かつては抗Scl-70抗体と呼ばれた)の3つである。これら自己抗体の陽性例は高率にILDを有し，当初はILDがなくても経過中に出現することも多い[2]。抗ARS抗体は抗Jo-1抗体を含めたARSを標的抗原とした少なくとも6つ以上の異なる特異性を有する一群の自己抗体をさし，Jo-1，PL-7，PL-12，EJ，KSの5つをまとめて検出する検査法が保険適用されている(抗OJ抗体は検出できない)。

これら自己抗体はILDの病型分類にも極めて有用で，抗MDA5抗体はDM(CADMを含む)に伴う急速進行型[3]，抗トポイソメラーゼⅠ抗体はSScに伴う慢性進行型と強く相関する[4]。抗ARS抗体はPM，DMに伴う再発進行型に検出されることが多いが，時にSScやRAでも検出され，その場合でも高率にILDを有する。抗ARS抗体はILD，炎症性筋症，関節炎，レイノー現象，機械工の手(mechanic's hand)，発熱などの症状と関連することから[2]，これら臨床所見を併せもつ抗ARS抗体陽性で規定される病型を抗ARS抗体症候群あるいは抗合成酵素抗体症候群と呼ぶ。

■病理組織分類

膠原病に伴うILDの病理組織は特発性間質性肺炎(idiopathic interstitial pneumonias：IIPs)の分類に準じると，非特異的間質性肺炎(non-specific interstitial pneumonia：NSIP)が大半を占める。細胞性NSIP(cellular NSIP)，線維性NSIP(fibrotic NSIP)両方がみられるが，前者はPMやDM，後者はSScに多い。典型的なUIPを呈することは少ない。急速進行型死亡例の剖検ではびまん性肺胞傷害(diffuse alveolar damage：DAD)が高率にみられる。器質化肺炎(organizing pneumonia：OP)やリンパ球性間質性肺炎(lymphocytic interstitial pneumonia：LIP)も時にみられる。しかし，これら病理組織分類はあくまでIIPsで提唱されたものであり，そのまま膠原病に伴うILDに応用することは難しい。例えば1人の患者に複数の組織分類が共存したり，分類が困難な場合も多く，IIPsでは分類に含まれない血管病変を高率に伴う。また，IIPsで示されている各組織分類の臨床経過，予後，治療反応性と必ずしも一致しない。膠原病に伴うILDにおける病理組織所見の臨床的有用性に関するエビデンスはほとんどないのが現状である。

■HRCTによるパターン分類

IIPsではHRCTにおけるパターンで病理組織

分類を予測できることが知られている。そもそも膠原病に伴うILDでは病理組織分類の臨床的有用性が確立されていないので，HRCTパターン分類（UIP/NSIP）の臨床への応用にもいまだコンセンサスはない。例えば，SSc-ILDではすべての所見を包括した病変の広がりや線維化所見が予後やシクロホスファミド（cyclophosphamide：CY）に対する治療反応性の予測に有用なことが報告されている[5]。また，抗MDA5抗体陽性例では下肺野優位の胸膜直下のすりガラス影や浸潤影，ランダムに分布するすりガラス影などユニークなパターンを示す[6]。

血清バイオマーカー

血清KL-6，SP-Dは膠原病に伴うILD全般で上昇するが，上昇の程度が予後予測に有用か，KL-6の推移が治療効果の判定に有用かなどのクリニカルクエスチョンに対する明確なエビデンスはない。ただし，抗MDA5抗体陽性例では初期にKL-6，SP-Dの上昇は軽度で，むしろフェリチンが予後予測に有用であることが示されている[7]。

膠原病に伴うILDの治療

膠原病は多臓器疾患であることから，ILDを有する例でもほかの臓器障害の分布と疾患活動性，ILDの臨床経過，予後予測に基づいて治療方針を決める。治療の目標は呼吸機能の維持・回復で，同時に長期の生命予後も考慮する。炎症が優位の早期には呼吸機能の改善を望めるが，構造改変が主体になると非可逆性となる。そのため，病型や時期によって治療内容は大きく異なる。呼吸機能低下が進行しないと予測される場合，または病変に可逆性が期待できない末期肺病変は積極的な治療の適応とならない。基礎治療として禁煙，呼吸リハビリ，ワクチン接種，酸素療法など行ったうえで薬物療法の適応を検討する。特に生命予後不良の病型に対する治療を以下に示す。

SScに伴う緩徐進行型ILD

SScに伴うILDでは緩徐進行型が1/3，残りは治療を要さない慢性型である。緩徐進行型の長期予後は不良なため（10年生存率30%以下），早期に進行を阻止する治療が必要である。SScに伴うILDでは線維化，微小血管障害とそれに伴う構造改変が病態の主体となるため，病変の可逆性は乏しい。そのため，肺移植以外で一度低下した肺機能の正常化を望むことは難しい。現実的な治療目標は，肺機能低下の進行を軽減し，生命予後を可能な限り延長することである。そのため，将来機能・生命予後の悪化が予測される症例をできるだけ早期に抽出し，それらに対して病変の進行を阻止することが目標となる。

現状で生命予後不良と関連する指標として，進行した拘束性換気障害〔努力肺活量（forced vital capacity：FVC）70%未満〕，HRCTでの病変の広がり20%以上が示されているが[8]，これらはすでにある程度構造改変が進行した状態を反映しているに過ぎない。呼吸機能が正常の早期のうちに，緩徐進行型の予測をすることが理想である。現状では進行を的確に予測することは難しいが，HRCTにおける高い線維化スコア（早期にみられる牽引性気管支拡張などの構造改変），KL-6高値などの有用性が報告されている[9]。判断が難しい場合は，3～6カ月程度で肺機能検査を繰り返し実施する。経時的なFVCの低下（6カ月で10%以上）を認めれば，その後も進行する可能性が高い。

SScに伴うILDにおける線維化や構造破壊の基礎に慢性炎症が存在することから，免疫抑制療法が治療の主体である。ただし，ステロイド療法単独の有効性は多くのコホート調査，観察試験，比較試験で否定されている。現状でFVC低下を抑制する効果が実証されている唯一の薬剤はCYであり，投与方法として経口連日投与と1カ月毎に6～12回繰り返す間欠静脈投与（intra-venous CY：IVCY）がある[10)11]。両者を使い分ける明確な基準はないが，呼吸機能が低下した例では経

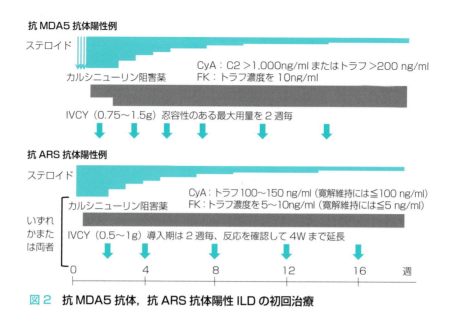

図2　抗MDA5抗体，抗ARS抗体陽性ILDの初回治療

口，呼吸機能が正常の早期にはIVCYが選択されることが多い．副作用プロフィールが異なり，静注では骨髄抑制などの急性毒性のリスクが上がるものの，CY総投与量を減らすことで悪性腫瘍リスクを軽減できる利点がある．CYの治療効果予測の指標としてHRCT上の線維化所見，高い皮膚硬化スコア，低いdyspnea index，治療前のFVC軽度低下（60〜80％）などが挙げられている[5]．CYの長期安全性に対する懸念から1年以内の期間限定もしくは総投与量36g以内で使用し，その後は維持療法としてアザチオプリン（azathioprine）などの安全性の高いほかの免疫抑制薬にスイッチする治療プロトコールが広く普及している．

CYの効果が限定的である理由の一つに安全性の懸念から長期投与ができないことが挙げられる．最近，北米でCYとミコフェノール酸モフェチル（mycophenolate mofetil : MMF）の二重盲検比較試験[12]が実施され，両者の効果は同等で，安全性はMMFの方が優れていることが確認された．したがって，今後は多くの症例でMMFがCYの代替になる可能性が高い．

■ 抗ARS抗体陽性再発進行型ILD

抗ARS抗体陽性例に伴うILDはPM，古典的DM，CADMにかかわらず再発進行型を呈することが多い．初回治療としてステロイド療法単独に対して良好に反応するが，ステロイド減量中に再発することが多い．そのため，短期予後は良好だが，10年経過する30％以上が死亡する．そのため，初回からステロイド大量にカルシニューリン阻害薬（タクロリムスなど）またはIVCYを組み合わせることが推奨されている（図2）．ただし，これら治療が再燃を抑制することを示した前向き比較試験はまだない．

■ 抗MDA5抗体陽性急速進行型ILD

抗MDA5抗体陽性例のうち約70％が急速進行型ILDを呈し，そのうち40％程度は積極的な免疫抑制療法にもかかわらず3カ月以内に死亡する[13]．一方，急性期を乗り切って6カ月時点で生存していれば，抗MDA5抗体は陰転化し，その後の再発は少なく生命予後は良好である．予後不良病態であることから，進行が緩徐な早期から積極的な免疫抑制療法を開始することが推奨されている．これまで前向き比較試験は実施されていないが，ステロイド大量（パルス療法を含む）にカルシニューリン阻害薬とIVCYを組み合わせた早期併用療法が用いられる（図2）．特に，免疫抑制薬は忍容性が得られる最大用量を使用すること

表2　間質性肺疾患(ILD)と関連する自己抗体

膠原病	関連する疾患	ILD頻度*	臨床経過			
			急速進行型	再発進行型	緩徐進行型	慢性型
抗ARS抗体 (抗Jo-1抗体含む)	cDM, PM, CADM, lcSSc, RA (抗ARS抗体症候群)	>90%		○		○
抗MDA5抗体 (CADM-140抗体)	CADM>cDM	>90%	○			
抗トポイソメラーゼI抗体 (抗Scl-70抗体)	dcSSc>lcSSc	>70%			○	○

ARS：アミノアシルtRNA合成酵素，CADM：臨床的に筋炎を伴わない皮膚筋炎，cDM：古典的皮膚筋炎，dcSSc：びまん皮膚硬化型全身性硬化症，lcSSc：限局皮膚硬化型全身性硬化症，PM：多発性筋炎，RA：関節リウマチ．

が多く，タクロリムスであればトラフ濃度が10 ng/ml，IVCYは血球減少が高度にならない範囲で1回投与量を増量し，投与間隔も2週間まで短縮する．予後不良因子として，境界明瞭な有痛性の打ち抜き皮膚潰瘍，抗MDA5抗体価の高値，血清フェリチン値の高値(800 ng/ml以上)，下肺野優位の胸膜直下のすりガラス影や浸潤影など特徴的なHRCT所見などが示されている．

おわりに

膠原病に伴うILDは臨床的に極めて多彩で，特発性病態のIIPとは異なる疾患単位である．基礎疾患や自己抗体である程度の層別化は可能だが，さらに詳細な画像やバイオマーカーを加えることで予後や治療反応性を的確に予測できる病型分類の最適化が今後の課題である．

利益相反なし．

●文献

1) Hozumi H, Nakamura Y, Johkoh T, et al. Acute exacerbation in rheumatoid arthritis-associated interstitial lung disease: a retrospective case control study. BMJ Open 2012；3：e003132.
2) Hamaguchi Y, Fujimoto M, Matsushita T, et al. Common and distinct clinical features in adult patients with anti-aminoacyl-tRNA synthetase antibodies: heterogeneity within the syndrome. PLoS ONE 2013；8：e60442.
3) Sato S, Hirakata M, Kuwana M, et al. Autoantibodies to a 140-kd polypeptide, CADM-140, in Japanese patients with clinically amyopathic dermatomyositis. Arthritis Rheum 2005；52：1571-6.
4) Kuwana M, Kaburaki J, Okano Y, et al. Clinical and prognostic associations based on serum antinuclear antibodies in Japanese patients with systemic sclerosis. Arthritis Rheum 1994；37：75-83.
5) Roth MD, Tseng CH, Clements PJ, et al. Predicting treatment outcomes and responder subsets in scleroderma-related interstitial lung disease. Arthritis Rheum 2011；63：2797-808.
6) Tanizawa K, Handa T, Nakashima R, et al. HRCT features of interstitial lung disease in dermatomyositis with anti-CADM-140 antibody. Respir Med 2011；105：1380-7.
7) Gono T, Kawaguchi Y, Satoh T, et al. Clinical manifestation and prognostic factor in anti-melanoma differentiation-associated gene 5 antibody-associated interstitial lung disease as a complication of dermatomyositis. Rheumatology (Oxford) 2010；49：1713-9.
8) Goh NS, Desai SR, Veeraraghavan S, et al. Interstitial lung disease in systemic sclerosis: a simple staging system. Am J Respir Crit Care Med 2008；177：1248-54.
9) Goldin J, Elashoff R, Kim HJ, et al. Treatment of scleroderma-interstitial lung disease with cyclophosphamide is associated with less progressive fibrosis on serial thoracic high-resolution CT scan than placebo: findings from the scleroderma lung study. Chest 2009；136：1333-40.
10) Tashkin DP, Elashoff R, Clements PJ, et al. Cyclophosphamide versus placebo in scleroderma lung disease. N Engl J Med 2006；354：2655-66.
11) Hoyles RK, Ellis RW, Wellsbury J, et al. A multicenter, prospective, randomized, double-blind, placebo-controlled trial of corticosteroids and intravenous cyclophosphamide followed by oral azathioprine for the treatment of pulmonary fibrosis in scleroderma. Arthritis Rheum 2006；54：3962-70.
12) Tashkin DP, Roth MD, Clements PJ, et al. Mycophenolate mofetil versus oral cyclophos-phmide in scleroderma-related interstitial lung disease (SLS II): a randomised controlled, double-blind, parallel group trial. Lancet Respir Med 2016；4：708-19.
13) Hamaguchi Y, Kuwana M, Hoshino K, et al. Clinical correlations with dermatomyositis-specific autoantibodies in adult Japanese patients with dermatomyositis: a multicenter cross-sectional study. Arch Dermatol 2011；147：391-8.

第6章 その他の間質性肺炎
（過敏性肺炎，薬剤性間質性肺炎，放射性肺炎）

土屋公威，稲瀬直彦

ポイント

- 過敏性肺炎は，原因抗原を反復して吸入することにより感作が成立しその後の抗原曝露によってⅢ型・Ⅳ型アレルギー反応を生じる間質性肺炎である。
- 過敏性肺炎では，真菌や細菌，鳥類など由来の異種蛋白，イソシアネートなどの化学物質が原因抗原となる。生活環境，職場環境ともに原因となり，治療・予防において抗原回避が重要である。
- 薬剤性間質性肺炎の診断においては，発症頻度が高い薬剤を知っておくこと，発症前のすべての薬剤摂取歴を調べること，感染症・心不全・悪性腫瘍などの鑑別診断を適切に行うことが重要である。
- 放射性肺炎は，胸部の悪性腫瘍（肺癌，乳癌，食道癌，悪性リンパ腫，脊椎転移巣など）に対する放射線照射を行った後に生じる肺障害である。照射野内に限局して陰影を生じるタイプと，照射野外や対側肺にも陰影が進展するタイプの2種類がある。

はじめに

呼吸器症状で患者が受診した際に，問診，身体所見，胸部画像所見，血液検査，呼吸機能検査などによってびまん性肺疾患であることを確認した後，原因不明の特発性間質性肺炎を疑う前に重要なことは，原因の明らかなびまん性肺疾患を除外することである。原因の明らかな間質性肺炎として，過敏性肺炎，薬剤性間質性肺炎，放射性肺炎について概説する。

過敏性肺炎

過敏性肺炎（hypersensitivity pneumonitis）は，抗原を長期間反復して吸入することによって感作されⅢ型およびⅣ型アレルギー反応を生じて細気管支周囲や間質に肉芽腫や線維化を伴う間質性肺炎である[1]。古くは1932年にCampbellにより現在の農夫肺に近いと思われる5症例が報告され，1960年代にPepysらが好熱性放線菌に対する抗体を示し，現在では農夫肺は免疫反応で惹起されることが認識されるようになった[2]。職場環境だけでなく住居・生活環境も関連するアレルギー性肺疾患である。

■原因

原因抗原としては，真菌や細菌，鳥類など由来の異種蛋白，イソシアネートなどの化学物質がある。代表的なものを表1に示す。本邦においては住居環境が原因の過敏性肺炎が多く，住居で増殖するトリコスポロンが原因の夏型過敏性肺炎[3]や鳥糞・羽毛が原因の鳥関連過敏性肺炎（鳥飼病）[4]の頻度が高い。一方，職場環境が原因である職業性過敏性肺炎としては，わが国では農夫肺が代表

表1 過敏性肺炎の原因抗原

疾患名	発症状況	原因抗原
生活環境		
夏型過敏性肺炎	住居	Trichosporon asahii, Trichosporon mucoides
住居関連過敏性肺炎	住居	Cephalosporium, Penicillium, Cladosporium など
鳥関連過敏性肺炎	鳥との接触	鳥排泄物(鳥飼育，庭への鳥飛来，鶏糞肥料)，羽毛布団，鳥の剥製，周囲環境の鳥(隣家，公園，神社，駅)
換気装置肺	加湿器，空調の使用	Flavobacterium, Alcaligenes faecalis, Penicillium など
Hot tub lung	浴槽(ジェットバスなど)	Mycobacterium avium complex(MAC)
職場環境		
農夫肺	酪農，畜産	好熱性放線菌(Saccharopolyspora rectivirgula, Thermoactinomyces vulgaris)
塗装工肺	自動車塗装	イソシアネート(TDI, MDI, HDI)
きのこ栽培者肺	きのこ栽培	きのこ(シイタケ，ナメコ，シメジ，エリンギ)胞子，栽培環境の真菌
温室栽培者肺	ラン，キュウリ，バラ栽培	高温多湿で繁殖する真菌(Penicillium, Aspergillus など)

表2 過敏性肺炎の病型

疾患	臨床像	吸入曝露の自覚
1. 急性過敏性肺炎	急性発症(急性症状)	容易
2. 慢性過敏性肺炎		
a. 再燃症状軽減型	急性発症(急性症状はいったん軽快)	時に困難
b. 潜在性発症型	慢性発症(急性症状なし)	困難

的である[2]。カビの生えた牧草や干草を扱う職業において，牧草に増殖した Saccharopolyspora rectivirgula や Thermoactinomyces vulgaris などの好熱性放線菌を吸入することにより発症する過敏性肺炎である．農夫肺は北海道や東北地方で多くみられ，1980～1989年の職業性過敏性肺炎に関する調査では59％と最多であった[5]．ほかの職業性過敏性肺炎としては，自動車塗装業などに使用するイソシアネートが原因の塗装工肺[6]，屋内のきのこ栽培所に浮遊するきのこ胞子や培地に増殖した真菌や細菌の吸入によるきのこ栽培者肺[7]などがある．

■病態

過敏性肺炎の患者では，原因抗原に対する感作が成立している状態でその抗原を吸入すると4～6時間後に症状が出現する．発症機序としてはIII型，IV型アレルギー反応が主体である．III型アレルギー反応においては，吸入された抗原が肺局所で特異抗体によって結び付けられ免疫複合体を形成し，それが組織に沈着して傷害がもたらされる．免疫複合体によって活性化された補体系の作用によるサイトカイン産生，血管透過性亢進などが関与する．また，IV型アレルギー反応においては，抗原提示細胞が抗原を提示してTリンパ球を感作，活性化し，同時にマクロファージも活性化され IL-1，TNF-α などを産生し，好中球，単球，Tリンパ球が肺に集積し組織傷害や肉芽腫形成に関与する．発症形式としては，急性過敏性肺炎だけでなく，抗原曝露が持続し慢性化した慢性過敏性肺炎も重要な疾患である．わが国では，夏型過敏性肺炎が急性過敏性肺炎の約70％を，鳥関連過敏性肺炎が慢性過敏性肺炎の約50％を占める．

■臨床像

過敏性肺炎は急性過敏性肺炎，慢性過敏性肺炎の分類とは別に，臨床像から急性発症と慢性発症という二つのタイプに分類することもできる(表2)．急性発症には，抗原回避により改善する急性過敏性肺炎と，急性症状自体は徐々に軽減するが少量吸入が持続することによって肺線維化が進行する再燃症状軽減型の慢性過敏性肺炎がある．慢性過敏性肺炎の中で潜在性発症型は慢性発症で

あり，当初より急性症状がなく軽微な咳嗽，労作時呼吸困難のみが主訴で慢性的に肺線維化が進行する[4]。急性過敏性肺炎では症状，画像所見が典型的なことが多く比較的診断は容易であるが，慢性過敏性肺炎，特に潜在性発症型では診断が困難な場合が多く，特発性肺線維症（idiopathic pulmonary fibrosis：IPF）との鑑別に注意が必要である[4][8]。

● 症状・身体所見

症状は抗原量，曝露期間，個体感受性などによりさまざまである。急性過敏性肺炎および再燃症状軽減型では抗原吸入後に発熱，咳嗽，倦怠感，呼吸困難などが出現する。潜在性発症型では急性症状はない。聴診上 fine crackles（捻髪音）が典型的で，細気管支病変が強い症例では squawk が聴かれることがある。30～50％にばち指を認める。

● 検査所見

急性過敏性肺炎では，赤沈亢進，好中球増多，CRP 陽性を認める。慢性過敏性肺炎では抗核抗体，リウマチ因子が3～4割で陽性となり，再燃症状軽減型で CRP 弱陽性，潜在性発症型で CRP 陰性のことが多い。間質性肺炎マーカーである KL-6，SP-D は急性，慢性ともに高値となる。肺機能検査では肺活量（vital capacity：VC）や拡散能（$D_{L_{CO}}$）が低下し拘束性障害が主体だが，気道病変が強い場合には閉塞性障害も合併する。初期に $D_{L_{CO}}$ の低下を認め，進行期になると VC，努力肺活量（forced vital capacity：FVC）の低下もみられる。

胸部 X 線写真では，急性過敏性肺炎では両側中〜下肺野を中心にびまん性粒状網状陰影，すりガラス影を認め，慢性過敏性肺炎ではびまん性網状粒状影，線状影，小浸潤影などに加えて進行すると肺容積減少も伴う。上葉の縮みが強い場合には気管の偏位もしばしば認める。高分解能 CT（high-resolution computed tomography：HRCT）において，急性過敏性肺炎ではすりガラス影，小葉中心性粒状影が主体で，汎小葉性のす

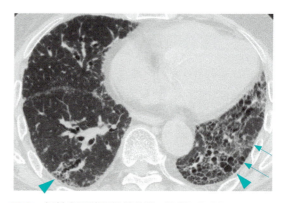

図1　慢性鳥関連過敏性肺炎の胸部 HRCT
牽引性気管支拡張（▶），左肺にはすりガラス影および網状影（→）を認める。病変分布に左右差がある。

りガラス影の周囲に低吸収域を認めるモザイクパターンを認めることもある。慢性過敏性肺炎の HRCT では8つの所見（小葉中心性粒状影，小葉間隔壁肥厚，不整型斑状影，すりガラス影，浸潤影，蜂巣肺，牽引性気管支拡張，小葉内網状影）が特徴的とされる[9]（図1）。これらは IPF の所見と重なるが，①病変が上葉にも及ぶ，②病変分布に左右差がある，③蜂巣肺の一部が気道に沿ってみられる，④小葉中心性粒状影を局所的に同定できる，などの特徴があれば慢性過敏性肺炎をより疑う。

気管支肺胞洗浄液（bronchoalveolar lavage fluid：BALF）の採取も診断に有用であり，急性過敏性肺炎の BALF では総細胞数とリンパ球の増多（50～70％）を認める。潜在性発症型では軽度の増多にとどまる。抗原曝露24～48時間後の早期の BALF では好中球増多を認める。免疫学的検査としては，可能であれば血清特異抗体の測定を行い，さらに末梢血リンパ球に抗原を加えて細胞増殖反応を評価する抗原添加リンパ球増殖試験（lymphocyte stimulating test：LST）も有用である。吸入あるいは環境誘発試験は，抗原曝露と症状の因果関係を確定診断するために有用であるが[10]，疾患増悪のリスクがあるため適応は慎重に判断する。

● 病理組織所見

病理組織検査は，急性過敏性肺炎は経気管支肺

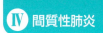

表3 慢性過敏性肺炎の診断基準

1. 環境誘発あるいは抗原誘発試験で陽性
2. 組織学的に線維化が観察される（肉芽腫の有無は問わない）
3. HRCTで線維化所見とhoneycombが観察される
4. 肺機能の拘束性障害が1年以上にわたって進行性である
5. 過敏性肺炎と関連した症状が6カ月以上続く
6. 当該抗原に対する特異抗体あるいはリンパ球増殖試験が陽性か，両者が陽性

以上，1か6，および2か3，および4か5の3項目以上を満たせば慢性過敏性肺炎と診断する。

付記として
1) 環境誘発試験は陰性のこともあるが，抗原誘発試験は陽性となる。この場合，症状の発現は弱くても，白血球数，CRP，PaO_2，DL_{CO}などの検査所見の変化だけでも陽性と判定する。
2) 病理学的所見では肉芽腫はほとんどみられず，限局性のhoneycomb，リンパ球主体の胞隔炎とリンパ球の集簇がみられる。
3) 症状は抗原吸入を持続しても軽くなることが多い。労作時呼吸困難が主な症状である。
4) 抗体が陰性で抗原添加リンパ球増殖試験だけが陽性の例もみられる。
5) KL-6，SP-Dは高値。
6) 慢性過敏性肺炎の発症環境として，カビの多い住宅や仕事場，羽毛布団使用，隣人の鳩飼育，公園・神社・駅の野鳩，野鳥の集団棲息などがある。

生検で診断がつくことが多く，胞隔炎，壊死を伴わない類上皮肉芽腫，Masson体を認める。慢性過敏性肺炎では胸腔鏡下肺生検（video-assisted thoracic surgery：VATS）による診断が必要となることが多く，その病理組織像は特発性間質性肺炎群（idiopathic interstitial pneumonias：IIPs）の組織型に準じて評価され，再燃症状軽減型では非特異性間質性肺炎（nonspecific interstitial pneumonia：NSIP）型が多く，潜在性発症型では通常型間質性肺炎（usual interstitial pneumonia：UIP）型が多い[11]。

■診断

詳細な問診と前述の検査所見などより診断を行うが，鑑別診断としては，急性過敏性肺炎では症状が類似する細菌性肺炎などの急性感染症の除外が重要であり，慢性過敏性肺炎の鑑別診断としてはIIPs，膠原病肺，じん肺，サルコイドーシスなどがある。潜在性発症型では急性症状がないため診断に難渋することが多く，住居環境，鳥飼育歴，職業歴などの聴取が重要である。吉澤が提唱している慢性過敏性肺炎の診断基準を表3に示す。

■治療

治療は，抗原回避と副腎皮質ステロイド（以下，ステロイド）薬投与が中心である。病勢が安定している場合には，まず第一に原因抗原の同定と回避に努める。しかし，抗原回避が不完全で悪化する場合や進行が急速な場合にはステロイド薬が適応となる。

急性過敏性肺炎では，軽症例では抗原回避のみで経過観察とするが，中等症以上では重症度に応じてステロイド薬を投与する〔プレドニゾロン（prednisolone：PSL）20～40 mg/日〕。慢性過敏性肺炎においても，緩徐な進行であればステロイド薬は使用せずに第一に抗原回避に努める。可能な限り抗原回避を行った後でも進行する場合にはステロイド薬投与（PSL 30 mg/日程度から）を行う。PSLの減量は病状の再燃に注意して慎重に行う。ステロイド薬投与下でも進行する症例ではシクロスポリンなどの免疫抑制薬を併用する。慢性過敏性肺炎においてはIPFと同様の急性増悪が報告されており，IPFの急性増悪に準じてステロイドパルス療法〔メチルプレドニゾロン（mPSL）1g/日を3日間〕などが行われる。

予後は，早期に抗原回避できれば良好だが，診断後も抗原回避が徹底できない症例や潜在的に進行する症例で慢性過敏性肺炎に移行すると，ステロイド薬に反応しない場合は予後不良である。UIP型の病理所見を呈する慢性過敏性肺炎はIPFと同様に予後不良であり[11]，さらにUIP型の慢

表4　薬剤性間質性肺炎の原因となり得る代表的な薬剤

抗癌薬	ゲフィチニブ，アムルビシン，ゲムシタビン，イリノテカン，ブレオマイシン
抗菌薬	ペニシリン系，セフェム系，ミノサイクリン，イソニアジド
抗リウマチ薬	金製剤，ブシラミン，メトトレキサート，レフルノミド，TNF-α阻害薬
漢方薬	小柴胡湯，柴苓湯，柴朴湯，大柴胡湯，清肺湯
解熱鎮痛薬	ジクロフェナク，ロキソプロフェン，インドメタシン，アセトアミノフェン
その他	インターフェロン，抗不整脈薬（アミオダロン），総合感冒薬，健康食品（アマメシバ）

性過敏性肺炎では診断時のVATS肺組織における線維芽細胞巣の数が予後規定因子と報告されている[12]。

薬剤性間質性肺炎

近年新規薬剤が次々に開発されており，同時に薬剤投与による有害事象の報告も増加し，多くの薬剤性間質性肺炎（薬剤性肺障害）が報告されている。胸部のびまん性陰影をみた際には，薬剤性間質性肺炎を鑑別診断の一つに挙げる[13]。

■原因

薬剤性間質性肺炎を起こす頻度が高い薬剤を示す（表4）。抗癌薬，抗菌薬，抗リウマチ薬，漢方薬は薬剤性間質性肺炎の原因としてよく知られている。これらの薬剤を投与中は薬剤性間質性肺炎発症の可能性を念頭におく必要がある。

■病態

薬剤による組織障害の病態としては，薬剤に対する直接的アレルギー反応と薬剤による細胞障害に引き続いて起きる二次的反応の2種類がある。直接的アレルギー反応ではⅠ，Ⅲ，Ⅳ型アレルギーの関与が考えられ，どの型の反応が優位かによって臨床像や画像所見に特徴がみられる。アレルギー反応で産生されるサイトカインによる組織障害や細胞障害性Tリンパ球による組織障害がある。一方，二次的反応としては，細胞死由来のキャリア蛋白がハプテンである薬剤（または代謝産物）と結合して免疫反応を惹起し組織障害を誘導するタイプや，薬剤の代謝産物が細胞死を起こした後に生じるシグナルが二次的に抗原提示細胞やT細胞を活性化し組織障害を引き起こすタイプが知られている[14)15)]。

■臨床像

●症状・身体所見

呼吸器症状に特徴的なものはなく，咳嗽，発熱，呼吸困難などがみられる。発症時期が被疑薬投与を開始した後であることが重要であり，また末梢血好酸球増多，皮疹，肝障害などを伴っていれば，薬剤性間質性肺炎である可能性をより考える。

●検査所見

KL-6，SP-Dがほかの間質性肺炎と同様に上昇する可能性があり病勢を反映することがある。KL-6上昇が肺障害の病勢をよく反映したとの報告がある一方で[16)]，KL-6については器質化肺炎，好酸球性肺炎，過敏性肺炎パターンの肺障害では上昇を認めなかったとの報告もある[17)]。いずれにせよ，診断時に上昇していたマーカーはその後の病勢の評価に有用である可能性があり経過を追う価値がある。進行例では，肺機能検査でVCやDL_{CO}の低下を認める。

胸部X線，HRCTの画像所見において，薬剤性間質性肺炎では陰影の分布が通常両側性であるが，片側肺が既存肺疾患（肺結核後遺症など），手術後，放射線治療後などで障害されている場合には健常肺優位に陰影がみられることがあるため注意を要する。

■診断

Camusによって提唱された薬剤性間質性肺炎の診断基準は，①原因となる薬剤の投与歴があること，②薬剤に起因する臨床病型が過去の報告と一致すること，③薬剤性以外の原因を否定できること，④薬剤の中止により病態が改善すること，⑤薬剤の再投与により症状が増悪することを満たすこととされる[18]。⑤に関しては，薬剤負荷試験（チャレンジテスト）と呼ばれ唯一の確実な診断法であるが，肺障害が重症化するリスクがあり一般には勧められない。

また，薬剤リンパ球刺激試験（drug-induced lymphocyte stimulation test：DLST）は薬剤性間質性肺炎の診断に頻用される検査だが，偽陰性だけでなく偽陽性を示す場合があるため信頼性に乏しく，DLST陽性を診断の根拠にしてはならない。例えば，抗菌薬（ミノサイクリンなど）ではDLSTの偽陰性が，総合感冒薬・漢方薬・メトトレキサートでは偽陽性が多いとの報告がある[19)20]。

鑑別診断として感染症，心不全があり，また元々肺癌や感染症などの陰影があった場合には原疾患悪化や感染症再燃なども挙げられる。各種培養，血中抗体価，尿中抗原，血中β-D-グルカン，サイトメガロウイルス抗原などを参考にして感染症を慎重に鑑別する。気管支鏡によるBALFや肺生検の所見も，感染症，悪性疾患，肉芽腫性疾患などの鑑別に有用である。

■治療

薬剤性間質性肺炎の可能性が高いと判断した場合には，被疑薬を中止として症状や陰影の改善の有無を観察する。被疑薬が感染症治療薬などの場合で中止による病状悪化のリスクがあると判断した場合は代替薬投与を行うこともあるが，可能な限り薬剤をいったん中止とする。薬剤中止の効果を正確に判断するためには早期のステロイド薬投与はなるべく避けるが，重症度と進行速度によってはステロイド薬投与も考慮する。一般にはBALFでリンパ球や好酸球の増多を示す症例では，ステロイド薬による治療反応性が期待できる。

放射性肺炎

放射性肺炎（radiation pneumonitis）は，胸部の悪性腫瘍（肺癌，乳癌，食道癌，悪性リンパ腫，脊椎転移巣など）に対する放射線照射を行った後に生じる肺障害である。放射線照射による肺障害は照射開始後～6カ月後にみられ，主に3カ月後までにみられる放射性肺炎と，3カ月以降にみられる晩期有害反応としての肺線維症がある。

■原因

肺の放射線照射では総線量40Gy以上の照射により放射性肺炎がほぼ必発であり[21]，照射後は経過観察を慎重に行う。発症に関与する因子としては，照射方法（照射の部位，範囲，総線量，回数），併用薬剤（抗癌薬），既存肺疾患の存在（間質性肺炎），治療歴（肺の照射歴，ステロイド治療）などが挙げられる。照射を受ける肺容積が大きいほど放射性肺炎のリスクは高くなり，同一部位への照射もリスクが高くなる。また，明らかな間質性肺炎が合併する症例では，間質性肺炎の急性増悪が生じた場合に致死的となる可能性があるため，放射線照射は原則禁忌と考えられる。

■病態

放射線照射により，II型肺胞上皮細胞，血管内皮細胞，肺胞マクロファージ，線維芽細胞などが障害を受け，産生されたTNF-α，IL-1α，IL-1βなどの炎症性サイトカインによって炎症が惹起され，放射性肺炎が生じる。放射線照射後のBALFの検討では，照射野外の対側肺でもリンパ球増多を認めたと報告されており[22]，局所的照射であっても炎症は全肺野に惹起されていると考えられる。

また，放射線照射後に行われた抗癌薬投与に

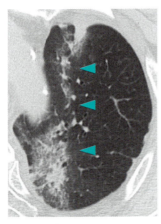

図2　放射性肺炎の胸部HRCT
左肺腺癌に対する化学放射線療法3カ月後に発症。肺区域と無関係に照射野に一致した直線的な境界（▶）をもつすりガラス影，浸潤影を認める。

よって照射野に一致した炎症が惹起される照射想起反応（radiation recall reaction）も報告されており，照射後数日〜15年で発症する可能性がある[23]。ゲムシタビンやアントラサイクリン系，タキサン系抗癌薬などで報告があり，肺以外でも皮膚，消化管，口腔粘膜などで報告がある。

■臨床像

典型的には，照射終了から4〜12週後に乾性咳嗽，微熱，呼吸困難などが出現するが，無症状のことも多い。聴診所見では，病変部位に一致してfine cracklesを聴取する。照射野内に限局して陰影を生じるタイプと，照射野外や対側肺にも陰影が進展するタイプと大きく2種類に分類される。後者に関与する因子としては，広範囲照射，縦隔照射，抗癌薬併用などが考えられている。発症から数カ月かけて肺線維化に至る経過をとる。

血液検査では白血球増多，CRP，LDH上昇を認め，KL-6，SP-A，SP-Dの上昇も報告されている[24)25)]。胸部X線写真，HRCTでは，肺区域と無関係に照射野に一致した直線的な境界をもつすりガラス影，浸潤影を認める（図2）。照射野内に限局するタイプでは，感染症とは異なり肺葉や区域の単位では分布せず，照射野に一致するのが特徴的である。経過とともに肺容積減少を伴いながら陰影は縮小し境界明瞭な浸潤影を呈する。照射野外にも陰影が進展するタイプでは，びまん性の陰影を呈する他疾患を鑑別する必要がある。

■診断

放射線照射後に上記症状が出現した場合には，放射性肺炎の可能性を念頭におき，聴診所見や画像所見が照射野に一致しているかどうかを評価する。HRCTで陰影の分布をみることにより診断は比較的容易である。照射野外にも陰影が進展するタイプでは診断はやや困難であり，原病の悪化（癌性リンパ管症を含む），抗癌薬などによる薬剤性間質性肺炎，感染症などの鑑別が必要である。また，乳癌術後の放射線照射後に，照射野外に非区域性の浸潤影を来す器質化肺炎の報告がある[26)]。

有用な定量的発症予測因子としてはV_{20}が報告されている[27)]。V_{20}とは，20Gy以上照射される正常肺の容積の両肺容積に対する割合であり，Grahamらは放射線治療単独例においてはV_{20}が40％を超えないようにすることが重要と報告している[28)]。また，Tsujinoらは化学療法併用の放射線治療の際には，V_{20}が25％を超えないように計画することを推奨している[29)]。

■治療

症状が軽微であれば，対症的に非ステロイド性抗炎症薬や鎮咳薬などの投与のみで経過観察も可能である。重度の咳や呼吸困難など中等症以上の症状を認める場合にはステロイド薬投与を行う。PSL 40〜60mg/日程度から開始し，反応をみながら4〜12週かけて漸減していく。漸減中も再燃には注意する。照射野外まで進展するタイプで両肺びまん性の陰影を呈し重篤な場合には，早期にパルス療法（mPSL 1g/日を3日間）を併用し急性呼吸窮迫症候群に準じた治療を検討する。

おわりに

ここで概説した間質性肺炎は，いずれも生活

歴，職業歴，薬剤摂取歴，既往歴などの情報を得ることが原因を同定する手がかりとなる．急性，慢性ともに間質性肺炎をみたときには鑑別診断を念頭においたうえで詳細な問診を行うことが重要である．特に潜在性に進行した慢性過敏性肺炎は診断が容易でない可能性があり注意を要する．

利益相反なし．

● 文献

1) Fink JN. Hypersensitivity pneumonitis. J Allergy Clin Immunol 1984；74：1-10.
2) Lalancette M, Carrier G, Laviolette M, et al. Farmer's lung. Long-term outcome and lack of predictive value of bronchoalveolar lavage fibrosing factors. Am Rev Respir Dis 1993；148：216-21.
3) Ando M, Arima K, Yoneda R, et al. Japanese summer-type hypersensitivity pneumonitis. Geographic distribution, home environment, and clinical characteristics of 621 cases. Am Rev Respir Dis 1991；144：765-9.
4) Ohtani Y, Saiki S, Sumi Y, et al. Clinical features of recurrent and insidious chronic bird fancier's lung. Ann Allergy Asthma Immunol 2003；90：604-10.
5) Yoshida K, Suga M, Nishiura Y, et al. Occupational hypersensitivity pneumonitis in Japan：data on a nationwide epidemiological study. Occup Environ Med 1995；52：570-4.
6) 稲瀬直彦, 吉澤靖之. 塗装工肺. 日胸 2005；64：610-6.
7) Akizuki N, Inase N, Ishiwata N, et al. Hypersensitivity pneumonitis among workers cultivating Tricholoma conglobatum (shimeji). Respiration 1999；66：273-8.
8) Inase N, Ohtani Y, Usui Y, et al. Chronic summer-type hypersensitivity pneumonitis：clinical similarities to idiopathic pulmonary fibrosis. Sarcoidosis Vasc Diffuse Lung Dis 2007；24：141-7.
9) 吉澤靖之, 大谷義夫, 稲瀬直彦. 慢性過敏性肺炎（鳥飼病）の臨床と画像. 画像診断 2004；25：36-49.
10) Ishizuka M, Miyazaki Y, Tateishi T, et al. Validation of inhalation provocation test in chronic bird-related hypersensitivity pneumonitis and new prediction score. Ann Am Thorac Soc 2015；12：167-73.
11) Ohtani Y, Saiki S, Kitaichi M, et al. Chronic bird fancier's lung：histopathological and clinical correlation. An application of the 2002 ATS/ERS consensus classification of the idiopathic interstitial pneumonias. Thorax 2005；60：665-71.
12) Chiba S, Tsuchiya K, Akashi T, et al. Chronic hypersensitivity pneumonitis with a usual interstitial pneumonia-like pattern：correlation between histopathologic and clinical findings. Chest 2016；149：1473-81.
13) 稲瀬直彦, 吉澤靖之. 薬剤性肺障害：最近の新しい薬剤を中心に. 呼と循 2009；57：1291-5.
14) Uetrecht J. Idiosyncratic drug reactions：past, present, and future. Chem Res Toxicol 2008；21：84-92.
15) Zhang X, Liu F, Chen X, et al. Involvement of the immune system in idiosyncratic drug reactions. Drug Metab Pharmacokinet 2011；26：47-59.
16) 中島正光, 真鍋俊明, 見手倉久治, ほか. 血清KL-6が高値を示し病勢と一致し変動した薬剤性肺炎の1例. 日胸疾会誌 1997；35：813-7.
17) Ohnishi H, Yokoyama A, Yasuhara Y, et al. Circulating KL-6 levels in patients with drug induced pneumonitis. Thorax 2003；58：872-5.
18) Camus P. Drug induced infiltrative lung diseases. In：Schwartz MI, King Jr TE, editors. Interstitial Lung Disease, 4th ed. Hamilton：BC Decker Inc, 2003；485-534.
19) 安井牧人, 稲瀬直彦. 薬剤性肺障害を疑うポイント. 呼吸器内科 2010；18：80-6.
20) 安井正英, 藤村政樹. 薬剤誘起性呼吸器疾患の臨床：DLSTとチャレンジテストの意義. 日胸 2003；62：885-91.
21) Movsas B, Raffin TA, Epstein AH, et al. Pulmonary radiation injury. Chest 1997；111：1061-76.
22) Roberts CM, Foulcher E, Zaunders JJ, et al. Radiation pneumonitis：a possible lymphocyte-mediated hypersensitivity reaction. Ann Intern Med 1993；118：696-700.
23) Burdon J, Bell R, Sullivan J, et al. Adriamycin-induced recall phenomenon 15 years after radiotherapy. JAMA 1978；239：931.
24) Goto K, Kodama T, Sekine I, et al. Serum levels of KL-6 are useful biomarkers for severe radiation pneumonitis. Lung Cancer 2001；34：141-8.
25) Takahashi H, Imai Y, Fujishima T, et al. Diagnostic significance of surfactant proteins A and D in sera from patients with radiation pneumonitis. Eur Respir J 2001；17：481-7.
26) Chiba S, Jinta T, Chohnabayashi N, et al. Bronchiolitis obliterans organising pneumonia syndrome presenting with neutrophilia in bronchoalveolar lavage fluid after breast-conserving therapy. BMJ Case Rep 2012；pii：bcr0920114857.
27) 新部 譲, 早川和重. 肺癌の放射線治療：肺癌診療ガイドライン改訂の要点ならびに展望. 肺癌 2008；48：1-4.
28) Graham MV, Purdy JA, Emami B, et al. Clinical dose-volume histogram analysis for pneumonitis after 3D treatment for non-small cell lung cancer (NSCLC). Int J Radiat Oncol Biol Phys 1999；45：323-9.
29) Tsujino K, Hirota S, Endo M, et al. Predictive value of dose-volume histogram parameters for predicting radiation pneumonitis after concurrent chemoradiation for lung cancer. Int J Radiat Oncol Biol Phys 2003；55：110-5.

V 肺高血圧症

第1章 肺高血圧症の臨床分類と重症度分類

第2章 重症度に応じた各種治療薬の治療成績・使用法（併用含む）

第1章

肺高血圧症の臨床分類と重症度分類

坂尾誠一郎

ポイント

- 2015年9月，欧州心臓病学会(ESC)/欧州呼吸器学会(ERS)合同の肺高血圧症(PH)ガイドラインが発表された。
- 同ガイドラインでは，「肺静脈閉塞症／肺毛細血管腫症(PVOD/PCH)」が，肺動脈性肺高血圧症(PAH)に準じて特発性，遺伝性，薬物／毒物誘発性，膠原病など各種疾患に伴うPVOD/PCHに細分類化された。
- 同様に「慢性血栓塞栓性肺高血圧症(CTEPH)」では，新たに肺動脈狭窄を生じる疾患として血管肉腫，他血管内腫瘍，動脈炎，先天性肺動脈狭窄症，寄生虫疾患が追記された。
- 本邦では2015年1月より，厚生労働省の難病対策が改定され，既存の指定難病である「PAH」「CTEPH」に加え、肺循環分野に新たに「PVOD/PCH」が指定された。世界的な指針に準じて既存の診断基準が改められ，適正な医療費配分のために本邦の医療制度に準じた重症度分類が確立された。

はじめに

2015年9月，欧州心臓病学会(European Society of Cardiology：ESC)/欧州呼吸器学会(European Respiratory Society：ERS)合同の肺高血圧症(pulmonary hypertension：PH)ガイドラインが発表された[1]。PH臨床分類では，2群の「左心系疾患に合併するPH」，3群の「呼吸器疾患に合併するPH」，5群の「原因が明らかでない多因子によるPH」ではほぼ変更がなかったが，1群の「肺静脈閉塞症／肺毛細血管腫症(pulmonary veno-occlusive/pulmonary capillary hemangiomatosis：PVOD/PCH)」では肺動脈性肺高血圧症(pulmonary arterial hypertension：PAH)に準じて特発性，遺伝性，薬物／毒物誘発性，膠原病など各種疾患に伴うPVOD/PCHに細分類化された。さらに「慢性血栓塞栓性肺高血圧症(chronic thromboembolic pulmonary hypertension：CTEPH)」では，新たに肺動脈狭窄を生じる疾患として血管肉腫，他血管内腫瘍，動脈炎，先天性肺動脈狭窄症，寄生虫疾患が追記された(表1)。本邦では2015年1月より，難病患者に対する公平かつ持続可能な社会保障制度を確立し，さらに難病に対する調査および研究を推進させる目的で，厚生労働省の難病対策が改定された。「難病の患者に対する医療等に関する法律」に基づく変更であり，今回の改定では既存の指定難病である「PAH」「CTEPH」に加え，肺循環分野に新たに「PVOD/PCH」が指定された。世界的な指針に準じて既存の診断基準が改められ，適正な医療費配分のために本邦の医療制度に準じた重症

表1 肺高血圧症臨床分類

1. 肺動脈性肺高血圧症（pulmonary arterial hypertension：PAH）
　1.1　特発性（idiopathic pulmonary arterial hypertension：IPAH）
　1.2　遺伝性（heritable　PAH：HPAH）
　　1.2.1　BMPR2
　　1.2.2　ALK-1, ENG, SMAD9, CAV1, KCNK3
　　1.2.3　Unknown
　1.3　薬物／毒物誘発性
　1.4　各種疾患に伴うPAH（associated with PAH：APAH）
　　1.4.1　膠原病性
　　1.4.2　エイズウイルス感染症
　　1.4.3　門脈圧亢進症
　　1.4.4　先天性短絡性疾患
　　1.4.5　住血吸虫症

1'. 肺静脈閉塞性疾患（PVOD）肺毛細血管腫症（PCH）
　1'.1　特発性
　1'.2　遺伝性
　　1'.2.1　EIF2AK4変異　　1'.2.2　他遺伝子変異
　1'.3　薬物／毒物／放射線誘発性
　1'.4　各種疾患に伴うPVOD/PCH
　　1'.4.1　膠原病性　　1'.4.2　エイズウイルス感染症

2. 左心性心疾患に伴う肺高血圧症
　2.1　収縮不全
　2.2　拡張不全
　2.3　弁膜疾患
　2.4　先天性または後天性の左心流出入路の閉塞／先天性心筋症
　2.5　先天性または後天性の肺静脈狭窄

3. 呼吸器疾患または低酸素血症に伴って起こる肺高血圧症
　3.1　慢性閉塞性肺疾患
　3.2　間質性肺疾患
　3.3　拘束性および閉塞性換気障害を伴うほかの肺疾患
　3.4　睡眠呼吸障害
　3.5　肺胞低換気障害
　3.6　高所における慢性曝露
　3.7　発育障害

4. 慢性血栓塞栓性肺高血圧症（CTEPH）およびその他の肺動脈閉塞性疾患
　4.1　慢性血栓塞栓性肺高血圧症
　4.2　肺動脈閉塞を生じる他疾患
　　4.2.1　血管肉腫
　　4.2.2　他血管内腫瘍
　　4.2.3　動脈炎
　　4.2.4　先天性肺動脈狭窄症
　　4.2.5　寄生虫（包虫症）

5. 原因が明らかでない多因子による肺高血圧症
　5.1　血液疾患（骨髄増殖性疾患，脾摘出，慢性溶血性貧血）
　5.2　全身性疾患（サルコイドーシス，肺ランゲルハンス細胞組織球症，リンパ脈管筋腫症）
　5.3　代謝性疾患（糖原病，ゴーシェ病，甲状腺疾患）
　5.4　その他（腫瘍塞栓，線維性縦隔炎，慢性腎不全，葉単位または片側肺単位の肺高血圧症）

度分類が確立された[2]。さらに，指定難病登録は難病指定医のみが可能となり，臨床調査個人票の登録は既存の紙媒体から将来Web上へ移行する予定となった。

本章では，ESC/ERS PHガイドラインに示された新たな臨床分類およびリスク分類を示すとともに，本邦の難病対策で示された「PAH」「CTEPH」「PVOD/PCH」における本邦特有の医療制度に対応した重症度分類を示す。本稿が，PH臨床に携わる臨床医にとって，診療の一助になれば幸甚である。

肺高血圧症(PH)臨床分類

PH臨床分類で示すように(表1),PHの原因は多岐にわたる。健常者での安静臥位平均肺動脈圧は全身血圧の1/5～1/6,9～19 mmHgである。基本的には安静臥位で平均肺動脈圧(mPAP)が25 mmHgを超える場合,PHと診断される。

■肺動脈性肺高血圧症(PAH)

臨床分類の中で特に1群のみがPAHと定義され,その主な病変部位が肺血管となる。PAHは前毛細血管性肺高血圧症であり,その診断は安静臥位の右心カテーテル検査で平均肺動脈圧が25 mmHg以上であることに加え,肺動脈楔入圧が15mmHg以下および肺血管抵抗が3Wood単位(WU)以上と定義される[2]。主に肺動脈病変が優位な場合,特発性,遺伝性,薬物/毒物誘発性,膠原病など各種疾患に伴うPAHに分類される。PAHの診断には,特に呼吸器疾患(3群)またはその他まれな疾患(5群)による前毛細血管性PH,慢性血栓塞栓性肺高血圧症(4群),さらには左心系疾患(2群)に合併する後毛細血管性PHも鑑別する必要がある。

●特発性,遺伝性PAH

特発性PAHは明らかな原因疾患が確認できない症例,遺伝性PAHは特発性PAHと臨床診断された症例で家族歴を有する,または遺伝子変異(BMPR2,ACVRL1,ENG,SMAD9,その他)を有する症例とされる[3)4)]。

●薬物/毒物誘発性PAH

食欲抑制薬によるPAH発症が報告されており,その報告ではPAHの10%が本症とされている[5]。特にアミノレックスやフェンフルラミン誘導体などの食欲抑制薬はPAH発症に関与することが示されている[6]。

●結合組織病に伴うPAH

PAHは結合組織病患者の0.5～15%に合併し,全身性強皮症(systemic sclerosis:SSc)や混合性結合組織病(mixed connective tissue disease:MCTD)では生命予後規定因子となっている[7)8)]。わが国ではMCTDや全身性エリテマトーデス(systemic lupus erythematosus:SLE)での合併が高く,欧米ではSScでの合併例が多い。結合組織病は基本的にPAH以外の併存症(心筋障害,肺線維症,血栓など)も多く,特にSScに合併するPAHではほかの1群PAHに比して予後不良であり,治療に際しては厳重な管理が必要となる。

●HIV感染症

HIV感染症とPAHの関与が報告されており,2008年の報告ではHIV症例におけるPAH有病率は0.5%とされている[9]。またフランスからの報告ではPAH患者の約6%がHIV感染症に関連するとされる[5]。

●門脈肺高血圧症

門脈圧亢進症がPAHの発症に関与するとされ[10],PAH全体の10%程度が門脈肺高血圧症とされる[5]。また,肝移植症例の5%程度にPHの併存が報告されている[11]。

●先天性心疾患

体循環-肺循環短絡を生じる先天性心疾患に伴うPAHである。欧米での頻度は,成人先天性心疾患100万人あたり1.6～12.5人とされ,その25～50%が右左シャントの常態化を認めるEisenmenger症候群に至るとされる[12]。

●住血吸虫症

住血吸虫症に合併するPAHは,臨床像,病理像ともに特発性PAHに類似しているため,1群PAHに分類されている[13]。ブラジルなど住血吸虫症発症頻度が高い国々ではPAH全体に占める割合も高く鑑別疾患として重要であるが,本邦で

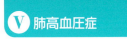

はほとんどその報告はない。

● PVOD/PCH

PVOD/PCHは極めてまれな疾患であるが、臨床的にはPHを呈するためPAHとの鑑別が困難である。しかし病理組織学的には主たる病変は肺静脈/肺胞壁であり[14)15)]，肺動脈に病変が生じるPAHとは異なる疾患である。そのため，ESC/ERSガイドラインにおける肺高血圧症臨床分類でもともに1群にまとめられているが，PVOD/PCHはほかのPAHとは明らかに病態が異なり，1'群のサブクラスとして分類されている[1)]。さらに，今回の分類からはPAH同様に特発性，遺伝性，薬物/毒物誘発性，膠原病など各種疾患に伴うPVOD/PCHに再分類化された(表1)。PH疾患として臨床的にはPAHと類似した臨床像を呈するが，1群でありながらPAHとは異なり，現行の選択的血管拡張薬治療に抵抗性で非常に予後不良である[16)]。根治療法として期待されるのは肺移植のみであり，早期診断および速やかな移植登録が必要となる。基本的にPVOD/PCHの確定診断は病理診断となるが，本疾患では肺高血圧の程度も重篤であり肺生検は非常に高いリスクを伴う。そのため，今回の厚生労働省による指定難病化に際しては臨床診断基準が作成された[2)]。PVOD/PCHとPAHは臨床分類上ともに1群とされるが，実臨床においてそれらの鑑別は非常に重要であり，治療方針が異なることを認識する必要がある。

■左心性心疾患に伴うPH

本群の症例はPH症例中最多とされるが，左心系疾患に伴うPHは肺動脈圧上昇とともに肺動脈楔入圧も高値を示し，いわゆる後毛細血管性PHに分類される。主たる病変が肺血管自体である前毛細血管性PAHとは根本的に病態が異なる。その成因として，左室の収縮機能障害，拡張機能障害，弁膜症，先天性/後天性の左心流入路/流出路閉塞および先天性心筋症，先天性または後天性の肺静脈狭窄などがある。

■呼吸器疾患または低酸素血症に伴って起こるPH

肺疾患が原因で生じるPH群である。その原因として，慢性閉塞性肺疾患，間質性肺疾患，拘束性および閉塞性換気障害を伴うほかの肺疾患，睡眠呼吸障害，肺胞低換気障害，高所における慢性曝露，発育障害などがある。基本的に1群PAHで承認されている選択的肺血管拡張薬の効果を示すエビデンスに乏しく，PAHに比し予後は不良である[17)]。

■CTEPHおよびその他の肺動脈閉塞性疾患

CTEPHは器質化血栓により肺動脈が閉塞・狭窄し，それにより肺動脈圧が上昇した疾患とされるが，最近ではPAH同様に末梢の肺血管病変の関与も指摘されている[18)]。実際に選択的肺血管拡張薬である可溶性グアニル酸シクラーゼ(sGC)刺激薬の効果が示されている。ESC/ERSガイドラインにおけるPH臨床分類では，新たに肺動脈狭窄を生じる疾患として血管肉腫，他血管内腫瘍，動脈炎，先天性肺動脈狭窄症，寄生虫疾患が追記された(表1)。

■原因が明らかでない多因子による肺高血圧症

血液疾患(骨髄増殖性疾患，脾摘出，慢性溶血性貧血)，全身性疾患(サルコイドーシス，肺ランゲルハンス細胞組織球症，リンパ脈管筋腫症)，代謝性疾患(糖原病，ゴーシェ病，甲状腺疾患)などに合併するまれなPHであり，原因も明らかではない。さらに，腫瘍塞栓，線維性縦隔炎，慢性腎不全，葉単位または片側肺単位の肺高血圧症なども原因として指摘されている。

肺動脈性肺高血圧症(PAH)におけるリスク評価

ESC/ERSガイドラインではPHにおける重症度分類は示されていないが，表2に示すように

表2 肺動脈性肺高血圧症におけるリスク評価

予後決定因子 (推定1年死亡率)	低リスク <5%	中等度リスク 5〜10%	高リスク >10%
右心不全臨床兆候	認めない	認めない	あり
症状進展	なし	緩徐	急速
失神	なし	時折生じる失神	繰り返す失神
WHO機能分類	I, II度	III度	IV度
6分間歩行距離	>440m	165〜440m	<165m
心肺運動負荷試験	Peak V_{O_2}>15 ml/min/kg (>65% pred.) VE/V_{CO_2} slope <36	Peak V_{O_2} 11〜15 ml/min/kg (35〜65% pred.) VE/V_{CO_2} slope 36〜44.9	Peak V_{O_2}<11 ml/min/kg (<35% pred.) VE/V_{CO_2} ≥ 45
NT-proBNP血漿レベル	BNP <50 ng/L NT-proBNP<300 ng/ml	BNP 50〜300 ng/L NT-proBNP 300〜1,400 ng/L	BNP>300 ng/L NT-proBNP>1,400 ng/L
心エコーおよび心MRI検査	RA area<18 cm^2 No pericardial effusion	RA area 18〜26 cm^2 No or minimal, pericardial effusion	RA area>26 cm^2 Pericardial effusion
血行動態	RAP <8 mmHg CI ≥ 2.5 L/min/m^2 S_{VO_2}>65%	RAP 8〜14 mmHg CI 2.0〜2.4 L/min/m^2 S_{VO_2} 60〜65%	RAP>14 mmHg CI<2.0 L/min/m^2 S_{VO_2}<60%

表3a 重症度分類

肺高血圧機能分類を以下に記載する。

NYHA心機能分類
- I度：通常の身体活動では無症状
- II度：通常の身体活動で症状発現，身体活動がやや制限される
- III度：通常以下の身体活動で症状発現，身体活動が著しく制限される
- IV度：どんな身体活動あるいは安静時でも症状発現

WHO肺高血圧症機能分類（WHO-PH）
- I度：身体活動に制限のない肺高血圧症患者
  普通の身体活動では呼吸困難や疲労，胸痛や失神などを生じない。
- II度：身体活動に軽度の制限のある肺高血圧症患者
  安静時には自覚症状がない。普通の身体活動で呼吸困難や疲労，胸痛や失神などが起こる。
- III度：身体活動に著しい制限のある肺高血圧症患者
  安静時に自覚症状がない。普通以下の軽度の身体活動で呼吸困難や疲労，胸痛や失神などが起こる。
- IV度：どんな身体活動もすべて苦痛となる肺高血圧症患者
  これらの患者は右心不全の症状を表している。安静時にも呼吸困難および／または疲労がみられる。
  どんな身体活動でも自覚症状の増悪がある。

PAHのリスク評価基準が示された[1]。推定の1年死亡率を5％未満の「低リスク群」，5〜10％の「中リスク群」，10％以上の「高リスク群」に分け，その予後決定因子として右心不全臨床兆候，症状進展，失神，WHO機能分類，6分間歩行距離，心肺運動負荷試験，NT-proBNP血漿レベル，心エコーおよび心MRI検査などを用い，予後リスクを評価している。また，PAHの重症度は総合的に評価する必要があり，状態が安定している患者では3〜6カ月毎に上記検査を施行し，さらに6〜12カ月毎に右心カテーテル検査を施行し，それらの結果から包括的に重症度を評価する必要がある。PAH患者の治療到達目標は表2で示された「低リスク」状態であり，その点からはこのリスク評価基準は治療到達基準ともいえる。PAH患者の治療では，「低リスク」状態を維持するように，選択的肺血管拡張薬や在宅酸素療法など適切な治療方針を決定する必要がある。

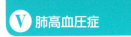

表 3b　肺動脈性肺高血圧症（PAH）

以下 Stage3 以上を医療費交付の対象とする。

（新規申請時）

新規申請時	自覚症状	平均肺動脈圧（mPAP）	心係数（CI）	肺血管拡張薬使用
Stage 1	WHO-PH/NYHA I〜II	40＞mPAP ≧ 25 mmHg		使用なし
Stage 2	WHO-PH/NYHA I〜II	mPAP ≧ 40 mmHg		使用なし
Stage 3	WHO-PH/NYHA I〜II	mPAP ≧ 25 mmHg		使用あり
	WHO-PH/NYHA III〜IV	mPAP ≧ 25 mmHg	CI ≧ 2.5 L/min/m²	使用の有無にかかわらず
Stage 4	WHO-PH/NYHA III〜IV	mPAP ≧ 25 mmHg	CI ＜ 2.5 L/min/m²	使用の有無にかかわらず
Stage 5	WHO-PH/NYHA IV	mPAP ≧ 40 mmHg		使用の有無にかかわらず
				PGI2 持続静注・皮下注継続使用が必要な場合は自覚症状の程度，mPAP の値に関係なく Stage 5

自覚症状，mPAP，CI，肺血管拡張薬使用の項目すべてを満たす最も高い Stage を選択。

（更新時）

更新時	自覚症状	心エコー検査での三尖弁収縮期圧較差（TRPG）	肺血管拡張薬使用
Stage 1	WHO-PH/NYHA I〜III	TRPG＜40 mmHg	使用なし
		または，有意な TR なし	
Stage 2	WHO-PH/NYHA I, II	TRPG ≧ 40 mmHg	使用なし
	WHO-PH/NYHA I	TRPG＜40 mmHg	使用あり
		または，有意な TR なし	
Stage 3	WHO-PH/NYHA I〜II	TRPG ≧ 40 mmHg	使用あり
	WHO-PH/NYHA III	TRPG ≧ 40 mmHg	使用の有無にかかわらず
	WHO-PH/NYHA II, III	TRPG＜40 mmHg	使用あり
Stage 4	WHO-PH/NYHA II, III	TRPG ≧ 60 mmHg	使用の有無にかかわらず
	WHO-PH/NYHA IV	TRPG＜60mmHg	使用の有無にかかわらず
Stage 5	WHO-PH/NYHA IV	TRPG ≧ 60 mmHg	使用の有無にかかわらず
			PGI2 持続静注・皮下注継続使用が必要な場合は WHO-PH 分類，mPAP の値に関係なく Stage 5

自覚症状，TRPG，肺血管拡張薬使用の項目すべてを満たす最も高い Stage を選択。

（参考）
Stage3 以上では少なくとも 2 年に一度の心カテによる評価が望ましい。しかし，小児，高齢者，併存症の多い患者など，病態により心カテ施行リスクが高い場合は心エコーでの評価も可とする。正確ではないが，TRPG の 40mmHg は，mPAP の 25 mmHg に匹敵する。TRPG の 60mmHg は，mPAP の 40mmHg に匹敵する。

※なお，症状の程度が上記の重症度分類等で一定以上に該当しない者であるが，高額な医療を継続することが必要な者については，医療費助成の対象とする。

本邦における難病対策と重症度分類

上述したように，今回の厚生労働省による難病対策改定では，PAH，CTEPH に加え新たに PVOD/PCH が指定難病と認められた。さらに重要なポイントは，既存の診断基準を世界的な指針に準じて刷新したばかりでなく，新たに本邦独自の重症度分類を設定したことである[2]。難病対策改定の最大の目的は，難病患者に対する公平かつ持続可能な社会保障制度の確立である。高騰する医療給付金を抑制するために，既存の給付患者にも公平にある一定の自己負担を果たし，しかしその一方で多くの希少疾患が今回指定難病として認

表 3c 慢性血栓塞栓性肺高血圧症（CTEPH）

以下 Stage 2 以上を対象とする。

（新規申請時）

新規申請時	自覚症状	平均肺動脈圧 (mPAP)	肺血管抵抗 (PVR)	安静時・室内気 PaO_2(Torr)	肺血管拡張薬使用
Stage 1	WHO-PH/NYHA I	mPAP ≧ 25 mmHg			使用の有無にかかわらず
Stage 2	WHO-PH/NYHA II	mPAP ≧ 25 mmHg		PaO_2 ≧ 70Torr	使用の有無にかかわらず
Stage 3	WHO-PH/NYHA II	mPAP ≧ 25 mmHg		PaO_2 < 70Torr	使用の有無にかかわらず
	WHO-PH/NYHA II	mPAP ≧ 25 mmHg			使用あり
	WHO-PH/NYHA III〜IV	mPAP ≧ 25 mmHg			使用の有無にかかわらず
Stage 4	WHO-PH/NYHA III〜IV	mPAP ≧ 30 mmHg			使用の有無にかかわらず
Stage 5	WHO-PH/NYHA I〜IV		PVR ≧ 1,000 dyn·sec·cm^{-5} (12.5 Wood Unit)		使用の有無にかかわらず

自覚症状，mPAP，PVR，安静時・室内気 PaO_2，肺血管拡張薬の項目すべてを満たす最も高い Stage を選択。

（更新時）

更新時	自覚症状	心エコー検査での三尖弁収縮期圧較差（TRPG）	右心カテ施行時の平均肺動脈圧（mPAP），肺血管抵抗（PVR）	肺血管拡張薬または HOT 使用
Stage 1	WHO-PH/NYHA I			使用の有無にかかわらず
Stage 2	WHO-PH/NYHA II			使用の有無にかかわらず
Stage 3	WHO-PH/NYHA II〜IV	TRPG < 40 mmHg	mPAP < 25 mmHg	使用あり
	WHO-PH/NYHA II	TRPG ≧ 40 mmHg	mPAP ≧ 25 mmHg	使用の有無にかかわらず
Stage 4	WHO-PH/NYHA III〜IV	TRPG ≧ 40 mmHg	mPAP ≧ 25 mmHg	使用の有無にかかわらず
Stage 5	WHO-PH/NYHA I〜IV		PVR ≧ 1,000 dyn·sec·cm^{-5} (12.5WU)	使用の有無にかかわらず
	WHO-PH/NYHA III〜IV	TRPG ≧ 60 mmHg		使用の有無にかかわらず

自覚症状，TRPG，mPAP，PVR，肺血管拡張薬または HOT 使用，の項目すべてを満たす最も高い Stage を選択。
（参考）
　三尖弁収縮期圧較差（TRPG）の値は，更新時に心カテを施行した場合には，可能であればその値を使用する。
※なお，症状の程度が上記の重症度分類などで一定以上に該当しない者であるが，高額な医療を継続することが必要な者については，医療費助成の対象とする。

められた．さらに，それらの指定難病に対して無駄のない効率的な医療費給付を実行するために，今回の重症度分類が策定された（表3）．その点からは，本邦の重症度基準は医療給付のための基準であり，ESC/ ERS ガイドラインで示された治療到達目標としての PAH リスク評価基準とは，大きくその性格を異にするものである．

今回の基準からすると，PAH 症例では，WHO/NYHA I〜II 度で肺血管拡張薬未使用の新規例，WHO/NYHA I 度（TRPG>40mmHg で肺血管拡張薬使用されている症例は除く）の更新例，WHO/NYHA II 度で TRPG<60mmHg および血管拡張薬未使用の更新例，III 度で TRPG<40mmHg および血管拡張薬未使用の更新例は指定難病として認定を外された．CTPEH では，新規例，更新例とも WHO/NYHA I 度（肺血管抵抗 ≧ 1000 dyn·sec·cm^{-5} を除く）の場合は認定されない．しかし，いずれの疾患においても「症状の程度が上記の重症度分類などで一定以上に該当しない者であるが，高額な医療を継続することが必要な者については，医療費助成の対象とする」との但し書きがあり，給付が認められている．

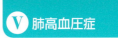

表3d 肺静脈閉塞症／肺毛細血管腫症(PVOD/PCH)

肺動脈性肺高血圧症の重症度分類に準じる。
Stage3以上を対象とする。

新規申請時
自覚症状，mPAP，CI，肺血管拡張薬使用の項目すべてを満たす最も高いStageを選択。なお，選択的肺血管拡張薬を使用したため病態が悪化し，投薬を中止した場合には，肺血管拡張薬の使用がなくても，Stage 3以上とする(登録時に，過去の肺血管拡張薬使用歴を記載すること)。

更新時
自覚症状，TRPG，肺血管拡張薬使用の項目すべてを満たす最も高いStageを選択。なお，選択的肺血管拡張薬を使用したため病態が悪化し，投薬を中止した場合には，肺血管拡張薬の使用がなくても，Stage 3以上とする(登録時に，過去の肺血管拡張薬使用歴を記載すること)。

参考
・stage3以上では少なくとも2年に一度の心カテによる評価が望ましい。しかし，小児，高齢者，併存症の多い患者など，病態により心カテ施行リスクが高い場合は心エコーでの評価も可とする。
・正確ではないが，TRPGの40mmHgは，mPAPの25mmHgに匹敵する。TRPGの60mmHgは，mPAPの40mmHgに匹敵する。

※なお，症状の程度が上記の重症度分類などで一定以上に該当しない者であるが，高額な医療を継続することが必要な者については，医療費助成の対象とする。

おわりに

PH診療においては，個々の患者の病態を知り治療方針を決定する必要がある。その点では上記の臨床分類を理解し，対象患者のPHがどの群に属するかを考えなければならない。現行の選択的肺血管拡張薬はそのほとんどが1群PAHのみに承認されており，他群のPH治療でのエビデンスはない。常にその点に留意し，治療方針を決定する必要がある。また，限られた医療資源の中で難病患者に対する公平な社会保障制度を持続するため，さらに難病に対する調査および研究を推進させるため，本邦における重症度分類も考慮頂き正確な臨床調査個人表登録をお願いしたい。

利益相反(講演料など)：アクテリオンファーマシューティカルズ，日本新薬，ファイザー，バイエル。

●文献

1) "2015 ESC/ERS Guidelines for the diagnosis and treatment of pulmonary hypertension. The Joint Task Force for the Diagnosis and Treatment of Pulmonary Hypertension of the European Society of Cardiology (ESC) and the European Respiratory Society (ERS)." Nazzareno Galiè, Marc Humbert, Jean-Luc Vachiery, Simon Gibbs, Irene Lang, Adam Torbicki, Gérald Simonneau, Andrew Peacock, Anton Vonk Noordegraaf, Maurice Beghetti, Ardeschir Ghofrani, Miguel Angel Gomez Sanchez, Georg Hansmann, Walter Klepetko, Patrizio Lancellotti, Marco Matucci, Theresa McDonagh, Luc A. Pierard, Pedro T. Trindade, Maurizio Zompatori and Marius Hoeper. Eur Respir J 2015；46：903-975. Eur Respir J 2015；46：1855-6.
2) 厚生労働省．指定難病一覧(概要，診断基準等・臨床調査個人票)．URL：http://www.mhlw.go.jp/stf/seisakunitsuite/bunya/0000062437.html(最終閲覧2016年8月1日)
3) Lane KB, Machado RD, Pauciulo MW, et al. Heterozygous germline mutations in BMPR2, encoding a TGF-beta receptor, cause familial primary pulmonary hypertension. The International PPH Consortium. Nat Genet 2000；26：81-4.
4) Trembath RC, Thomson JR, Machado RD, et al. Clinical and molecular genetic features of pulmonary hypertension in patients with hereditary hemorrhagic telangiectasia. N Engl J Med 2001；345：325-34.
5) Humbert M, Sitbon O, Chaouat A, et al. Pulmonary arterial hypertension in France：results from a national registry. Am J Respir Crit Care Med 2006；173：1023-30.
6) Simonneau G, Gatxoulis MA, Adatial I, et al. Updated clinical classification of pulmonary hypertension. J Am Coll Cardiol 2013；62：D34-41.
7) Burdt MA, Hoffman RW, Deutscher SL, et al. Long-term outcome in mixed connective tissue disease：longitudinal clinical and serologic findings. Arthritis Rheum 1999；42：899-909.
8) Mukerjee D, St George D, Knight C, et al. Echocardiography and pulmonary function as screening tests for pulmonary arterial hypertension in systemic sclerosis. Rheumatology (Oxford) 2004；43：461-6.
9) Sitbon O, Lascoux-Combe C, Delfraissy JF, et al. Prevalence of HIV-related pulmonary arterial hypertension

in the current antiretroviral therapy era. Am J Respir Crit Care Med 2008 ; 177 : 108-13.
10) Hervé P, Lebrec D, Brenot F, et al. Pulmonary vascular disorders in portal hypertension. Eur Respir J 1998 ; 11 : 1153-66.
11) Krowka MJ, Swanson KL, Frantz RP, et al. Portopulmonary hypertension : results from a 10-year screening algorithm. Hepatology 2006 ; 44 : 1502-10.
12) Galie N, Manes A, Palazzini M, et al. Management of pulmonary arterial hypertension associated with congenital systemic-to-pulmonary shunts and eisenmenger's syndrome. Drugs 2008 ; 68 : 1049-66.
13) Chaves E. The pathology of the arterial pulmonary vasculature in Manson's schistosomiasis. Chest 1966 ; 50 : 72-7.
14) Pietra GG, Capron F, Stewart S, et al. Pathologic assessment of vasculopathies in pulmonary hypertension. J Am Coll Cardiol 2004 ; 43 : 25S-32S.
15) Frazier AA, Franks TJ, Mohammed TL, et al. From the Archives of the AFIP : pulmonary veno-occlusive disease and pulmonary capillary hemangiomatosis. Radiographics 2007 ; 27 : 867-82.
16) Montani D, Price LC, Dorfmuller P, et al. Pulmonary veno-occlusive disease. Eur Respir J 2009 ; 33 : 189-200.
17) Hurdman J, Condliffe R, Elliot CA, et al. ASPIRE registry : assessing the Spectrum of Pulmonary hypertension Identified at a REferral centre. Eur Respir J 2012 ; 39 : 945-55.
18) Galiè N, Kim NH. Pulmonary microvascular disease in chronic thromboembolic pulmonary hypertension. Proc Am Thorac Soc 2006 ; 3 : 571-6.

第2章 重症度に応じた各種治療薬の治療成績・使用法（併用含む）

上田 仁，中西宣文

ポイント

- 肺高血圧症の原因，病態は多岐にわたるため，適切な治療を行うには，正確な確定診断，病型分類，重症度評価が必要である。
- 肺高血圧症の各疾患は，同一疾患とは思えないほど多彩な臨床像を示すことがあるため，診断後は，早期に肺高血圧症診療の経験豊富な専門施設への紹介が望ましいと推奨されている。
- 肺血管拡張薬は3系統の薬剤が存在し，主に1群である肺動脈性肺高血圧症に対して使用されている。新規の肺血管拡張薬であるリオシグアトは，肺動脈性肺高血圧症に加えて，初めて慢性血栓塞栓性肺高血圧症に対しても適応となった。
- 肺血管拡張薬の使用にあたっては，おのおのの特性と副作用，薬剤間相互作用を十分に理解することが重要である。

はじめに

肺高血圧症とは，右心カテーテル検査で安静仰臥位での平均肺動脈圧が25mmHg以上の病態であり，かつ慢性的に持続した病態と定義されている[1]。何らかの原因で肺動脈の狭窄が起こり，肺動脈圧の上昇を認め，右心負荷がかかることで右心不全を引き起こす予後不良な進行性の疾患群であり，その原因，病態は多岐にわたる。

1群である肺動脈性肺高血圧症（pulmonary arterial hypertension：PAH）は，肺高血圧症発症のメカニズムは不明な点が多いが，①肺動脈の血管収縮，②血栓症，③肺動脈壁の肥厚の3つの機序が考えられている。治療としては，一般的な支持療法（在宅酸素療法，抗凝固療法，利尿薬）と肺血管拡張薬が主な治療となる。肺血管拡張薬は，作用機序から，①プロスタサイクリン経路，②エンドセリン経路，③一酸化窒素（NO）-可溶性グアニル酸シクラーゼ（sGC）-サイクリックグアノシン一リン酸（cGMP）経路の3系統に大別されており，経験豊富な専門施設で行うことが推奨されている[1〜4]（図1，2，表1）。

4群である慢性血栓塞栓性肺高血圧症（chronic thromboembolic pulmonary hypertension：CTEPH）とは，器質化した血栓により肺動脈が閉塞し，肺血流分布ならびに肺循環動態の異常が6カ月以上にわたって固定している病態と定義されている[1]。病因については，不明な点が多いが，急性肺血栓塞栓症例の生存例の0.1〜9.1％が慢性化したと報告されている。治療としては，生涯にわたる抗凝固療法継続を行ったうえで，根本治療となり得る外科的肺動脈血栓内膜摘除術が第一選択となるが，手術不適症例や術後残存/再発の肺高血圧症例には，経皮的バルーン肺動脈形成術や新規肺血管拡張薬であるリオシグアトの適応

第2章 ● 重症度に応じた各種治療薬の治療成績・使用法（併用含む）

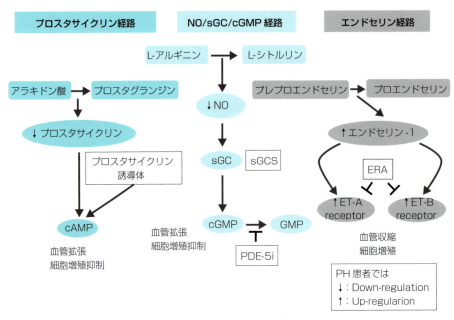

図1　肺血管拡張薬の機序による分類

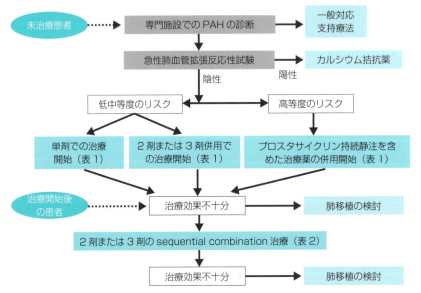

図2　PAHの治療アルゴリズム
(Galiè N, Humbert M, Vachiery JL, et al. 2015 ESC/ERS Guidelines for the diagnosis and treatment of pulmonary hypertension. Eur Heart J 2016；37：67-119 より引用)

となる（図3）。

2, 3, 5群に関しては，原則，おのおのの基礎疾患の治療が優先となる。

在宅酸素療法・抗凝固療法・利尿薬・ジギタリス製剤・強心薬・カルシウム受容体拮抗薬など

■ 在宅酸素療法

　酸素投与はPAH患者において肺血管抵抗を低

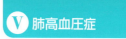

表1 PAH治療薬の選択

単剤での治療開始時の推奨		推奨/エビデンス					
		WHO-FC II		WHO-FC III		WHO-FC IV	
ERA	ボセンタン	I	A	I	A	IIb	C
	アンブリセンタン	I	A	I	A	IIb	C
	マシテンタン	I	B	I	B	IIb	C
PDE-5i	シルデナフィル	I	A	I	A	IIb	C
	タダラフィル	I	B	I	B	IIb	C
sGCS	リオシグアト	I	B	I	B	IIb	C
プロスタサイクリン プロスタグランジン誘導体	エポプロステノール	―	―	I	A	I	A
	トレプロスチニル	―	―	I	B	IIb	C
	ベラプロスト	―	―	IIb	B	―	―
併用での治療開始時の推奨		WHO-FC II		WHO-FC III		WHO-FC IV	
アンブリセンタン+タダラフィル		I	B	I	B	IIb	C
ほかのERA+PDE-5i		IIa	C	IIa	C	IIb	C
ボセンタン+シルデナフィル+エポプロステノール静注		―	―	IIa	C	IIa	C
ボセンタン+エポプロステノール静注		―	―	IIa	C	IIa	C
ほかのERA/PDE-5i+トレプロスチニル皮下注		―	―	IIb	C	IIb	C

(Galiè N, Humbert M, Vachiery JL, et al. 2015 ESC/ERS Guidelines for the diagnosis and treatment of pulmonary hypertension. Eur Heart J 2016;37:67-119 より引用)

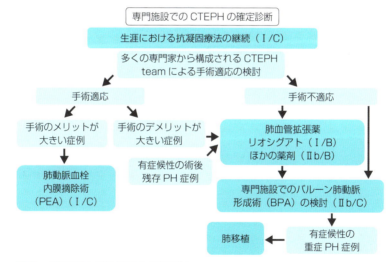

図3 CTEPHの治療アルゴリズム
(Galiè N, Humbert M, Vachiery JL, et al. 2015 ESC/ERS Guidelines for the diagnosis and treatment of pulmonary hypertension. Eur Heart J 2016;37:67-119 より引用)

下させる急性効果があることが知られているが，慢性効果については示されていない．一般的には，慢性閉塞性肺疾患で証明されたのと同様の生命予後改善を期待して，動脈血酸素分圧を60mmHg以上に保つ酸素投与が行われている．また酸素投与により自覚症状の改善を認める場合や労作時の動脈血酸素飽和度の低下の改善を認める場合にも酸素投与は行われている．

■抗凝固療法

特発性／遺伝性肺動脈性肺高血圧症(idiopathic/heritable：IPAH/HPAH)患者では，ワルファリン投与により生命予後が改善することが示されている[1)4)]。エポプロステノール持続静注療法では，カテーテル由来の血栓を起こす可能性があるが，一方で強力な抗血小板凝集抑制作用による出血性合併症も考えなければならない。当院では，エポプロステノール持続静注療法を開始した症例ではワルファリンの投与を中止している。各種疾患に伴う肺動脈性肺高血圧症(associated PAH：APAH)患者に対するワルファリンの効果はいまだに不明確である。CTEPH患者には，ワルファリンの生涯継続が必須である[1)4)]。

ワルファリンの代替薬と期待される新規経口抗凝固薬(direct oral anticoagulant：DOAC)の効果や安全性に関する情報はない。

■利尿薬

体液貯留，中心静脈圧(central venous pressure：CVP)上昇，肝うっ血，腹水や胸水の出現などの右心不全兆候を認める患者に対して，利尿薬の使用は勧められている[1)4)]。使用の際は，電解質異常，過度の血管内脱水による腎機能障害や低拍出の進行に注意する必要がある。

■ジギタリス製剤

ジギタリス製剤はI/HPAH患者で心拍出量を増加させることが知られている。ただし，慢性効果については明らかではない。主に心拍数のコントロールの際に考慮すべき薬剤として位置づけされている。

■その他の強心薬

重症右心不全の治療，あるいは肺血管拡張薬の導入の際に必要となることがある。体血圧が比較的保たれている際はドブタミンが選択されるが，保たれない際はドパミンが選択される。

■カルシウム拮抗薬

I/HPAH患者，薬物および毒物誘発性PAH患者には，専門施設での急性肺血管反応性試験が勧められている[5)6)]。一般的には，一酸化窒素(NO)の吸入やエポプロステノールの点滴などが使用されている。当院では，安全性，感度の観点からNOを使用しており，NO 20ppmを10分間吸入し，前後で右心カテーテル検査(right heart catheterization：RHC)による血行動態の評価を行っている。陽性の判定基準は，平均肺動脈圧が10mmHg以上低下し，かつ40mmHg以下となることである(ただし心拍出量の低下は認めないこと)。IPAH患者の約10％で陽性例を認め，そのうちの約半数例で長期間のカルシウム拮抗薬の大量療法が効果的であることが報告されている[5)]。具体的には，ニフェジピンは120～240mg/day(日本の保険では徐放薬/CR剤で1回40mgを1日2回まで増量可)，ジルチアゼムは240～720mg/day(日本の保険では1回60mgを1日3回まで増量可)，アムロジピンは最大20mg/day(日本の保険では1日1回10mgまで増量可)での使用が報告されている[5)6)]。徐脈傾向のある患者では，ニフェジピンかアムロジピンが選択され，頻脈傾向のある患者では，ジルチアゼムが選択される。使用の際の注意点は，血圧低下と下腿浮腫である。治療の効果判定，3～4カ月後にRHCなどを行うことが推奨されている。

プロスタサイクリン誘導体

■作用機序

プロスタサイクリンは，血管内皮由来のプロスタノイドで強力な血管拡張作用，血小板凝集抑制作用による二次的血栓塞栓予防，および血管平滑筋増殖抑制による血管リモデリングによる不可逆的な器質的変化の抑制あるいは退縮作用を有する。

■エポプロステノール

1995年に米国でI/HPAHに対する初の治療薬として認可され，1999年に日本でも初の治療薬として認可された注射用製剤であり，携帯用輸注ポンプを用いた在宅持続静注治療として使用されている．自覚症状，運動耐容能，血行動態および生命予後を著しく改善することが証明され[7]，また急性効果のみならず慢性効果も示され[8]，重症PAHに対する最強の肺血管拡張薬として位置付けされている（図2）．重症例には可能な限り早期に導入を行い，血行動態や忍容性をみながら慎重に増量することが重要である．非常に強力な血管拡張作用のため，不用意に開始することで高度の血圧低下を来すことがあり，重症例ほど少量（0.2〜0.5ng/kg/min）からの慎重な投与開始が必要であり，強心薬（ドブタミン，ドパミン）との併用も考慮する必要がある．増量の過程で，低酸素血症や一時的な右心不全の増悪を認めることがあるが，その際は肺静脈病変の鑑別も重要となる．

在宅治療では，患者自身が粉末のエポプロステノール製剤を専用溶解液で溶解し調整しなければならない．溶解したエポプロステノールは低温でかつ遮光されていないと化学的に不安定となるため，薬液カセットはアイスパックでの冷却が必要である（エポアクト®は常温でも化学的に安定するよう開発されたため冷却が不要となった）．また体内半減期が2〜3分と短いため，また静脈炎を起こし得ることから，長期留置用中心静脈カテーテルを留置したうえでの持続静注療法となる．長期留置用中心静脈カテーテルは，感染予防のために皮下トンネルを設けながら鎖骨か静脈より中心静脈に留置している．治療導入後は，患者自身が毎日の薬剤調整やポンプの交換を行う必要があり，感染しないように無菌操作を遵守することが重要である．導入時に，手技の確立のために，専門施設での患者教育が重要であり，外来での継続したフォローも必要である．

副作用としては，強力な血管拡張作用に伴う頭痛，顎痛，足底痛，潮紅，吐き気，下痢や血小板低下が挙げられる．その際は，増量スピードを調整することや対症療法として鎮痛薬，制吐薬，整腸剤を併用することで対応する．

■トレプロスチニル

2014年に発売された薬剤で，体温でも分解されにくく，体内半減期が2〜3時間と化学的に安定した薬剤である．その特徴を生かして，小型持続注入ポンプを用いた持続皮下注治療が行われている．主に持続静注療法が困難な症例や中等度のPAH症例へ使用されている．

■ベラプロストとその徐放薬

1992年に経口薬として開発され，わが国ではI/HPAHの患者での血行動態と予後の改善が示された．より高い血中濃度が安定して得られる徐放薬が開発され，2007年に発売された．主に中等度のPAH症例へ使用されている．

エンドセリン受容体拮抗薬

■作用機序

エンドセリン-1（ET-1）は，エンドセリン受容体A（ET_A）とB（ET_B）を介して，血管収縮作用，血管内膜の増殖，血管の炎症，抗アポトーシス作用，中膜肥厚／外膜線維化などをもたらすことが知られている．エンドセリン受容体拮抗薬（endothelin receptor antagonists：ERA）は，血管収縮に加えて，炎症や線維化の抑制，アポトーシス誘導作用などによりPAHの病態を改善するものと考えられている．

■ボセンタン

2005年に発売された，ET_A受容体とET_B受容体の両者を拮抗する経口薬剤であり，PAH（I/HPAH，自己免疫疾患に伴うPAH，Eisenmenger症候群）に対して自覚症状，運動耐容能，血行動態動態に加え，time to clinical worsening（死亡，肺移植の施行および心不全による入院，症状増悪に伴う薬剤の増量などの状態悪化までの期間）の有意な改善を認めた[9)10)]。主に肝臓におけるCYP2CC9，CYP2A4により代謝されるとともにこれらの代謝酵素を誘導することが知られており，これらの代謝酵素と関連する薬剤との併用に注意が必要である。特にホスホジエステラーゼ-5型阻害薬（PDE-5i）との併用においては，PDE-5iの血中濃度の減少（シルデナフィルは50～60%，タダラフィルは30～40%の減少）と，ボセンタンの血中濃度の上昇（シルデナフィルとの併用で約50%増加，タダラフィルとの併用では血中濃度の変化はなし）が知られている。ボセンタンは，62.5mg 2錠 分2 朝夕食後の経口投与を4週間行い，肝機能障害に注意しながら，投与5週目に62.5mg 4錠 分2 朝夕食後に増量する。約10%に肝機能障害の出現を認めるが，用量依存性であり，薬剤の減量や中止で肝機能障害は改善を認める。

■アンブリセンタン

2010年に発売された，ETA受容体に選択性の高い経口薬剤であり，PAH（I/HPAH，自己免疫疾患に伴うPAHやHIVに伴うPAH）に対して，自覚症状，運動耐容能，血行動態動態，time to clinical worseningの有意な改善を認めた[11)]。しかしながら，肺線維症増悪リスクの増加の可能性が示唆されており，肺線維症に伴うPHに対する使用には注意喚起がなされている。アンブリセンタンは肝臓における薬剤代謝酵素の阻害・誘導に関与しないとされており，ボセンタンと比較して薬剤相互作用が少ないと考えられている。アンブリセンタンは，2.5mg 2錠 分1 朝食後の経口投与から開始し，忍容性を示せば2.5mg 4錠 分1 朝食後まで増量する（当院では2.5mg 4錠 分2 朝夕食後で使用することが多い）。

■マシテンタン

ETA受容体とETB受容体の両者を拮抗する新規の経口薬剤であり，3番目のERAとして2015年に発売された。組織への移行性と受容体への親和性が高いという特性をもち，PAH患者の運動耐容能と生命予後を改善する治療薬として高いエビデンスレベルを誇り，PAH治療の主軸と位置付けられた[12)]。また上記のERAと比較して重篤な副作用が少なく，薬物相互作用の懸念も少ないと考えられている。マシテンタンは，10mg 1錠 分1 朝食後で開始する（10mgが最大投与量となる）。

■副作用と注意点

ERAの主な副作用は，①肝機能障害（ボセンタンでは8%，アンブリセンタンでは0.8～3%，マシテンタンではプラセボと有意差なし），②体液貯留（ボセンタンでは8%，アンブリセンタンでは17%，マシテンタンではプラセボと有意差なし），③貧血（ボセンタンでは5%，アンブリセンタンでは12%，マシテンタンでは4%），④血管拡張に伴う頭痛や潮紅や鼻閉である。また催奇形性を有することから妊娠または妊娠の可能性のある女性には禁忌となっている。

ホスホジエステラーゼ-5型阻害薬

■作用機序

ホスホジエステラーゼ-5型阻害薬（phosphodiesterase type 5 inhibitors：PDE-5i）と可溶性グアニル酸シクラーゼ刺激薬（sGC刺激薬）は，ともにNO-sGC-cGMP経路の薬剤である。NOは血管内皮細胞で産生され，血管平滑筋細胞に作用してsGCを活性化することにより，細胞内cGMPの合成を促進させ，血管拡張，血管内膜の細胞増殖抑制，炎症や線維化の抑制を行っている。PDE-5iは，PDE-5を阻害してcGMPから5'-GMPへの分解を抑制することでcGMP濃度を上昇させることで，sGC刺激薬は，sGCを活性化することで細胞内cGMPの合成を促進することで，血管拡張，細胞増殖抑制，炎症や線維化の抑

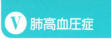

制をもたらす．

■シルデナフィル

2008年に発売された経口薬剤で，PAHに対して自覚症状，運動耐容能，血行動態，time to clinical worseningの有意な改善を認めた[13)14)]．また換気の良好な肺組織において作用するため換気血流不均衡の増悪は来しにくく，低酸素血症の悪化は認められないとされている[15)16)]．シルデナフィルは20mg 3錠 分3 毎食後の経口投与となっている（当院では病状にあわせて10mg 3錠 分3 毎食後から開始することが多い）．

■タダラフィル

2009年に発売された経口薬剤で，シルデナフィルと同様の作用を有し，副作用も同様である[17)]．タダラフィルは20mg 2錠 分1 朝食後の経口投与となっている（当院では5mgから開始し慎重に増量し，20mg 2錠 分2 朝夕食後で使用することが多い）．

■副作用と注意点

主な副作用は，頭痛，消化不良，潮紅，鼻閉感，鼻出血，血圧低下である．特に懸念すべきは血圧低下であり，硝酸薬との併用，あるいはsGC刺激薬との併用は禁忌とされている．PDE-5iには催奇形性がないとされている．

可溶性グアニル酸シクラーゼ刺激薬

■リオシグアト

2014年に発売されたCTEPHおよびPAHの両疾患に対して運動耐容能と血行動態の有意な改善を認めた薬剤である[18)～21)]．作用機序の前述のとおりである．

特筆すべきは，CTEPH（手術不適応もしくは外科的治療後に肺高血圧症が再発または持続した症例）に対して初めて承認された点である．CTEPHの治療は，生涯にわたる抗凝固療法継続を行ったうえで，根本治療となり得る外科的肺動脈血栓内膜摘除術が第一選択となるが，手術不適症例や術後残存／再発の肺高血圧症例には，経皮的バルーン肺動脈形成術や新規肺血管拡張薬であるリオシグアトの適応となる（図3）．リオシグアトは1.0mg 3錠 分3 毎食後から開始し，2週間毎に1.5mg/dayずつ増量し，2.5mg 3錠 分3 毎食後まで増量可能となっている．

■副作用と注意点

可溶性グアニル酸シクラーゼ（soluble guanylate cyclase：sGC）刺激薬の主な副作用は，頭痛，血圧低下，めまい，喀血，貧血である．特に懸念すべきは血圧低下であり，硝酸薬との併用，あるいはPDE-5阻害薬とsGC刺激薬との併用は禁忌とされている．

特異的PAH治療薬の併用療法

現在，上述のごとく，3系統の薬剤の使用が可能となっている．

従来は，自覚症状などの治療目標を定め，目標達成のために逐次治療薬を追加していく目標指向型治療（goal oriented therapy）であるsequential drug combination therapyが主流であった（表2）．これは，Hoeperらが治療目標を一定の運動耐容能に設定し，ボセンタンから開始して，治療目標を維持できるようにシルデナフィル，イロプロストを逐次追加することで，PAH患者の3年生存率が79.9％と有意に向上したことを報告[22)]し，その後のいくつかの併用療法の臨床試験を参考にして，欧州心臓病学会／欧州呼吸器学会（European Society of Cardiology／European Respiratory Society：ESC/ERS）ガイドラインでも治療目標を設定し，逐次治療薬を追加する方法が提唱されたからである．

現在は，早期の血行動態の正常化を目指して，早期から複数の治療薬を順次併用開始するup

表2 PAH治療薬の選択

sequential drug combination therapy での推奨	推奨／エビデンス					
	WHO-FC II		WHO-FC III		WHO-FC IV	
シルデナフィルへのマシテンタンの追加	I	B	I	B	IIa	C
ボセンタンへのリオシグアトの追加	I	B	I	B	IIa	C
エポプロステノールへのシルデナフィルの追加	―	―	I	B	IIa	B
ボセンタンへのタダラフィルの追加	IIa	C	IIa	C	IIa	C
シルデナフィルへのアンブリセンタンの追加	IIb	C	IIb	C	IIb	C
エポプロステノールへのボセンタンの追加	―	―	IIb	C	IIb	C
シルデナフィルへのボセンタンの追加	IIb	C	IIb	C	IIb	C
ほかの2剤併用療法	IIb	C	IIb	C	IIb	C
ほかの3剤併用療法	IIb	C	IIb	C	IIb	C
PDE-5iへのリオシグアトの追加	III	B	III	B	III	B

(Galiè N, Humbert M, Vachiery JL, et al. 2015 ESC/ERS Guidelines for the diagnosis and treatment of pulmonary hypertension. Eur Heart J 2016；37：67-119 より引用)

front combination therapy が主流となりつつある。これは，シルデナフィルの長期試験（SUPER-2）[14]での，プラセボ群に割り付けられた症例の予後は，治験が終了し実薬が開始された後も，初期実薬群に比して長期予後が劣る結果であったことを根拠としている。不十分な初期治療は予後に大きく影響する可能性が示唆され，病状の進行の早いI/HPAHでは，可能な限り早期に複数経路の治療薬を併用することで病状の進行を抑えることが必要であるとの考えに基づいている。しかしながら，現時点では本治療法の有効性を示す十分なエビデンスがないのが現状であり，今後のさらなる研究が必要である。

おわりに

肺高血圧症は肺血管抵抗上昇により右心不全，死亡を来す予後不良の疾患群である。適切な治療を行うには，正確な確定診断，病型分類，重症度評価が必要である。多彩な臨床像を示すこと，また肺血管拡張薬の使用にあたっては，おのおのの特性と副作用，薬剤間相互作用を十分に理解することなどから，肺高血圧症は希少疾患であり，受診後早期または診断後早期に経験豊富な専門施設への紹介が推奨されている。

利益相反なし。

●文献

1) 中西宣文, 安藤太三, 植田初江, ほか. 肺高血圧症治療ガイドライン（2012年改訂版）. 日本循環器学会ほか, 2012.
2) Humbert M, Sitbon O, Simonneau G. Treatment of pulmonary arterial hypertension. N Engl J Med 2004；351：1425-36.
3) Simonneau G, Gatzoulis MA, Adatia I, et al. Updated clinical classification of pulmonary hypertension. J Am Coll Cardiol 2013；62：D34-41.
4) Galiè N, Humbert M, Vachiery JL, et al. 2015 ESC/ERS Guidelines for the diagnosis and treatment of pulmonary hypertension. Eur Heart J 2016；37：67-119.
5) Sitbon O, Humbert M, Jais X, et al. Long-term response to calcium channel blockers in idiopathic pulmonary arterial hypertension. Circulation 2005；111：3105-11.
6) Rich S, Kaufmann E, Levy PS. The effect of high doses of calcium-channel blockers on survival in primary pulmonary hypertention. N Engl J Med 1992；327：76-81.
7) Barst RJ, Rubin LJ, Long WA, et al. A comparison of continuous intravenous epoprostenol (prostacyclin) with conventional therapy for primary pulmonary hypertension. N Engl J Med 1996；334：296-302.
8) McLaughlin VV, Genthner DE, Panella MM, et al. Reduction in pulmonary vascular resistance with long-term epoprostenol (prostacyclin) in primary pulmonary hypertension. N Engl J Med 1998；338：273-7.
9) Rubin LJ, Badesch DB, Barst RJ, et al. Bosentan therapy for pulmonary arterial hypertension. N Engl J Med 2002；346：896-903.
10) Galiè N, Beghetti M, Gatzoulis MA, et al. Bosentan therapy in patients with Eisenmenger syndrome：a multiple center, double-blind, randomized, placebo-controlled study. Circulation 2006；114：48-54.

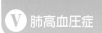

11) Galie N. Ambrisentan for the treatment of pulmonary arterial hypertension. Results of the ambrisentan in pulmonary in pulmonary arterial hypertension, randomized, double-blind, placebo-controlled, multicenter, efficacy (ARIES) study 1 and 2. Circulation 2008；117：3010-9.
12) Pulido T, Adzerikho I, Channick RN, et al. Macitentan and morbidity and mortality in pulmonary arterial hypertension. N Engl J Med 2013；369：809-18.
13) Galiè N, Ghofrani HA, Torbicki A, et al. Sildenafil citrate therapy for pulmonary arterial hypertension. N Engl J Med 2005；353：2148-57.
14) Rubin LJ, Badesch DB, Fleming TR, et al. Long term treatment with sildenafil citrate in pulmonary arterial hypertension. Chest 2011；140：1274-83.
15) Ghofrani HA, Pepke-Zaba J, Barbera JA, et al. Nitric oxide pathway and phosphodiesterase inhibitors in pulmonary arterial hypertension. J Am Coll Cardiol 2004；43：68s-72s.
16) Ghofrani HA, Wiedemann R, Rose F, et al. Sildenafil for treatment of lung fibrosis and pulmonary hypertension：a randomized cotrolled trial. Lancet 2002；360：895-900.
17) Galie N, Brundage BH, Ghofrani HA, et al. Tadalafil therapy for pulmonary arterial hypertension. Circulation 2009；119：2894-903.
18) Ghofrani HA, Galiè N, Grimminger F, et al. Riociguat for the treatment of pulmonary arterial hypertension. N Engl J Med 2013；369：330-40.
19) Rubin LJ, Galiè N, Grimminger F, et al. Riociguat for the treatment of pulmonary arterial hypertension：a long-term extension study (PATENT-2). Eur Respir J 2015；45：1303-13.
20) Ghofrani HA, D'Armini AM, Grimminger F, et al. Riociguat for the treatment of chronic thromboembolic pulmonary hypertension. N Engl J Med 2013；369：319-29.
21) Simonneau G, D'Armini AM, Ghofrani HA, et al. Riociguat for the treatment of chronic thromboembolic pulmonary hypertension：a long-term extension study (CHEST-2). Eur Respir J 2015；45：1293-302.
22) Hoeper MM, Markevysh I, Spiekerkoetter E, et al. Goal-oriented treatment and combination therapy for pulmonary arterial hypertension. Eur Respir J 2005；26：858-63.

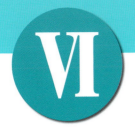

肺血栓塞栓症（急性）

第1章　抗凝固療法薬

第2章　血栓溶解療法薬

第1章

抗凝固療法薬

田邉信宏

ポイント

- 急性肺血栓塞栓症の治療の第一選択は，抗凝固療法である。
- 抗リスク例では，ヘパリンおよび血栓溶解療法が利用の中心となる。
- 経口Xa阻害薬は，深部静脈血栓症例や低から中−低リスク肺血栓塞栓症例での第一選択薬となり，早期退院や外来治療も可能とした。
- 経口Xa阻害薬は投与発現時間が短く，モニタリングを必要とせず食事制限も不要であるが，高度腎障害例では禁忌となる。

はじめに

肺血栓塞栓症（pulmonary thromboembolism：PTE）とは，下肢および骨盤などの深部静脈血栓症（deep vein thrombosis：DVT）由来の血栓が肺動脈を閉塞し，急性および慢性の肺循環障害を生じさせる病態をさす。PTE，DVT両者を併せて，静脈血栓塞栓症（venous thromboembolism：VTE）と呼ばれる。急性肺血栓塞栓症（acute pulmonary thromboembolism：APTE）は，発症後おおむね2週間以内のものとされる。米国での統計によれば，APTEの約11％は発症後1時間以内に死亡する。診断が確定した例は死亡率が2〜8％，診断がつかず適切な治療が行われない場合の死亡率は約30％であり[1]，早期診断・治療の重要性が示唆される。

APTE：病態・重症度に応じた治療アルゴリズム

APTEの治療の主眼は，抗凝固療法および線溶療法で，血栓溶解，肺血栓塞栓症の予防，再発防止をはかること，および急性右心不全やショックに対する呼吸循環動態の改善をはかることである。死亡率は，心原性ショックを呈した症例では30％，心原性ショックを呈さなかった症例では6％とされる[2]。ショックや低血圧を呈する場合が高リスク群で，可能な限り造影CTで診断するが，最重症例では，発症状況と心エコーによる右心負荷所見での治療開始も許容される。治療は呼吸循環管理，ヘパリンによる抗凝固療法に加えて，血栓溶解療法によって，再灌流をはかる。さらに，出血リスクが高い場合にはカテーテル治療により薬物治療の効果を補い，重症例では経皮的心肺補助や外科的血栓摘除術も選択する。

非ショック例は，まずPTEの可能性の評価をWells scoreなどを用いて行い（表1）[3]，低〜中等度の可能性ではD-dimerを測定し，陽性の場合

表1 Modified Wells Criteria：臨床所見による肺塞栓症である確率の評価

深部静脈血栓症の臨床症状	3.0
肺塞栓症以外の診断が考えにくい	3.0
心拍数＞100回/分	1.5
最近4週以内のベッドレストまたは手術	1.5
深部静脈血栓症または肺塞栓症の既往	1.5
喀血	1.0
悪性腫瘍	1.0

Probability Score：High＞6.0, Moderate 2.0～6.0, Low＜2.0.
(Gibson NS, Sohne M, Kruip MJ, et al. Further validation and simplification of the Wells clinical decision rulein pulmonary embolism. Thromb Haemost 2008；99：229-34 改変引用)

表2 簡易版肺塞栓症重症度(PESI)スコア

項目	点数
年齢＞80歳	1
悪性腫瘍	1
慢性心肺疾患の既往	1
心拍数≧110回/分	1
収縮期血圧＜100mmHg	1
SpO_2＜90%	1

項目	30日死亡率(95%CI)	点数
低リスク	1.0%(0.0-2.1%)	0
高リスク	10.9%(8.5-13.2%)	≧1

(Jiménez D, Aujesky D, Moores L, et al. Simplification of the pulmonary embolism severity index for prognostication in patients with acute symptomatic pulmonary embolism. Arch Intern Med 2010；170：1383-9 改変引用)

造影CTを行う．高い可能性の場合すぐに造影CTで診断する．肺塞栓症の確定診断後，肺塞栓症重症度スコア(pulmonary embolism severity index：PESI)の評価を行う．簡易版においては，表2のいずれかを認める場合高リスクとなり，中リスク群，いずれも認めない場合低リスク群に分類される(図)[4]．さらに中リスク群は，心エコーやCTによる右心機能障害の画像所見，心筋障害(トロポニンおよびFABP)や心不全マーカー(BNPおよびNTproBNP)の検査所見，ともに陽性の場合中～高リスク群，それ以外は中～低リスク群に分類され，治療方針を決定する(図)[5]．中～高リスク群ではヘパリンによる抗凝固療法を行うが，当初状態が安定していても，悪化する可能性があることから慎重にモニターする必要がある．悪化がみられた場合，高リスク群に準じた治療を行う．中～低リスク群では入院を原則とし，ヘパリン，フォンダパリヌクス，さらに新規経口抗凝固薬(novel oral anticoagulants：NOACs)による治療開始，ヘパリンなどからNOACsへの変更も可能である．低リスク群では，NOACs使用によって，早期退院や外来治療が可能である．

抗凝固薬禁忌や適切な使用中の再発例では，下大静脈フィルターを留置する．抗凝固薬使用例でのルーチン使用は推奨されないが，高リスク群や中～高リスク群で広範に下肢，骨盤にDVTの残存を認める場合もその使用を考慮される．永久長留置ではDVT再発のリスクが高くなることから，一時型あるいは回収可能型フィルターの使用が推奨される．

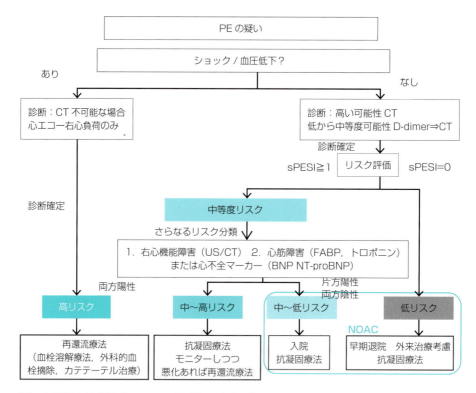

図 急性肺血栓塞栓症のリスク層別化/治療選択フロー
(Konstantinides SV, Torhicki A, Agnelli G, et al. 2014 ESC Guidelines on the diagnosis and management of acute pulmonary embolism. Eur Heart J 2014；35：3030-80 より改変引用)

従来の抗凝固療法

■未分画ヘパリン

　未分画ヘパリンは，アンチトロンビン（antithrombin：AT）の抗トロンビン作用を増強し，新たな血栓の生成を予防し内因性の線溶系を刺激する．血栓から遊離される血管収縮物質を抑制する効果もある．効果の出現が早く，半減期も短いことから（約60分），急性期には第一選択とされる．

　肺塞栓症に対して，唯一行われた無作為試験では，未分画ヘパリンによる抗凝固療法を行った16例には再発や死亡例がなかったのに対し，抗凝固療法を行わなかった19例には死亡が5例（26.3%），再発が5例に認められ，両群間の差は有意であった．この後，倫理的見地から同試験は中止となっている[6]．日本においても，後ろ向き研究で，抗凝固療法施行群の院内死亡率0%に比して，未施行群の院内死亡率33%と報告されている[7]．

　投与法としては，初回80 IU/kg静注，続いて18 IU/kg/時で開始し，APTTを1.5〜2.5倍に維持する[8]．血栓溶解療法を併用するような高リスク群では第一選択である[5]．APTTが1.5倍以上となった場合の再発率は1.6%であるのに対し，下回った場合は24.5%と有意に高いことが報告されている[9]．一方，5,000IU静注後1,250IU/時で，投与すれば，治療域に達してなくても有効とする報告もある[10]．副作用として，出血，ヘパリン依存性血小板減少症（heparin-incuded thrombocytopenia：HIT），骨粗鬆症，肝障害がある．HITは，ヘパリン依存性自己抗体（抗ヘパリン-血小板第4因子複合体抗体：HIT抗体）が血小板を活性化するために血小板数減少を来すもので，

未分画ヘパリン投与5〜14日後に発症し，重篤な動静脈血栓を合併する。出現した場合，ヘパリンを中止し，直接型トロンビン阻害薬の注射薬であるアルガトロバン静脈内投与に変更する[8]。投与期間に関しては，5〜7日間未分画ヘパリンを投与した場合の効果は10〜14日間投与した場合と同等であることが示されており，最近では，低〜中リスク群においては，ワルファリンを同日開始し，ヘパリンは最小5日間使用とする方法が推奨されている[10]。最近のNOACの場合，併用期間をもたず，ヘパリン中止と同時に開始可能である。

■ワルファリン

ビタミンKに拮抗し，プロトロンビン(II)，第VII，IX，X因子の合成を抑制する。抗凝固作用は，主にII因子に依存しており，II因子の半減期は2.5日間と長い。また，ワルファリンの投与開始時には，プロテインCやプロテインSなどの抗凝固因子も抑制され逆に凝固能が高まる。ワルファリンで治療を開始すると，ヘパリン治療開始群より，3倍再発することが報告されている。このため，ヘパリン投与1〜3日後よりワルファリン投与を併用し，プロトロンビン時間のINRが1.5〜2.5(欧米では2〜3)の至適域に達した段階でヘパリンを中止する[8]。

■低分子量ヘパリン

未分画ヘパリンは，フィブリノーゲンなどの血清蛋白に結合することで抗凝固能が低下するため，血清蛋白の量により個人間で効果にばらつきが生じる欠点があり，投与量調節のためのモニタリングを必要とした。これに対して低分子量ヘパリンは，ATに結合し，Xaを阻害するが，抗Xa/抗トロンビン比：2〜4対1で，トロンビンや血小板に対する影響が少なく，出血も少ないとされる。また半減期が長いため，1日1〜2回の皮下投与ですみ，モニタリングを必要としない利点を有する。VTE治療に関する2004年のコクランレビューでも，血栓塞栓の再発(3.6% vs. 5.4%，オッズ比(OR) 0.68，信頼区間(CI) 0.55-0.84)，大出血(1.2% vs. 2.0%，OR 0.57, CI 0.39-0.83)，全死亡率(4.5% vs. 6.0%，OR 0.76, CI 0.62-0.92)を低下させ，未分画ヘパリンより優れていることが示されている。加えて，死亡率においては，癌では0.53(CI 0.33-0.85)，癌以外では0.97(0.61-1.56)とされ[11]，欧米のガイドラインでは，低〜中リスクPTEにおける第一選択とされる[5]。ことに癌に合併したVTEにおいては，初期3カ月の治療において，ワルファリンやNOACsより推奨されている。一方重篤な腎機能障害患者では禁忌である。残念ながら，わが国においては，PTEの治療への適応は認められていない[11]。

■フォンダパリヌクス

フォンダパリヌクスは，生物由来製剤の未分画ヘパリンや低分子ヘパリンと異なり，完全化学合成のXa阻害薬(抗Xa/抗トロンビン比：7,400＞対1)である。アンチトロンビンに選択的かつ特異的に結合し，Xaを阻害する(間接型Xa阻害薬)。トロンビンや血小板に影響しないことから，理論上出血合併症が少ないとされる。血小板第4因子との結合性も低いため，HITを引き起こす危険も低い。ヒト骨芽細胞に有害な影響がないため，骨粗鬆症のリスクも低い。PTEに対する試験において，未分画ヘパリンと比較し，3カ月後の再発率(3.8% vs. 5.0%)，出血性合併症率(1.3% vs. 1.1%)，ならびに死亡率(5.2% vs. 4.4%)は同等とされ，低分子ヘパリンとも同等とされた[12]。わが国におけるVTEに対する非盲検試験でも，有効性，安全性がヘパリンと同等とされ[13]，予防に加えて，治療においても承認された。1日1回皮下投与で，体重50kg未満：5mg，体重50〜100kg：7.5mg，体重100kg超：10mg投与とされている。重度の腎障害(Ccr 30ml/min未満)では禁忌とされる。

NOACs

　ワルファリンは，投与発現に時間がかかり，患者により投与量が大きく異なり，PT-INRによる厳密なモニタリングを必要とした．また，他剤との相互作用や，食事制限（納豆，緑野菜）を必要とし，ビタミンK依存性のため抗凝固因子のプロテインCやプロテインSも抑制する欠点があった．一方NOACsは，これらの問題点を克服し，生活の質（quality of life：QOL）やコンプライアンスの向上につながる可能性がある[14]．ワルファリンでは，ヘパリンとの併用期間を必要としたが，NOACsは，中止後ただちに投与可能である．加えて，リバーロキサバン，アピキサバンでは，血栓再発リスクの高い初期に用量を倍量とし，その後減量することにより，注射薬を必要としないシングルドラッグアプローチが可能になった．

■ダビガトラン

　経口の直接型トロンビン阻害薬で，VTEを対象とした無作為化二重盲検RE-COVER試験において，平均10日間の注射薬治療後に6カ月投与され，血栓再発予防効果において，ワルファリンに対して，非劣性，重篤な出血も差を認めなかった．残念ながら，日本では承認されていない[15)16)]（表3）．

■直接型Xa阻害薬

　ヘパリンやフォンダパリヌクスはAT依存性であるのに対して，AT非依存性にXaを阻害できるため，より効果的とされる．

●エドキサバン

　わが国において，下肢整形外科領域におけるVTEの発症抑制にすでに認可されていたが，日本を含む国際共同無作為化二重盲検試験であるHokusai-VTE研究により，初めて日本でVTEの治療に認可されたNOACsである．Hokusai-VTEでは，ヘパリンおよび低分子ヘパリン後，エドキサバン投与群は，同投与後ワルファリン群に比して，症候性VTEの再発において非劣性，大出血または臨床的に重要な出血を有意に低下させた[17]．さらに，NT-proBNP≧500pg/mlの群では有意に症候性VTEの再発（3.1％ vs. 6.2％）を低下させた．東アジアにおけるサブ解析でも同様の結果であったが，ワルファリン群の再発，出血が多いことも明らかとなった[18]．注射薬に，引き続き使用され，1日1回60mg投与，ただし体重60kg以下，Ccr<50ml/分，P糖蛋白阻害作用を有する薬剤（キニジン，ベラパミル，エリスロマイシン，シクロスポリン）を使用する場合，30mgに減量する．

●リバーロキサバン

　リバーロキサバンは，無作為化非盲検試験であるEINSTEIN-DVT，EINSTEIN-PE研究において，15mg1日2回投与3週後，1日1回20mg投与群（3，6，または12カ月）は，エノキサパリン／ワルファリン群に比して，症候性VTEの再発において，非劣性，大出血または臨床的に重要な出血においても同等性が証明された[19)20)]（表3）．さらにPE試験では，大出血の頻度（1.1％ vs. 2.2％）を有意に低下させた．日本人において，15mg1日2回投与3週後，1日1回15mgを投与するプロトコール（承認用量，用法）で，ヘパリン・フォンダパリヌクス／ワルファリン群を対象として，J-EINSTEIN試験が行われ，症候性VTE再発（1.8％ vs. 0％），重大な出血（0％ vs. 0％），臨床的に重要な出血（5.5％ vs. 5.3％）と，EINSTEIN-DVT/PE試験と同様の結果であった[21]．また血栓消失率が，66.7％ vs. 31.6％と高いことが示された．なお，HIVプロテアーゼ阻害薬，コビシスタットを含有する製剤，アゾール系抗真菌薬との併用は禁忌となる．

●アピキサバン

　無作為化二重盲検試験であるAMPLIFY試験において，アピキサバン10mg1日2回投与1週

表3 急性VTEにおけるNOACs試験(海外、日本)の概要の比較

薬剤名	試験名	試験デザイン	治療薬と用量	試験期間	患者数	有効性	安全性
ダビガトラン	RE-COVER	二重盲検 二重ダミー	エノキサパリン/ダビガトラン(150 mg 1日2回)vs. エノキサパリン/ワルファリン	6カ月	2,539名 急性VTE	VTE再発または致死性PE ダビガトラン 2.4% ワルファリン 2.1%	大出血 ダビガトラン 1.6% ワルファリン 1.9%
ダビガトラン	RE-COVER II	二重盲検 二重ダミー	エノキサパリン/ダビガトラン(150 mg 1日2回)vs. エノキサパリン/ワルファリン	6カ月	2,589名 急性VTE	VTE再発または致死性PE ダビガトラン 2.3% ワルファリン 2.2%	大出血 ダビガトラン 15人 ワルファリン 22人
エドキサバン	Hokusai-VTE	二重盲検 二重ダミー	低分子ヘパリンまたはヘパリン/エドキサバン vs. 低分子ヘパリンまたはヘパリン/ワルファリン	3〜12カ月	4,921名 急性VTE	VTE再発または致死性PE エドキサバン 3.2% ワルファリン 3.5%	大出血または臨床的に重要な出血 エドキサバン 8.5%*(大出血 1.4%) ワルファリン 10.3%*(大出血 1.6%)
エドキサバン	東アジア人の解析	同上	同上	同上	1,109名 急性VTE 東アジア人	VTE再発または致死性PE エドキサバン 2.8% ワルファリン 4.5%	大出血または臨床的に重要な出血 エドキサバン 9.9%(大出血 1.6%) ワルファリン 17.3%(大出血 2.6%)
リバーロキサバン	EINSTEIN-DVT	非盲検	リバーロキサバン(15mg 1日2回、3週間後20mg 1日1回) vs. エノキサパリン/ワルファリン	3、6、または12カ月	3,449名 急性DVT	VTE再発または致死性PE リバーロキサバン 2.1% ワルファリン 3.0%	大出血または臨床的に重要な出血 リバーロキサバン 8.1%(大出血 0.8%) ワルファリン 8.1%(大出血 1.2%)
リバーロキサバン	EINSTEIN-PE	非盲検	リバーロキサバン(15mg 1日2回、3週間後20mg 1日1回) vs. エノキサパリン/ワルファリン	3、6、または12カ月	4,832名 急性PE	VTE再発または致死性PE リバーロキサバン 2.1% ワルファリン 1.8%	大出血または臨床的に重要な出血 リバーロキサバン 10.3%(大出血 1.1%*) ワルファリン 11.4%(大出血 2.2%*)
リバーロキサバン	J-EINSTEIN	非盲検	リバーロキサバン(15mg 1日2回、3週間後20mg 1日1回) vs. ヘパリン、フォンダパリヌクス/ワルファリン	3、6、または12カ月	100名(4:1) 急性VTE 日本人	VTE再発または無症候症増悪 リバーロキサバン 2.1% ワルファリン 1.8%	臨床的に重要な出血 リバーロキサバン 7.8%(大出血 0%) ワルファリン 5.3%(大出血 0%)
アピキサバン	AMPLIFY	二重盲検 二重ダミー	アピキサバン(10mg 1日2回、1週間後5g 1日2回) vs. エノキサパリン/ワルファリン	6カ月	5,395名 急性VTE 日本人	VTE再発または致死性PE アピキサバン 2.3% ワルファリン 2.7%	大出血または臨床的に重要な出血 アピキサバン 4.3%*(大出血 0.6%*) ワルファリン 9.7%(大出血 1.8%*)
アピキサバン	AMPLIFY-J	非盲検	アピキサバン(10mg 1日2回、1週間後5g 1日2回) vs. ヘパリン/ワルファリン	6カ月	80名 急性VTE	VTE再発または致死性PE アピキサバン 0% ワルファリン 2.5%	大出血または臨床的に重要な出血 アピキサバン 7.5%(大出血 0%) ワルファリン 28.2%(大出血 5.1%)

*統計学的優越性。

後，1日2回5mg（承認用量，用法）6カ月投与群は，エノキサパリン/ワルファリン群に比して，症候性VTEの再発で非劣性，大出血，大出血または臨床的に重要な出血を有意に低下させた[22]。日本人を対象とした無作為化非盲検試験であるAMPLIFY-J試験では，症候性VTEの再発（0% vs. 2.5%），大出血または臨床的に重要な出血（7.5% vs. 23.1%）において，AMPLIFY試験と同様の認容性，安全性が示された[23]。

リバーロキサバン，アピキサバンでは，Ccr 30ml/分未満エドキサバンでは15未満の腎障害患者では投与禁忌とされる。

抗凝固療法の治療期間とNOACsの効果

ワルファリンの投与期間については，4または6週治療と3または6カ月以上の治療の比較において，有意に前者でVTE再発の増加がみられた[10]。6カ月以上の長期の使用はVTE再発を低下させたが，一方大出血を増加させた。最近の初回の特発性PTE 6カ月標準治療後，18カ月間ワルファリン，プラセボの無作為化比較試験の結果では，治療期間中血栓再発を抑制，大出血を増加させたが，両者の複合エンドポイントを改善した[24]。ただし，中止すると効果は消失することから，予防効果は治療期間中に限定される。また，抗凝固療法中止後，1カ月後のD-dimerが異常値の場合，VTE再発が増すが，抗凝固療法継続で低下するとされている[25]。

海外のガイドラインでは，術後患者など可逆性因子をもつ患者では3カ月間，特発性のVTEでは少なくとも3カ月で，加えて出血のリスクが低い群ではさらに長期，一方，高い群では3カ月など，リスクベネフィットを勘案して期間を決定する。癌患者では，より長期，再発例では永久的な治療が必要となる[5]。

NOACsに関しては，6～12カ月のVTE治療後，リバーロキサバン20mgとプラセボとの比較試験では，6～12カ月間で，VTEの再発（1.3% vs. 7.1%）を有意に低下させたが，大出血または臨床的に重要な出血（6% vs. 1.2%）が有意に増加した[19]。6～12カ月の抗凝固療法後に，アピキサバン5mgまたは2.5mg 1日2回投与群とプラセボ群とを比較した試験では，VTEの再発またはVTEによる死亡（プラセボ群8.8% vs. 2.5mg群1.7% vs. 5mg群1.7%）を2.5mg，5mg群ともに有意に低下させた。一方，大出血（プラセボ群0.5% vs. 2.5mg群0.2% vs. 5mg群0.1%），臨床的に重要な出血（プラセボ2.3% vs. 2.5mg群3.2% vs. 5mg群4.2%）には有意差を認めなかった[26]。海外では，ワルファリンの代替えの長期治療薬として，リバーロキサバン20mg 1日2回，あるいはアピキサバン2.5mg 1日2回投与が推奨されている[5]。一方，日本ではいずれの薬剤においても，長期投与試験は行われておらず，アピキサバンにおいても，急性期と同量の使用が適応となっている点に注意する必要がある。

おわりに

低～中リスクPTEの治療は，NOACsに急速に置き換わりつつある。一方，癌患者において海外では，低分子量ヘパリンが，未分画ヘパリンやワルファリンより，推奨されているが，NOACsとの比較試験の結果は明らかになっていない。低分子量ヘパリンをVTEに使用できない日本においては，ことに癌患者におけるNOACsの使用が，増加すると思われるが，有効性の検証が必要である。

利益相反（講演料）：バイエル，第一三共，ファイザー，ブリストルマイヤーズ。

●文献
1) Dalen JE, Alpert JS. Natural history of pulmonary embolism. Prog.Cardiovasc Dis 1975；17：259-70.
2) Nakamura M, Fujioka H, Yamada N, et al. Clinicalcharacteristics of acute pulmonary thromboembolism in Japan：results of a multicenter registry in the Japanese Society of pulmonary embolism

research. Clin Cardiol 2001；24：132-8.
3) Gibson NS, Sohne M, Kruip MJ, et al. Further validation and simplification of the Wells clinical decision rulein pulmonary embolism. Thromb Haemost 2008；99：229-34.
4) Jiménez D, Aujesky D, Moores L, et al. Simplification of the pulmonary embolism severity index for prognostication in patients with acute symptomatic pulmonary embolism. Arch Intern Med 2010；170：1383-9.
5) Konstantinides SV, Torhicki A, Agnelli G, et al. 2014 ESC Guidelines on the diagnosis and management of acute pulmonary embolism. Eur Heart J 2014；35：3030-80.
6) Barritt DW, Jordan SC. Anticoagulant drugs in the treatment of pulmonary embolism：a controlled trial. Lancet 1960；1：1309-12.
7) Ota M, Nakamura M, Yamada N, et al. Association between antithrombotic treatments and prognosis of patients with acute pulmonary thromboembolism in Japan. Circ J 2003；67：612-6.
8) 安藤太三，伊藤正明，應儀成二，ほか．肺血栓塞栓症および深部静脈血栓症の診断，治療，予防に関するガイドライン（2009年改訂版）．URL：http://www.j-circ.or.jp/guideline/pdf/JCS2009_andoh_h.pdf
9) Hull RD, Raskob GE, Hirsh J, et al. Continuous intravenous heparin compared with intermittent subcutaneous heparin in the initial treatment of proximal-vein thrombosis. N Engl J Med 1986；315：1109-14.
10) Kearon C, Akl EA, Comerota AJ, et al. Antithrombotic therapy for VTE disease：Antithrombotic Therapy and Prevention of Thrombosis, 9th ed：American College of Chest Physicians Evidence-Based Clinical Practice Guidelines. Chest 2012；141：e419S-94S.
11) van Dongen CJJ, van der Belt AGM, Prins MH, et al. Fixed dose subcutaneous low molecular weight heparins versus adjusted dose unfractionated heparin for venous thromboembolism. Cochrane Database Syst Rev 2004；4：CD001100.
12) Büller HR, Davidson BL, Decousus H, et al. Subcutaneous fondaparinux versus intravenous unfractionated heparin in the initial treatment of pulmonary embolism. N Engl J Med 2003；349：1695-702.
13) Nakamura M, Okano Y, Minamiguchi H, et al. Mulidetector-row computed tomography-based clinical assessment of fondaparinux for treatment of acute pulmonary embolism and acute deep vein thrombosis in Japanese patients. Cir J 2011；75：1424-32.
14) Perzborn E, Roehrig S, Straub A, et al. The discovery and development of rivaroxaban, an oral, direct factor Xa inhibitor. Nature Reviews Drug Dicovery 2011；10：61-75.
15) Schulman S, Kearon C, Kakkar AK, et al. Dabigatran versus warfarin in the treatment of acute venous thromboembolism. N Engl J Med 2009；361：2342-52.
16) Schulman S, Kakkar AK, Goldhaber SZ, et al. Treatment of acute venous thromboembolism with dabigatran or warfarin and pooled analysis. Circulation 2014；129：764-72.
17) Büller HR, Decousus H, Grosso MA, et al. Edoxaban versus warfarin for the treatment of symptomatic venous thromboembolism. N Engl J Med 2013；369：1406-15.
18) Nakamura M, Wang YQ, Wang C, et al. Efficacy and safety of edoxaban for treatment of venous thromboembolism：a subanalysis of East Asian patients in the Hokusai-VTE trial. Thromb Haemost 2015；13：1606-14.
19) Bauersachs R, Berkowitz SD, Brenner B, et al. Oral rivaroxaban for symptomatic venous thromboembolism. N Engl J Med 2010；363：2499-510.
20) Büller HR, Prins MH, Lensin AW, et al. Oral rivaroxaban for the treatment of symptomatic pulmonary embolism. N Engl J Med 2012；366：1287-97.
21) Yamada N, Hirayama A, Maeda H, et al. Oral rivaroxaban for Japanese patients with symptomatic venous thromboembolism：the J-EINSTEIN DVT and PE program. Thromb J 2015；13：2.
22) Agnelli G, Büller HR, Cohen A, et al. Oral apixaban for the treatment of acute venous thromboembolism. N Engl J Med 2013；369：799-808.
23) Nakamura M, Nishikawa M, Komuro I, et al. Apixaban for the Treatment of Japanese Subjects With Acute Venous Thromboembolism（AMPLIFY-J Study）. Circ J 2015；79：1230-6.
24) Couturaud F, Sanchez O, Pernod G, et al. Six Months vs Extended Oral Anticoagulation After a First Episode of Pulmonary Embolism：The PADIS-PE Randomized Clinical Trial. JAMA 2015；314：31-40.
25) Palareti G, Legnani C, Cosmi B, et al. PROLONG Investigators. D-dimer testing to determine the duration of anticoagulation therapy. N Engl J Med 2006；355：1780-9.
26) Agnelli G, Büller HR, Cohen A, et al. Apixaban for extended treatment of venous thromboembolism. N Engl J Med 2013；368：699-708.

第2章

血栓溶解療法薬

佐藤　徹

ポイント

- 急性肺塞栓症の治療には血栓溶解薬が使用されることがある。
- 第一の適応はショックを来したときである。
- 第二は抗凝固薬治療で悪化しているときで，特に右室機能障害を有するとき。
- 血栓溶解薬は出血を有意に増やす。
- 血栓溶解薬の有用性と欠点を熟知して，症例ごとに使用を決定すべき。

はじめに

　急性肺塞栓症の治療は抗凝固療法が原則である。われわれの施設では年間100例以上の急性肺塞栓症を経験するがほとんどは抗凝固療法で改善が得られる。しかし重症例には血栓溶解療法が使用されることがある。重症例に限定されるのは，相当の出血を起こすことがあるからである。ではどのような症例に対して使用すべきか，ガイドラインと今までの報告をまとめてみたい。

重症度や病態による血栓溶解療法の適応（表1）

■低血圧（ショック）— Grade 2B

　日本と米国のガイドラインでは低血圧（収縮期圧90mmHg以下）が適応とされている[1)2)]。これを支持する報告は古いものが多く，したがって血栓溶解薬としてはストレプトキナーゼが使用されている[3)]。このような報告は数件あり，そのよ

表1　急性肺塞栓症における血栓溶解薬の適応

1. ショック（あるいは収縮期血圧90mmHg以下）—推奨度 Grade 2B
2. 臨床的悪化傾向（特に右室機能障害）—推奨度 Grade 2C

うな11の報告（患者数748）をまとめたメタアナリシスによると，血圧が低下するような大きい急性肺塞栓症においては，再発と死亡率を減少させるか（使用群4.7％に対し非使用群9.6％，オッズ比0.67，95％信頼区間0.40-1.12）（表2），低血圧を示さない広範囲急性肺塞栓症では血栓溶解薬は有用ではなかった[4)]（図1）。

■臨床的な悪化傾向（症状，バイタルサイン，低酸素，生化学的指標など）— Grade 2C

　ショック以外でも血栓溶解薬が有用であった病態が報告されている。ガイドラインでは，血圧の低下はないがそれを起こす前段階と考えられるこれらの病態が出現した場合にも，推奨度は低いが適応としている。症例毎に，これらの病態があるときに予後を悪化させるかどうかをしっかり判定

表2 血栓溶解薬のショックを有する急性肺塞栓症の死亡・再発に対する効果(メタアナリシス)

Outcome	Trials that included patients with major PE			Trials that excluded patients with major PE			p for heterogeneity between subgroups
	Thrombolysis n/N(%)	Heparin n/N(%)	OR (95% CI)	Thrombolysis n/N(%)	Heparin n/N(%)	OR (95% CI)	
Recurrent PE or death	12/128 (9.4)	24/126 (19.0)	0.45 (0.22-0.92)	13/246 (5.3)	12/248 (4.8)	1.07 (0.50-2.30)	0.10
Recurrent PE	5/128 (3.9)	9/126 (7.1)	0.61 (0.23-1.62)	5/246 (2.0)	7/248 (2.8)	0.76 (0.28-2.08)	0.71
Death	8/128 (6.2)	16/126 (12.7)	0.47 (0.20-1.10)	8/246 (3.3)	6/248 (2.4)	1.16 (0.44-3.05)	0.13
Major bleeding	28/128 (21.9)	15/126 (11.9)	1.98 (1.00-3.92)	6/246 (2.4)	8/248 (3.2)	0.67 (0.24-1.86)	0.12

PE indicates pulmonary embolism. 図1の報告のショック症例に対するサブ解析。
(Wan S, Quinlan DJ, Agnelli G, et al. Thrombolysis compared with heparin for the initial treatment of pulmonary embolism: a meta-analysis of the randomized controlled trials. Circulation 2004; 110: 744-9 より改変引用)

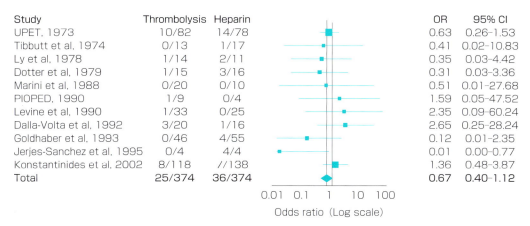

図1 血栓溶解薬の急性肺塞栓症の死亡・再発に対する効果(メタアナリシス)

抗凝固薬単独と抗凝固薬を追加した2種類の治療法の効果を前向きに検討した11の報告をまとめたもの。すべてを合わせると、わずかに血栓溶解薬を使用したほうが有用であった。
(Wan S, Quinlan DJ, Agnelli G, et al. Thrombolysis compared with heparin for the initial treatment of pulmonary embolism: a meta-analysis of the randomized controlled trials. Circulation 2004; 110: 744-9 より引用)

して使用を決定する必要がある。

● 右室機能障害

209例の急性肺塞栓症の31％に心エコー上右室機能障害を認め、そのうち10％が経過中ショックを呈し5％が死亡し、右室負荷のなかった症例ではショック、死亡ともなかった[5]。また右室機能障害(心エコー、CT、トロポニン上昇のいずれで判定)を有する1,005例に対して、ヘパリン投与下にテネクテプラーゼ(tenecteplase, tissue plaminoge activator：tPA製剤)とプラセボの効果を前向きに比較した検討では、右室機能障害を有すると血栓溶解薬で1週後の死亡率と右心不全が有意に低下した(使用群3％に対し非使用群6％、オッズ比0.44, 95％信頼区間0.23-0.87)。ただし、臨床的に意味のある出血も有意に増加した(使用群12％に対し非使用群2％)[6]。

● その他の病態

低酸素血症、脳性利尿ホルモン(brain natriuretic hormone：BNP)の上昇、広範囲の肺動脈閉塞による肺高血圧症などがあるが、これらの病態で血栓溶

解薬が有用であったとの明確な報告はない.

■ほかの病態[7]

心停止後の蘇生症例では血栓溶解薬の使用で改善率が高かったとの報告もあるが逆の報告もあり,確定していない[8].右房・右室内に塞栓が認められる場合,静脈内に浮遊血栓が存在する場合,卵円孔が開存している場合の有用性もはっきりしない.

モンテプラーゼ以外の未承認薬も含む治療薬

■治療薬の種類と使用法

● tPA

血栓の形成過程の仕上げとしてフィブリンが形成されこれが赤血球を取り込んで血餅となるが,これはプラスノーゲンから生成されたプラスミンによって溶解される.tPA はフィブリンに結合してプラスミノーゲンからプラスミンへの活性化を刺激して,血栓の溶解をより盛んにする.外国では生体内に存在する tPA を製剤化したアルテプラーゼ(alteplase)や合成された製剤のテネクテプラーゼなども使用されるが,日本ではわが国で開発された,DNA 組み換えにより半減期を 20 分以上としたモンテプラーゼ(monteplase)のみが保険適用となっている.27,500 単位/体重 kg を 2 分で静注する(体重 60kg とすると 160 万単位).半減期が長いため静注で投与しやすい.

● ストレプキナーゼ(streptokinase)

連鎖球菌から生成され,血中のプラスミノーゲンに結合して活性化し,プラスミンの生成を促して血栓溶解を進める.日本では使用されていないが,最も安価で副作用も最多とされている.

● ウロキナーゼ

尿中に存在し,ストレプロキナーゼと同様に血中でプラスミノーゲンに結合して活性化してプラスミンを生成し,血栓溶解を促進する.日本でも使用可能である.tPA は実際に血栓が形成されたフィブリン上でプラスミノーゲンを活性化するが,ストレプトキナーゼとウロキナーゼは血中のプラスミノーゲンを非特異的に活性化するため,tPA の方が効果が高いとされる.米国で,多施設で前向きに施行された The Urokinase Pulmonary Embolism Trial では,ウロキナーゼ 4,400 単位/kg(体重 60kg として約 26 万単位)を 10 分で静注し,その後 4,400 単位/kg/時を 12 時間で持続静注されている(体重 60kg として 1 日量 320 万単位).日本では出血のリスクが高くない場合には,96 万単位前後を 24 時間で持続点滴することが多い.また,米国では一度投与されるだけであるが,日本ではこのような投与量での持続静注を数日継続することが多い.

● 抗凝固薬の使用

血栓溶解薬投与中は抗凝固薬を中止するのが米国の一般的な投与法だが,欧州では併用することも多い[7].筆者の経験では,血栓溶解薬のみを投与すると凝固能はかえって亢進し,新たな血栓を生成しやすくなるため,活性化部分トロンボプラスチン時間(activated partral thromboplastin time:APTT)が 2 倍ぐらいとなるように少なめで抗凝固薬を投与すべきと考えている.

■血栓溶解薬の効果

● メタアナリシス[8]

抗凝固薬のみと,血栓溶解薬を併用した治療法との予後の比較をした 16 の報告(2,115 例)をまとめたメタアナリシスによると,血栓溶解薬の併用群で有意に総死亡は低く(2.2% vs. 3.9%),再発率も有意に低かったが(1.2% vs. 3%),主要臓器出血も有意に多く(9.2% vs. 3.4%),脳出血も有意に多かった(1.5% vs. 0.2%)(図 2).また,65 歳以上の高齢者では主要臓器出血が有意に多く(12.9% vs. 4.1%),総死亡も両群で有意な違いはなかった(2.1% vs. 3.6%).このメタアナリシスの問題点は,血栓溶解薬の種類と投与量はまちま

VI 肺血栓塞栓症（急性）

Source	Thromblytics No. of Events	Thromblytics No. of Patients	Anticoagulants No. of Events	Anticoagulants No. of Patients	OR (95% CI)	Weight, %
Goldhaber et al, 1993	0	46	2	55	0.16 (0.01-2.57)	5.3
Konstantinides et al, 2002	4	118	3	138	1.58 (0.35-7.09)	18.4
TIPES, 2010	0	28	1	30	0.14 (0.00-7.31)	2.7
Faullo et al, 2011	0	37	6	35	0.11 (0.02-0.58)	15.1
MOPETT, 2012	1	61	3	60	0.35 (0.05-2.57)	10.5
ULTIMA, 2013	0	30	1	29	0.13 (0.00-6.59)	2.7
TOPCOAT, 2014	1	40	1	43	1.08 (0.07-17.53)	5.3
PEITHO, 2014	6	506	9	499	0.66 (0.24-1.82)	40.0
Total	12	866	26	889	0.48 (0.25-0.92)	100.0

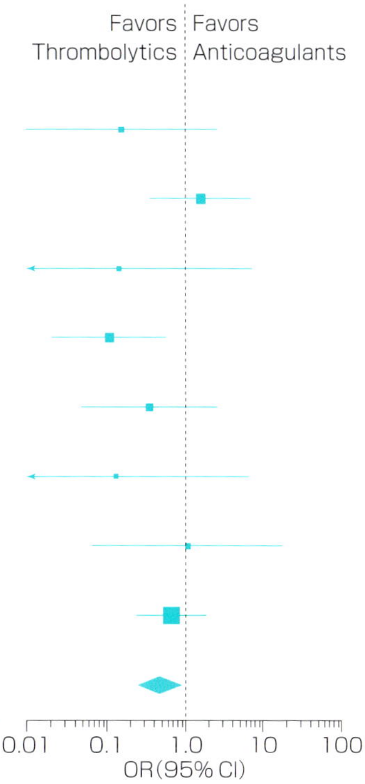

Heterogeneity: $x^2_7 = 7.63$, $p = 0.37$, $I^2 = 8\%$
Overall effect: $z = 2.22$, $p = 0.03$

図2 血栓溶解薬の右心機能が低下した急性肺塞栓症の死亡・再発に対する効果（メタアナリシス）
抗凝固薬単独と抗凝固薬を追加した2種類の治療法の効果を、前向きに検討した以下の7つの報告をまとめたもの。
Moderate Pulmonary Embolism Treated with Thrombolysis trial(MOPETT), Pulmonary Embolism Thrombolysis trial (PEITHO), Prospective Investigation of Pulmonary Embolism Diagnosis(PIOPED), Tenecteplase Italian Pulmonary Embolism Study(TIPES), Tenecteplase or Placebo：Cardiopulmonary Outcomes At Three Months(TOPCOAT), Ultrasound Accelerated Thrombolysis of Pulmonary Embolism trial (ULTIMA), Urokinase Pulmonary Embolism Trial Stage(UPETSG).
右心機能の低下例に関しては、多くの報告で、血栓溶解薬は死亡・再発を有意に改善した。
(Chatterjee S, Chakraborty A, Weinberg I, et al. Thrombolysis for pulmonary embolism and risk of all-cause mortality, major bleeding, and intracranial hemorrhage：a meta-analysis. JAMA 2014；311：2414-21 より引用)

ちで統一されたプロトコールによるものではないことであった。

● ほかの代表的報告

連続40例を前向きに観察した検討では、血栓溶解薬の使用により右室機能は12時間後には有意に改善が認められたが、1週間後には差がなくなり[10]、血栓溶解薬の使用により改善度は同様であるが早期に改善するものと考えられた。

おわりに

血栓溶解療法は症例を選べば有用で、場合によっては救命のため不可欠のこともある。しかし、出血傾向が強まることは疑いなく、今回示した先人の報告も参考にして、個々の症例に最適の適応を決定してほしい。

このテーマについては利益相反なし。

● 文献

1) 中西宣文, 安藤太三, 植田初江, ほか. 循環器病の診断と診療に関するガイドライン（2011年度合同研究班報告）. 肺高血圧症治療ガイドライン（2012年改訂版）. 日本循環器学会ほか, 2012.
2) Kearon C, Akl EA, Ornelas J, et al. Antithrombotic Therapy for VTE Disease：CHEST Guideline and Expert Panel Report. Chest 2016；149：315-52.
3) Jerjes-Sanchez C, Ramírez-Rivera A, Arriaga-Nava R, et al. Streptokinase and heparin versus heparin alone in massive pulmonary embolism：a randomized controlled trial. J Thromb Thrombolysis 1995；2：227-9.
4) Wan S, Quinlan DJ, Agnelli G, et al. Thrombolysis compared with heparin for the initial treatment of

pulmonary embolism : a meta-analysis of the randomized controlled trials. Circulation 2004 ; 110 : 744-9.
5) Grifoni S, Olivotto I, Cecchini P, et al. Short-term clinical outcome of patients with acute pulmonary embolism, normal blood pressure, and echocardiographic right ventricular dysfunction. Circulation 2000 ; 101 : 2817-22.
6) Meyer G, Vicaut E, Danays T, et al. Fibrinolysis for patients with intermediate-risk pulmonary embolism. N Engl J Med 2014 ; 370 : 1402-11.
7) Tapson VF. Fibrinolytic (thrombolytic) therapy in acute pulmonary embolism and lower extremity deep vein thrombosis. Up to date. Wolters Kluwer. URL：http://www.uptodate.com/contents/fibrinolytic-thrombolytic-therapy-in-acute-pulmonary-embolism-and-lower-extremity-deep-vein-thrombosis/abstract/27
8) Chatterjee S, Chakraborty A, Weinberg I, et al. Thrombolysis for pulmonary embolism and risk of all-cause mortality, major bleeding, and intracranial hemorrhage : a meta-analysis. JAMA 2014 ; 311 : 2414-21.
9) Konstantinides S, Tiede N, Geibel A, et al. Comparison of alteplase versus heparin for resolution of major pulmonary embolism. Am J Cardiol 1998 ; 82 : 966-70.

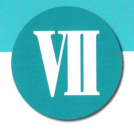

その他の呼吸器疾患

第1章 サルコイドーシス / 多発血管炎性肉芽腫症（ウェゲナー肉芽腫症）

第2章 急性呼吸窮迫症候群（ARDS）

第3章 リンパ脈管筋腫症

第4章 肺胞蛋白症（肺胞蛋白症の治療とGM-CSF吸入療法の今後の展望）

第1章

サルコイドーシス／多発血管炎性肉芽腫症（ウェゲナー肉芽腫症）

小川和雅，岸 一馬

ポイント

- 呼吸機能障害を伴う肺サルコイドーシス，心病変・神経病変・局所治療抵抗性の眼病変，高カルシウム血症を認めるサルコイドーシスに対しては全身ステロイド薬治療が適応となる。
- 難治性のサルコイドーシス，あるいは心サルコイドーシスに対しては全身ステロイド薬とメトトレキサートや免疫抑制薬の併用療法が試みられている。
- 多発血管炎性肉芽腫症の治療は早期の全身ステロイド薬＋シクロホスファミド治療で寛解導入を目指す。
- 寛解導入後の維持治療ではメトトレキサートやアザチオプリン，抗CD-20モノクローナル抗体の有用性が報告されている。
- いずれの治療でも感染症の併発は予後を悪化させるため，感染予防に留意する。

サルコイドーシス

■はじめに

サルコイドーシスは原因不明の肉芽腫（類上皮細胞肉芽腫）性疾患で，全身の多臓器（眼，皮膚，肺，心臓，肝，腎，リンパ節，神経，筋など）に出現し，一部はその臓器を障害する[1,2]。その多彩性のために治療薬の使用方法を標準化することが難しい疾患である[3]。

原因が明らかにされていない現時点では根治治療は望めないが，疾病の病態が遅延型アレルギーに基づく反応（Th1系免疫反応）であることが多くの報告から推定されており，治療の中心は副腎皮質ステロイド（以下，ステロイド）薬である[1]。一方，サルコイドーシスは自然治癒する症例も認められており[1,2,4]，またステロイド薬の治療に反応し改善した症例の再発率も高率であることから，治療適応そのものを慎重に判断すべきである[1,2,5]。

一般に，ステロイド薬全身投与の適応は心病変，神経病変，局所治療抵抗性の眼病変，高カルシウム血症を認める症例で，肺では広範な病変があり，自覚症状のある症例が適応であると考えられている[1,2,6]。欧米ではステロイド薬抵抗性の症例にはメトトレキサート（methotrexate：MTX），アザチオプリン（azathioprine：AZA），シクロホスファミド（cyclophosphamide：CY），ヒドロキシクロロキン（hydroxychlorquine：HCQ）などの細胞毒性薬が使用されているが，使用法とその適応は明確ではない。また，日本人では比較的軽症例が多いことから，日本での使用経験は限られている[1,2]。日本でのサルコイドーシス治療に関する方針としては「サルコイドーシス治療に関する見解2003」[1]が策定されており，以下本項ではこれに沿って解説していく。

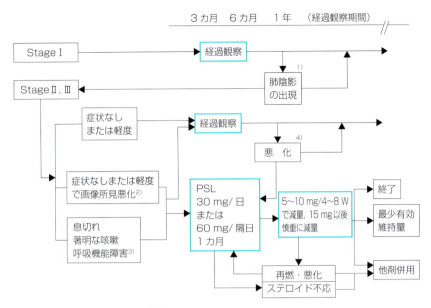

図 肺サルコイドーシスの治療
1) 肺陰影の出現:新たな肺野の陰影が出現した場合。
2) 画像所見の悪化:胸部CTでの太い気管支・血管周囲の肥厚,無気肺の悪化であり,胸部X線写真での肺野の粒状影や綿花状陰影の増悪ではステロイドは使用せずに経過をみる。
3) 呼吸機能障害:%VC 80%以下,1秒率70%以下,PaO_2 59 Torr以下を参考にする。
4) 悪化:臨床所見,自覚症状の増悪,肺野病変の増悪。
(びまん性肺疾患研究班.サルコイドーシス治療に関する見解―2003.日サ会誌 2003;23:105-14より引用)

■肺病変の治療

肺病変の治療の原則に関しては図を参照されたい。肺サルコイドーシスにおいては,自覚症状,呼吸機能障害,画像所見の悪化について判断し,これらがないか軽度の場合には原則として全身ステロイド薬は投与しない[1)3)]。血清 Angiotensin Converting Enzyme(ACE)活性,^{67}Ga シンチグラム所見,気管支肺胞洗浄液所見はステロイド薬投与開始の直接の指標にはならない[1)]。サルコイドーシスの肺病変によって明らかな呼吸機能障害を来している場合にはステロイド薬投与の適応となる。画像所見の悪化とともに自覚症状(特に息切れ)が増強している場合や,呼吸機能障害の程度が悪化しつつある場合にもステロイド薬の投与を考慮する[1)3)]。

ステロイド薬の投与方法としては,プレドニゾロン(prednisolone:PSL) 30 mg/日連日または60 mg/日隔日で開始して1カ月間継続する。4〜8週間毎に5〜10 mg/日連日または10〜20 mg/日隔日ずつ減量する。維持量は2.5〜5 mg/日連日または5〜10 mg/日隔日とする。全体の治療期間が1〜2年となった時点で終了を検討する。再燃は維持量投与中,投与終了後6カ月以内に出現しやすく,再燃時には原則として初回投与量程度まで増量し,以後上記投与スケジュールで再投与する[1)]が,より少ない量への増量でもよいとの指摘もある[3)]。

■肺外病変の治療

サルコイドーシスの死因の2/3以上は,心病変(心臓サルコイドーシス)によるものである。したがって心病変の存在はサルコイドーシスの予後を左右する要因と考えられている。一般に早期の心病変にはステロイド薬が有効である。そこで心臓サルコイドーシスの診断がなされた場合には,ステロイド薬治療を行う。特に房室ブロック,心室頻拍などの重症心室不整脈,局所壁運動異常ある

いは心ポンプ機能の低下は全身ステロイド薬治療の適応である[1]。初期投与量はPSL 30 mg/日または60 mg/隔日で4週間程度投与し，2～4週間毎に5 mg/日もしくは10 mg/隔日ごとに減量，5～10 mg/日程度を維持量とする。投与を中止できることが望ましいが，他臓器と違い難しいことも多い[1]。また，房室ブロックに対してはペースメーカーが適応となることもあり，症例によっては抗不整脈薬なども検討される。いずれにせよ本症と診断された時点で，循環器科医と協力してただちに治療にあたる必要がある。

眼病変に対しては原則としてステロイド薬局所投与（眼球周囲注射を含む）と散瞳薬で治療する。局所治療に抵抗する重篤な眼病変には全身ステロイド薬投与（PSL 30～40 mg/日程度から開始）が適応となる[1]が，眼病変の治療に関しては基本的には眼科医の判断を仰ぐことになる。治療が遅れると失明など機能的な損失の大きい臓器であり，速やかな診断と治療が求められる。

その他，神経病変，電解質異常，内分泌異常，症状の著明な皮膚病変・上気道病変・胸膜病変・腹部病変・運動器病変などの一部には全身ステロイド薬投与が適応となる。個々の治療の詳細は「サルコイドーシス治療に関する見解2003」[1]を参照されたい。

■ステロイド薬以外の治療

全身ステロイド薬治療に対して効果が少ないかまたは減量時に悪化・再燃を繰り返す症例においては，免疫抑制薬の単独またはステロイド薬との併用投与を考慮するが，本邦での使用経験は少ない[1,2]。

MTXは欧米ではよく使用されている[7]。欧米では10～25 mg/週で使用されているが，長期連用で肝機能障害が必発である。日本では関節リウマチ治療にならって4～8 mg/週程度で使用されることが多い[3,8,9]。近年日本からもサルコイドーシスに対するMTXの有用性，特に心病変に対するステロイド薬との併用での有用性が報告されてきている[8]～[10]。投与期間にも定まったものはな

いが，Sudaらは6カ月間の使用後，漸減している[8]。

AZAは50 mg/日から開始し，骨髄抑制などの副作用がなければ100～150 mg/日で効果をみてもよい[3]。欧米ではHCQも使用されているが，本邦ではほぼ用いられていない[3]。

当然のことではあるが，ステロイド薬，免疫抑制治療を行う場合には感染症の併発に注意し，ST合剤の予防投与や骨粗鬆症予防薬の投与などを怠らないようにする。

多発血管炎性肉芽腫症

■はじめに

多発血管炎性肉芽腫症（granulomatosis with polyangiitis：GPA；旧称Wegener肉芽腫症）は，通常上気道および下気道を障害する壊死性肉芽腫性炎症で，主に小型血管から中型血管（毛細血管，細静脈，細動脈，静脈，動脈）を障害する難治性壊死性血管炎である。壊死性糸球体腎炎も非常によくみられる[11]～[13]。欧米ではほとんどがPR3-ANCA陽性であるが，本邦ではMPO-ANCA陽性例も多い[11,13]。1939年にドイツの病理学者Wegenerによりはじめて報告され，最近は世界的に呼称がGPAと変更され，2012 International Chapel Hill Consensus Conference（CHCC 2012）によって定義された[11,12]。厚生労働省による診断基準（表1）および米国リウマチ学会による分類基準[14]，The European Medicines Agency（EMA）によるアルゴリズム（Wattsらのアルゴリズム）[15]，CHCC2012のGPAの項目[12]などに従って診断する。

GPAはかつては予後不良疾患であり，欧米の報告では無治療では2年後に90％が死亡するとされてきたが，近年では早期にGPAの診断を下し，免疫抑制薬・ステロイド薬を併用する免疫抑制療法を導入することにより寛解へ導くことが可能となってきた[16,17]。治療に際しては適宜バーミ

表 1 GPA の診断基準

(1) 主要症状
　① 上気道(E)の症状
　　E：鼻(膿性鼻漏，出血，鞍鼻)，眼(眼痛，視力低下，眼球突出)，耳(中耳炎)，口腔・咽頭痛(潰瘍，嗄声，気道閉塞)
　② 肺(L)の症状
　　L：血痰，咳嗽，呼吸困難
　③ 腎(K)の症状
　　K：血尿，蛋白尿，急速に進行する腎不全，浮腫，高血圧
　④ 血管炎による症状
　　(a) 全身症状：発熱(38℃以上，2週間以上)，体重減少(6カ月以内に6kg以上)
　　(b) 臓器症状：紫斑，多関節炎(痛)，上強膜炎，多発性単神経炎，虚血性心疾患(狭心症・心筋梗塞)，消化管出血(吐血・下血)，胸膜炎

(2) 主要組織所見
　① E，L，K の巨細胞を伴う壊死性肉芽腫性炎
　② 免疫グロブリン(Ig)沈着を伴わない壊死性半月体形成腎炎
　③ 小・細動脈の壊死性肉芽腫性血管炎

(3) 主要検査所見　PR3-ANCA が高率に陽性を示す

(4) 判定
　① 確実(definite)
　　(a) E，L，K のそれぞれ1臓器症状を含め主要症状の3項目以上を示す例
　　(b) E，L，K，血管炎による主要症状の2項目以上および主要組織所見の1項目以上を示す例
　　(c) E，L，K，血管炎による主要症状の1項目以上と主要組織所見の1項目以上および PR3-ANCA 陽性の例
　② 疑い(probable)
　　(a) E，L，K，血管炎による主要症状のうち2項目以上を示す例
　　(b) E，L，K，血管炎による主要症状のうち1項目および主要組織所見の1項目を示す例
　　(c) E，L，K，血管炎による主要症状のうち1項目と PR-3 ANCA 陽性を示す例

(5) 参考となる検査所見
　① 白血球，CRP の上昇
　② BUN，血清 Cr の上昇

(6) 鑑別診断
　① E，L のほかの原因による肉芽腫性疾患(サルコイドーシスなど)
　② ほかの血管炎症候群：MPA，AGA(CSS)など

〔ANCA 関連血管炎の診療ガイドライン(2014年改訂版)．厚生労働省難治性疾患克服研究事業，2014 より引用〕

ンガム血管炎活動性スコア(Birmingham vasculitis activity score：BVAS)[18]などの指標を用いて疾患活動性を評価しながら治療を行っていく[17]。

■寛解導入療法

European Vasculitis Study Group (EUVAS) が実施した複数の臨床試験の結果から，European league against rheumatism(EULAR) recommendation では患者を重症度別に分類し(表2)，治療法を選択することが推奨されている[17)19]。British Society of Rheumatology (BSR)/ British Health Professionals in Rheumatology (BSPR)によるガイドライン[20]でもほぼ同様に重症度に応じた治療法を提案している。

全身型では PSL 1 mg/kg/日に加えて経口 CY 2 mg/kg/日または静注(IV)CY 15 mg/kg を最初の3回は2週間毎，その後は3週間毎の併用が推奨されている。IVCY では経口 CY と比較して同等の寛解導入率を保ちながら，感染症の併発を減らすことができる。経口 CY の場合には2 mg/kg/日(最高で200 mg/日)を3カ月間投与する[17]。3カ月間で寛解に達しない場合には寛解に達するまで同量で継続するが，CY の副作用として，出血性膀胱炎，白血球減少，易感染性，性腺機能抑制，発癌性などが報告されており，投与開

表2 AIVCA関連血管炎の重症度分類

重症度	定義
限局型 (localized)	上・下気道病変以外の臓器病変，発熱などの全身症状を認めない病型
早期全身型 (early systemic)	臓器機能あるいは生命に危険を及ぼす病変を伴わないすべての病型
全身型 (generalized)	腎，あるいはほかの臓器機能に危険を及ぼす病変を伴う病型，腎病変では血清クレアチニン 5.66mg/dl 未満
重症型 (severe)	腎不全，あるいは重要臓器の機能不全を伴う病型，腎病変では血清クレアチニン 5.66mg/dl 以上
難治型 (refractory)	ステロイド薬およびCY治療に反応しない進行性の病型

〔Mukhtyar C, Guillevin L, Cid MC, et al. EULAR recommendations for the management of primary small and medium vessel vasculitis. Ann Rheum Dis 2009；68：310-7 より改変引用〕

始後6カ月以内に中止するのが好ましい[11]。ステロイドパルス療法も重症の血管炎，特に急速進行性糸球体腎炎を呈した場合や，あるいはIVCY時の嘔気予防の観点から併用されることもある[17]。また，重症例には血漿交換療法を併用することもある[17]。

一方，臓器限局型ではCYに変えてMTX(15 mg/週から開始して最大20〜25 mg/週)の併用が推奨されている[17]。寛解率では同等性が示されているが，MTXの使用では再燃率がやや高いため，重症例ではCYを用いたほうがよい[17]。

本邦でも厚生労働省難治性血管炎に関する調査研究班を中心とした抗好中球細胞質抗体(antineutrophil cytoplasmic antibody：ANCA)関連血管炎の治療法の確立のための前向き臨床試験(JMAAV)[22]が行われており，全身性血管炎型にはステロイドパルス療法(mPSL 0.5〜1.0 g/日)×3日間，またはPSL 0.6〜1.0 mg/kg/日経口投与+IVCY 0.5〜0.75 g/m² 3〜4週間おき，または経口CY 0.5〜2.0 mg/kg/日の併用療法が，限局型にはPSL 0.3〜0.6 mg/kg/日+経口CYまたはAZA 0.5〜1.5 mg/kg/日の適宜併用療法が行われ，90%以上の症例で寛解導入が得られている。ただし，この臨床試験の対象患者はMPO-ANCA陽性例である。本邦と欧米では根拠となる臨床試験の対象患者層が異なり，またステロイド薬・免疫抑制薬の使用量が異なることに注意を要する。実臨床では年齢や腎機能も加味して薬剤量を調整することとなる。

また，上記の免疫抑制療法に抵抗性の難治療性病態に対して，抗CD-20モノクローナル抗体(リツキシマブ)375 mg/m²/週1回，4回点滴静注する治療法が2013年より本邦でも保険適用となり，併用することができる[11]。リツキシマブ療法は，寛解導入治療においてCYとほぼ同等の効果・副作用を有すると考えられている[13)21)]が，リツキシマブ投与中には感染症や悪性腫瘍の合併に十分留意する必要がある[13]。

■ 寛解維持治療

肉芽腫性病変・血管炎・腎症候の消失または軽快，炎症反応やANCA値などの低下・正常化が得られ，寛解状態になれば徐々に薬剤を減量していく。一般にPSLは1カ月間程度初期投与量を持続し，その後漸減しながら5〜10 mg/日で維持する[11)17)]。しかしPSLの漸減方法には一定の見解がなく，前述のEULAR recommendationsでは1カ月間は初期用量を維持し，3カ月以内にPSL 15mg未満にはしないこと[19]，BSR/BHPRのガイドライン[20]では治療開始から1，2，3，6，8週目でそれぞれPSL 0.75，0.5，0.4，0.33，0.25 mg/kg/日に減量し，12週間目でPSL 15mg/日

にするプロトコールが推奨されている[17]。

維持治療でPSLと併用する免疫抑制薬については近年複数の前向き臨床試験が行われ，寛解導入後のCYとAZAによる維持治療を比較した試験で再燃率や副作用に両者で有意差がないというもの[23]，AZAとMTXによる維持治療の比較で両者に再燃率，副作用に差を認めなかったというもの[24]，リツキシマブによる維持治療がAZAと比較して再燃率が低かったというもの[25]，などが報告されている。これらを受け，CYの副作用を鑑み，近年は維持治療がCYからAZAやMTX，リツキシマブに変化してきている。これらの薬剤には副作用のプロファイルや催奇形性に違いがあり，症例に応じて使い分けていく必要がある。

MTXやAZAで12カ月間寛解が維持されれば慎重に減量を開始してよいが，少なくとも18～24カ月間は中止しない。特にANCAが陰性化しなかった場合には再燃の頻度が高く，寛解後5年間は維持治療を考慮したほうがよい[17]。

再燃時，再寛解導入後の維持治療については大規模前向き臨床試験のデータはないが，一般には寛解導入期の投与量に戻すことが多いようである[17]。血漿交換療法や免疫グロブリン大量静注療法を行う報告[17]，また近年はリツキシマブの有用性を報告した論文も散見される[26][27]。

GPAの死因としては感染症や呼吸不全によるものが多く，経過中には感染症対策に留意する必要がある[11]。

おわりに

サルコイドーシス，多発血管炎性肉芽腫症の治療について概説した。どちらの疾患も活動期にはステロイド薬や免疫抑制薬を中心とした免疫抑制治療が中心となるが，ステロイド薬抵抗性となる難治例や再発例が問題となる。これらの病態に対する治療経験はまだ十分に集積はしていないが，近年サルコイドーシスに対するMTX治療やGPAに対するステロイド薬＋CYによる寛解導入治療，あるいはAZA，MTX，リツキシマブなどによる維持治療の知見が国内外から少しずつ集積しつつあり，今後の標準治療の確立が待たれる。いずれの治療でも感染症の併発は予後を悪化させるため，十分に注意が必要である。

利益相反なし。

● 文献
1）びまん性肺疾患研究班．サルコイドーシス治療に関する見解—2003．日サ会誌 2003；23：105-14．
2）Hunninghake GW, Costabel U, Ando M, et al. ATS/ERS/WASOG statement on sarcoidosis. American Thoracic Society/European Respiratory Society/World Association of Sarcoidosis and other Granulomatous Disorders. Sarcoidosis Vasc Diffuse Lung Dis 1999；16：149-73.
3）山口哲生．すぐ役に立つ：呼吸器薬の標準的使い方．その他の呼吸器疾患：サルコイドーシス．Medicina 2014；51：1918-21．
4）Hunninghake GW, Gilbert S, Pueringer R, et al. Outcome of the treatment for sarcoidosis. Am J Respir Crit Care Med 1994；149：893-8.
5）Siltzbach LE, James DG, Neville E, et al. Course and prognosis of sarcoidosis around the world. Am J Med 1974；57：847-52.
6）Statement on sarcoidosis. Joint Statement of the American Thoracic Society (ATS), the European Respiratory Society (ERS) and the World Association of Sarcoidosis and Other Granulomatous Disorders (WASOG) adopted by the ATS Board of Directors and by the ERS Executive Committee, February 1999. Am J Respir Crit Care Med 1999；160：736-55.
7）Cremers JP, Drent M, Bast A, et al. Multinational evidence-based World Association of Sarcoidosis and Other Granulomatous Disorders recommendations for the use of methotrexate in sarcoidosis：integrating systematic literature research and expert opinion of sarcoidologists worldwide. Curr Opin Pulm Med 2013；19：545-61.
8）Suda T, Sato A, Toyoshima M, et al. Weekly low-dose methotrexate therapy for sarcoidosis. Intern Med 1994；33：437-40.
9）Nagai S, Yokomatsu T, Tanizawa K, et al. Treatment with methotrexate and low-dose corticosteroids in sarcoidosis patients with cardiac lesions. Intern Med 2014；53：2761.
10）Isshiki T, Yamaguchi T, Yamada Y, et al. Usefulness of low-dose methotrexate monotherapy for treating sarcoidosis. Intern Med 2013；52：2727-32.
11）吉田雅治．小型血管炎(ANCA関連血管炎)．多発血管炎性肉芽腫症(Wegener's)(GPA)．医学のあゆみ 2013；246：45-50．
12）Jennette JC, Falk RJ, Bacon PA, et al. 2012 revised International Chapel Hill Consensus Conference Nomenclature of Vasculitides. Arthritis Rheum 2013；65：1-11.
13）有村義宏，吉原 堅．ANCA関連血管炎．炎症と免疫 2013；22：24-7．
14）Leavitt RY, Fauci AS, Bloch DA, et al. The American

College of Rheumatology 1990 criteria for the classification of Wegener's granulomatosis. Arthritis Rheum 1990 ; 33 : 1101-7.
15) Watts R, Lane S, Hanslik T, et al. Development and validation of a consensus methodology for the classification of the ANCA-associated vasculitides and polyarteritis nodosa for epidemiological studies. Ann Rheum Dis 2007 ; 66 : 222-7.
16) Langford CA, Talar-Williams C, Barron KS, et al. Use of a cyclophosphamide-induction methotrexate-maintenance regimen for the treatment of Wegener's granulomatosis : extended follow-up and rate of relapse. Am J Med 2003 ; 114 : 463-9.
17) ANCA関連血管炎の診療ガイドライン（2014年改訂版）．厚生労働省難治性疾患克服研究事業，2014．
18) Mukhtyar C, Lee R, Brown D, et al. Modification and validation of the Birmingham Vasculitis Activity Score (version 3). Ann Rheum Dis 2009 ; 68 : 1827-32.
19) Mukhtyar C, Guillevin L, Cid MC, et al. EULAR recommendations for the management of primary small and medium vessel vasculitis. Ann Rheum Dis 2009 ; 68 : 310-7.
20) Lapraik C, Watts R, Bacon P, et al. BSR and BHPR guidelines for the management of adults with ANCA associated vasculitis. Rheumatology (Oxford) 2007 ; 46 : 1615-6.
21) Jones RB, Tervaert JW, Hauser T, et al. Rituximab versus cyclophosphamide in ANCA-associated renal vasculitis. N Engl J Med 2010 ; 363 : 211-20.
22) Ozaki S, Atsumi T, Hayashi T, et al. Severity-based treatment for Japanese patients with MPO-ANCA-associated vasculitis : the JMAAV study. Mod Rheumatol 2012 ; 22 : 394-404.
23) Jayne D, Rasmussen N, Andrassy K, et al. A randomized trial of maintenance therapy for vasculitis associated with antineutrophil cytoplasmic autoantibodies. N Engl J Med 2003 ; 349 : 36-44.
24) Pagnoux C, Mahr A, Hamidou MA, et al. Azathioprine or methotrexate maintenance for ANCA-associated vasculitis. N Engl J Med 2008 ; 359 : 2790-803.
25) Guillevin L, Pagnoux C, Karras A, et al. Rituximab versus azathioprine for maintenance in ANCA-associated vasculitis. N Engl J Med 2014 ; 371 : 1771-80.
26) Pendergraft WF 3rd, Cortazar FB, Wenger J, et al. Long-term maintenance therapy using rituximab-induced continuous B-cell depletion in patients with ANCA vasculitis. Clin J Am Soc Nephrol 2014 ; 9 : 736-44.
27) Smith RM, Jones RB, Guerry MJ, et al. Rituximab for remission maintenance in relapsing antineutrophil cytoplasmic antibody-associated vasculitis. Arthritis Rheum 2012 ; 64 : 3760-9.

第2章

急性呼吸窮迫症候群（ARDS）

横山俊樹，近藤康博

ポイント

- ARDSはさまざまな重症病態を背景とする続発性の肺障害である。
- ARDSにおいて最も重要な薬物療法はARDSを引き起こした原疾患に対する治療である。
- これまでさまざまな薬物療法がARDSに対して試みられてきているが，いまだに十分に確立されているとはいえない。
- 副腎皮質ステロイドはARDSに対して有効である可能性はあるが，さらなる検証が必要である。
- 好中球エラスターゼ阻害薬はARDSにおける有効性は確立しておらず，ルーチンでの使用は推奨されない。
- ARDSに対するリコンビナントトロンボモジュリンをはじめとする抗凝固療法は有効かもしれないが，十分な検証はされていない。

ARDSとは

急性呼吸窮迫症候群（acute respiratory distress syndrome：ARDS）とは，敗血症や多発外傷などに代表されるような重症疾患/全身性疾患によって引き起こされる続発性の肺障害である。病態としては非心原性，透過性亢進型の肺水腫であり，病理像としてはびまん性肺胞傷害（diffuse alveolar damage：DAD）を呈するとされている。

従来は1994年に提唱されたAmerican-European Consensus Conference（AECC）基準によるacute lung injury（ALI）/ARDSが広く知られており，①急性，②PaO_2/FIO_2の低下，③胸部X線写真での両側肺浸潤影，④心不全の否定といった非常に簡便な診断基準であった[1]。比較的簡便な診断基準であるため，臨床試験を行うにあたっては非常に広く浸透した診断基準であったが，一方で簡便であるがゆえに診断されたARDSが一様なものとならず，治療介入を行うにあたっては，適切な症例選択とならない可能性が指摘されるようになった。さまざまな大規模比較試験が行われた一方で，多くの新規薬剤はその効果が否定されてしまった結果となっている。このため，診断基準の再改訂を迫られたARDSでは，2012年にBerlin基準により再定義がなされた[2]。今回の改訂のうち，最も重要な点は重症度を決める酸素化を確認する際に，呼吸管理を行い，PEEPを使用し酸素化を評価することが義務付けられ，より重症度の点で明確な基準となった。今後はベルリン定義をもとに新規薬剤が開発されることが望まれている。

ARDSにおける薬物療法

前述のようにARDSはさまざまな疾患を背景とした続発性の肺障害である．このため，ARDSそれ自体のみを治療することはあり得ない．原疾患自体の治療反応性や予後によってARDSの予後は大きく異なるため，最も重要な点はARDSの誘因となった原疾患治療である．

またその他の薬物療法としては，ARDSから全身に波及した炎症による多臓器不全が予後に影響するため，全身性炎症反応症候群（systemic inflammatory response syndrome：SIRS）をはじめとする全身の炎症のコントロールに注目されることが多い．代表的なものとして，副腎皮質ステロイド（以下，ステロイド）薬や各種の急性血液浄化療法が挙げられ，全身のサイトカインなどの炎症性メディエータのコントロールを目標とした治療法として検討され得る．しかし一方で，これらの治療法は逆に抗炎症性サイトカインの抑制により，本来の人間の炎症抑制作用を減じてしまうことにより，ARDSや多臓器不全の進展を十分に抑えない可能性もあり，また原疾患のコントロールも悪化させてしまう可能性もある．適切な比較試験において有効性が確立しない限りは，理論のみで有効と断言するのは極めて危険な発想である．ARDSにおける炎症コントロールを目的とした薬物療法は常に危険をはらんでいると考え，リスク・ベネフィットを十分に勘案したうえで治療を行うように認識するべきである．そのうえで各論的な議論を進めていきたい．

ステロイド

ARDSの病態形成には損傷肺における過剰な炎症反応の結果，間質における血管透過性の亢進や各種炎症細胞の浸潤が起きる．このため，過剰な炎症をいかにコントロールするかという点がステロイドをはじめとする炎症コントロール治療の根幹となる．ステロイドは白血球細胞質内においてステロイド受容体と結合し，核内でステロイド感受性遺伝子と結合することにより抗炎症性サイトカインの産生を促す．またさらに核内における転写因子NF-κBを抑制することで炎症性サイトカインの産生を抑制し，炎症の惹起・波及を抑える．また同時にnon-genomic actionとして膜安定化作用を通じての抗炎症作用も有する．これらの作用が過剰な炎症のコントロールとなり，ARDSに対して有効ではないかとの仮説につながっている．一方で抗炎症作用は逆にARDSに併発した感染症に対しては増悪要因として働く可能性があり，また炎症コントロール以外の面でのステロイドの副作用として高血糖やミオパチーの発症などさまざまな悪影響を患者に及ぼす場合がある．

現在までにさまざまな方法でステロイド治療がARDSに対して有効かどうかの検討が行われてきているが，さまざまな可能性はあるものの，明確に有効性を証明できた研究はなく，さまざまな方法が歴史とともに試行錯誤されてきている（図1）．古くから考えられてきた方法の一つに「ARDS発症早期の高用量ステロイド投与」という方法がある．比較的本邦でも行われていることの多い，ステロイドパルス療法もここに含まれているが，残念ながらこれらARDS発症早期のステロイド高用量投与は無作為化比較試験（randomized controlled trial：RCT）によって否定されている[3]．

もう一つのステロイド使用方法として，「遷延するARDSに対する線維化予防のための中等量長期投与」という方法がある．1990年代ごろからMeduriらにより提唱されてきた方法であるが，いわゆるlate phaseと呼ばれるARDS発症7日目以降を対象とし，小規模のRCTながらステロイドの中等量長期間投与が死亡率を改善するという研究結果を発表した[4]．従来の高用量ステロイド投与方法とは異なり，メチルプレドニゾロン（methylprednisolone：mPSL）2mg/kgから開始し，32日間にわたって漸減していく方法だった

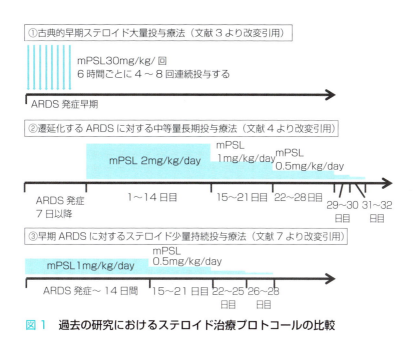

図1 過去の研究におけるステロイド治療プロトコールの比較

が，結果として死亡率・肺損傷スコアなどさまざまな項目で有意に改善した。しかしながらARDS ネットワークにより検証された大規模研究では AECC 診断基準による ARDS に対して発症 7～28 日目において mPSL 2mg/kg を投与し，合計 21 日間にわたって投与する方法が RCT によって評価された[5]。結果は一次評価項目である60 日死亡率は有意差を認めなかったが，28 日間での人工呼吸器非装着期間や ICU 滞在時間などでステロイド投与群が良好であった。しかし，サブ解析の結果では，ARDS 発症 14 日間を超えてからステロイド開始された症例では 60 日および 180 日の死亡率がステロイド投与群で有意に高かった。また，ステロイド治療の合併症として神経筋障害の発生率は 2 群間で差がなかったとされてはいるが，重度の神経筋障害を呈した 9 人はすべてステロイド投与群であったとされ，現在では14 日以降の遷延した ARDS に対してはステロイド投与は推奨されていない。

近年新たに注目されている方法は，「ARDS 発症早期からの少量持続投与」である。2000 年代以降，敗血症性ショックにおける相対的副腎不全に対しての少量ステロイド持続投与が注目されるようになった。Annane らの敗血症性ショック患者への RCT のデータから ARDS に関して事後比較のサブ解析を行った結果[6]，28 日死亡率についてステロイド投与群が有意に低い結果となり，ARDS においても少量ステロイド持続投与が有効かもしれないと期待されるようになっている。さらに Meduri らも ARDS に対する早期からの低用量ステロイド投与の有効性について 91 例のARDS を対象に RCT で検討を行っている[7]。ステロイド投与群では，1mg/kg の mPSL を投与されたのちに 1～14 日間は 1mg/kg/day のmPSL 持続投与が行われ，合計 4 週間での漸減持続投与をする方法がとられた。結果は肺損傷スコアや人工呼吸器からの離脱率，ICU 滞在日数やICU 死亡率でステロイド治療群が有意に良好だったが，発症後 1 年後の生存率には有意差は認められなかった。比較的良好な結果が得られており，ステロイド治療が ARDS に対して有効かもしれないと思われるが，今後さらに大規模研究で結果の追試やステロイドによる合併症の評価などが検討されていくであろう。

比較的最近の ARDS におけるメタアナリシスでは，ARDS は heterogenous な疾患であり，原

因・臨床経過ともさまざまであるため、全体としては予後を改善も悪化もさせない一方で、インフルエンザ感染によるARDSなどの一部の疾患ではステロイドの投与が予後を悪化させる可能性が指摘されている[8]。ARDSにおけるステロイドの使用は、いまだ一定の見解はなく、ARDS一般に対する標準的使用については行うべきではなく、症例ごとに適応と問題点を十分に吟味して行うべきと考えられる。

好中球エラスターゼ阻害薬

ヒトおよび動物由来の好中球エラスターゼに対して選択的に阻害作用を有するシベレスタットナトリウム水和物は本邦において唯一ARDSに対して薬事承認されている薬剤である。ARDSは各種の原疾患からメディエータを介して二次的に肺損傷が誘発される病態であるが、各種のメディエータを介して最終的に肺損傷を引き起こす際に最も大きな役割を果たすのが活性化された好中球である。一般に好中球は白血球の中でも主に生体内に侵入してきた細菌や真菌類に対して貪食殺菌を行うことで感染を防ぐ重要な炎症細胞である。好中球の貪食殺菌作用には、細胞内顆粒に存在するミエロペルオキシダーゼやラクトフェリン、エラスターゼなどの各種酵素が重要な役割を果たしている。ARDSにおいては、各種メディエータによる刺激によって活性化された好中球は各種の殺菌性酵素などを放出することによってかえって正常肺胞上皮細胞や組織・細胞外マトリクスなどを破壊し、肺損傷を拡大させる役割を果たしてしまっている。その中で最も破壊的な作用を示すことで知られているのが好中球エラスターゼである。好中球エラスターゼ阻害薬はこれを阻害することを薬理作用とする薬剤であり[9]、各種の動物実験でARDSモデルに対して有効性を示す結果が得られている[10)11]。では、ヒトを対象とした報告ではどうだろうか。

本邦で行われた治療群・プラセボ群合計で230例を対象とした第Ⅲ相二重盲検比較試験では、プラセボ群とシベレスタット14日間投与群の有効性が比較され、PEEP、F_{IO_2}、$AaDO_2$、胸部X線スコアなど各種肺機能の指標を有意に改善する結果だった[12]。またさらに臨床的なアウトカムとしても、人工呼吸器の離脱、集中治療室からの退室およびSIRSの寛解期間の短縮効果などで有意差が認められていた（図2）。一方海外でも同時期に臨床試験（STRIVE study）が行われているが、シベレスタットの有用性は証明されなかった[13]。両群併せて487例を対象としたSTRIVE studyではプラセボ群・治療群と比較して急性期の酸素

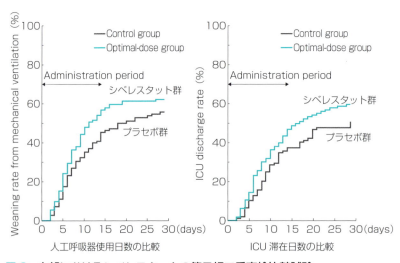

図2　本邦におけるシベレスタットの第Ⅲ相二重盲検比較試験

Ⅶ その他の呼吸器疾患

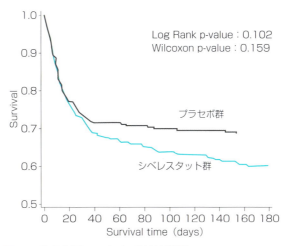

図3 STRIVE study における結果
プラセボ群と比較し，シベレスタット群では長期予後が不良であった．

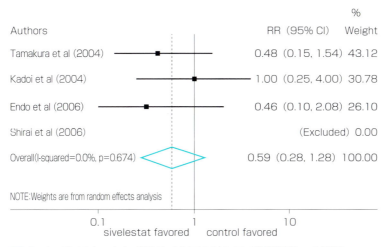

図4 シベレスタットにおけるメタアナリシス/短期予後への影響

化で有意な差を認めなかったばかりか，治療群がプラセボ群と比較して180日死亡率は有意に高いという結果となった(図3)。これら二つの比較試験にはそれぞれに正当性や問題点があるため，どちらが正しいというものではない。一つの結論としては，二つの試験を含む複数の報告についてのメタアナリシスがある。Iwataらのメタアナリシスでは，シベレスタットは短期的に酸素化の改善は得られるものの，28〜30日時点での生存率(図4)や180日での生存率に有意な差は認められず，効果は限定的であるという結論となった[14]が，本メタアナリシスも，実際に統計解析に組み込んだ研究は非常に少なく，根拠としては決して十分なものとはいえないかもしれない。

以上のような過去の研究成果から，シベレスタットがARDSに対して有効かどうかは，十分な検証はできていない。

抗凝固療法

繰り返しになるが，ARDSはメディエータを介して引き起こされる二次的肺損傷である。メディエータの伝播は血流を通じて行われると考え

られるため，微小血管内の内皮細胞の障害は何らかの形で病態形成に影響していると考えられている。なかでも全身性疾患に伴い，微小血管における内皮細胞傷害や微小血栓・フィブリン沈着から凝固異常や多臓器不全にいたる病態である播種性血管内凝固症候群(disseminated intravascular coagulation：DIC)の合併はARDSにおいて重要な要素と考えられている。これを根拠としてDIC治療がARDS治療に有効かもしれないと以前から期待されてきた。

近年注目されている新規DIC治療薬であるリコンビナントトロンボモジュリン(recombinant human soluble thrombomodulin：rhTM)について近年Tsushimaらは17例のARDS患者に対しての有効性について報告した[15]。トロンボモジュリンは1982年にEsmonらによって発見された血管内皮細胞上に存在する糖蛋白の一種で，トロンビンと結合することによってプロテインCの活性化を促進する[16]。またさらに，壊死細胞から放出され，炎症の晩期において重要な因子となるHMGB-1に対してトロンボモジュリンは中和作用をもつことが近年指摘されている。HMGB-1はSepsisなどの病態において，マクロファージや単球などからmediatorとして細胞外へ分泌される。細胞外に遊離したHMGB-1は細胞内にシグナルを伝達し，NF-κBなどを活性化して炎症性サイトカインの発現を促進する。また実際にHMGB-1を動物実験によって気管内に投与すると好中球集積を誘導し，肺損傷を惹起することが示されている[17]。このため，rhTMは抗凝固作用のみではなく，HMGB-1を中和することによって抗炎症作用を有し，損傷修復を促進することが期待される。現在のところrhTMの有効性を示すデータは少ないが，今後より多数例を対象とした研究が進むことが期待される。

まとめ

ARDSはさまざまな重症疾患に引き続いて起きる多臓器不全の一病態，一臓器障害である。原疾患が何であるかによってARDSの薬物療法は考えられるべきであり，一様にある治療薬のルーチン使用で予後を改善させる可能性は極めて低い。このため，近年ではARDSにおける薬物療法としての注目はあまりされなくなってきている。あくまでARDS治療は原疾患治療を基本とし，肺損傷が起きている時期は障害を大きくさせないように呼吸管理・全身管理を行っていくことが重要である。さらに，合併する臓器障害の程度によっても治療内容は異なってくる。このため，ARDS治療を行うためには原疾患と多臓器の状態を厳格に評価し，症例ごとに治療戦略を立てていくことが重要である。

利益相反なし。

●文献

1) Bernard GR, Artigas A, Brigham KL, et al. The American-European Consensus Conference on ARDS. Definitions, mechanisms, relevant outcomes, and clinical trial coordination. Am J Respir Crit Care Med 1994；149：818-24.
2) Ferguson ND, Fan E, Camporota L, et al. The Berlin definition of ARDS：an expanded rationale, justification, and supplementary material. Intensive Care Med 2012；38：1573-82.
3) Bernard GR, Luce JM, Sprung CL, et al. High-dose corticosteroids in patients with the adult respiratory distress syndrome. N Engl J Med 1987；317：1565-70.
4) Meduri GU, Headley AS, Golden E, et al. Effect of prolonged methylprednisolone therapy in unresolving acute respiratory distress syndrome：a randomized controlled trial. JAMA 1998；280：159-65.
5) Steinberg KP, Hudson LD, Goodman RB, et al；National Heart, Lung, and Blood Institute Acute Respiratory Distress Syndrome (ARDS) Clinical Trials Network. Efficacy and safety of corticosteroids for persistent acute respiratory distress syndrome. N Engl J Med 2006；354：1671-84.
6) Annane D, Sébille V, Bellissant E；Ger-Inf-05 Study Group. Effect of low doses of corticosteroids in septic shock patients with or without early acute respiratory distress syndrome. Crit Care Med 2006；34：22-30.
7) Meduri GU, Golden E, Freire AX, et al. Methylprednisolone infusion in early severe ARDS：results of a randomized controlled trial. Chest 2007；131：954-63.
8) Ruan SY, Lin HH, Huang CT, et al. Exploring the heterogeneity of effects of corticosteroids on acute respiratory distress syndrome：a systematic review and meta-analysis. Crit Care 2014；18：R63.
9) Kawabata K, Suzuki M, Sugitani M, et al. ONO-5046, a novel inhibitor of human neutrophil elastase. Biochem

Biophys Res Commun 1991 ; 177 : 814-20.
10) Kubo K, Kobayashi T, Hayano T, et al. Effects of ONO-5046, a specific neutrophil elastase inhibitor, on endotoxin-induced lung injury in sheep. J Appl Physiol (1985) 1994 ; 77 : 1333-40.
11) Sakamaki F, Ishizaka A, Urano T, et al. Effect of a specific neutrophil elastase inhibitor, ONO-5046, on endotoxin-induced acute lung injury. Am J Respir Crit Care Med 1996 ; 153 : 391-7.
12) Tamakuma S, Ogawa M, Aikawa N, et al. Relationship between neutrophil elastase and acute lung injury in humans. Pulm Pharmacol Ther 2004 ; 17 : 271-9.
13) Zeiher BG, Artigas A, Vincent JL, et al ; STRIVE Study Group. Neutrophil elastase inhibition in acute lung injury : results of the STRIVE study. Crit Care Med 2004 ; 32 : 1695-702.
14) Iwata K, Doi A, Ohji G, et al. Effect of neutrophil elastase inhibitor (sivelestat sodium) in the treatment of acute lung injury (ALI) and acute respiratory distress syndrome (ARDS) : a systematic review and meta-analysis. Intern Med 2010 ; 49 : 2423-32.
15) Tsushima K, Yokoyama T, Koizumi T, et al. The concept study of recombinant human soluble thrombomodulin in patients with acute respiratory distress syndrome. Int J Clin Med 2013 ; 4 : 488-95.
16) Esmon NL, Oweb WG, Esmon CT. Isolation of a membrane-bound cofactor for thorombin-catalyzed activation of protein C. J Biol Chem 1982 ; 257 : 859-64.
17) Abraham E, Arcaroli J, Carmody A, et al. HMG-1 as a mediator of acute lung inflammation. J Immunol 2000 ; 165 : 2950-4.

第3章

リンパ脈管筋腫症

関本康人，瀬山邦明

ポイント

- LAMに対するmTOR阻害剤の作用。
- LAM患者におけるシロリムス投与の効果を示したMILES試験。
- 日本人LAM患者におけるシロリムスの安全性を証明したMLSTS試験。
- mTOR阻害薬によるLAMの治癒の可能性。
- 治癒継続に必要な補助療法。

はじめに

　リンパ脈管筋腫症(lymphangioleiomyomatosis：LAM)は、妊娠可能な年齢の女性に発症する嚢胞性肺疾患である。その本態は、異常な平滑筋様細胞(LAM細胞)が肺，リンパ節(縦隔，後腹膜腔，骨盤腔など)で増殖し，病巣内にリンパ管新生を伴う腫瘍性疾患である。基礎研究の進歩により、LAM細胞ではTSC1遺伝子またはTSC2遺伝子の変異によりラパマイシン標的蛋白質(mammalian target of rapamycin：mTOR)が過剰に活性化されていることが判明し、臨床試験によりmTOR阻害薬がLAMに対する分子標的治療薬となることが証明された。本邦においても2014年よりmTOR阻害薬としてシロリムス(ラパリムス®)が実地臨床において使用可能となっている。本章ではLAMの概要，mTOR阻害薬であるシロリムスの治療成績，および補助療法について述べる。

LAMの病態

　LAMは平滑筋様細胞の形態を示すLAM細胞が肺，体軸リンパ系(縦隔，後腹膜，骨盤腔など)で増殖し，病変内にはリンパ管新生を伴う腫瘍性疾患である。LAM細胞はTSC1遺伝子またはTSC2遺伝子のどちらか一方の遺伝子変異により形質転換を起こした腫瘍細胞である。TSC1によりコードされるハマルチン，TSC2によりコードされるツベリンは細胞質内でハマルチン／ツベリン複合体となり，細胞増殖やエネルギー代謝に重要なmTORを抑制的に制御している[1)~4)](図1)。mTORは細胞内でほかの蛋白質との複合体を形成し，mTOR complex 1(mTORC1)あるいはmTOR complex 2(mTORC2)として機能する。mTORC1は主に細胞の大きさや増殖の制御，mTORC2は代謝制御や細胞生存に関わっている。TSC1あるいはTSC2遺伝子変異によりハマルチン／ツベリン複合体の機能が失われるとmTORC1が恒常的に活性化され，LAM細胞が増殖すると考えられている。

VII その他の呼吸器疾患

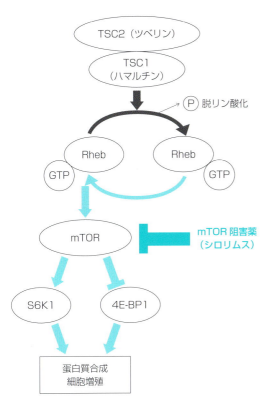

図1 LAMの病態：mTORの役割の図
(ラパリムス e-learning より)

mTOR阻害薬であるシロリムスによる臨床試験

　LAM細胞の増殖メカニズムが明らかになる前から，mTORを阻害する物質としてシロリムス(sirolimus)が知られていた。シロリムスは，1975年にイースター島の土壌から発見された放線菌の一種である *Streptomyces hygroscopics* によって産生されるマクロライド系化合物として発見された。シロリムスはカルシニューリン阻害薬と同様に免疫抑制作用が認められたため，腎臓移植の際の免疫抑制薬として10年以上前より欧米では使用されてきた。作用機序としては，シロリムスはFKBP12(FK506 binding protein 12)との結合によって複合体を形成し，その複合体がmTORに結合して阻害作用を発揮する。主にmTORC1活性を制御するアロステリック型阻害薬で，mTORC1活性の阻害によって細胞周期がG1期で停止し細胞増殖が抑制される。また，mTORC2についても長期間のシロリムスへの曝露によって阻害されることが報告されている。

　LAM細胞の増殖が過剰なmTORC1の活性化によることが明らかになり，すみやかに臨床試験が行われた。第I・II相試験として実施されたCAST試験[5]では腎血管筋脂肪腫の縮小やLAM患者の肺機能の改善が得られた。次いで，LAM患者におけるシロリムスの有効性と安全性を証明するために国際共同多施設無作為プラセボ対象試験であるMILES試験[6]が行われた。MILES試験および，本邦において施行された医師主導治験であるMLSTS試験[7]の結果からLAM患者におけるシロリムスの治療成績について述べる。

LAM患者におけるシロリムス投与の効果を示したMILES試験

　MILES試験[6]は2003年にプロトコールが立案された米国国立衛生研究所(National Institutes of Health：NIH)予算による米国医師主導治験であり米国，カナダ，日本から13施設が参加した。同意取得された111人において27人(24%)を日本人が占めていた。対象は気管支拡張薬投与後の対標準1秒量が70%未満である18歳以上のLAM女性患者とされ，孤発性LAM，結節性硬化症に伴うLAMのどちらの患者も含まれた。方法としては，シロリムス(2 mg)あるいはプラセボを12カ月投与(治療期)し，その後無治療で12カ月の観察(観察期)を行うものであった。主要評価項目は1秒量(FEV_1)の変化量であった。111人の同意取得者のうち，最終的に日本人24人を含む89人が適格と判断され，無作為にシロリムス群あるいはプラセボ群に割り付けられた。

　2011年に発表されたMILES試験の結果はLAM患者におけるシロリムスの効果を示すのに十分なものであった。主要評価項目である治療期のFEV_1の変化量は，シロリムス群で1±2 ml/月，プラセボ群で−12±2 ml/月であった。シロリムス群では有意な減少を認めなかったのに対

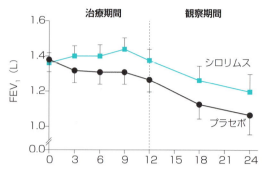

図2 MILES 試験におけるシロリムス投与群, プラセボ群の FEV_1 の継時的変化

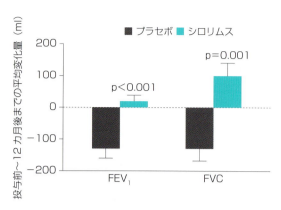

図3 MILES 試験における投与前から12カ月後までの FEV_1 と FVC の平均変化量

し, プラセボ群では有意な減少を認めた($p<0.001$)。また, 治療期における FEV_1 スロープ(月あたりの FEV_1 変化量)においてもシロリムス群とプラセボ群において有意差が認められた($p<0.001$)。後観察期の FEV_1 スロープはシロリムス群で -14 ± 3 ml/月, プラセボ群で -8 ± 2 ml/月であった。シロリムス群, プラセボ群ともに有意な FEV_1 の減少を認め, 両群間に有意差は認められなかった(図2)。

FEV_1 以外についてもシロリムスの効果が認められた。治療期12カ月までの努力肺活量(FVC)スロープは, シロリムス群で 8 ± 3 ml/月, プラセボ群で -11 ± 3 ml/月であった。シロリムス群では有意な増加が認められ($p<0.0089$), プラセボ群では有意な減少が認められた($p<0.0009$)。治験薬開始時と治験薬投与開始後12カ月でのFVCの平均の変化量はシロリムス群で 97 ± 260 ml/月, プラセボ群で -129 ± 233 ml/月であった。変化量の両群間の差は 226 ml あり, 有意差が認められた($p=0.001$)(図3)。なお, 全肺気量(total lung capacity:TLC), 残気量(residual volume:RV), 一酸化炭素拡散能(diffusing capacity of the lung carbon monoxide: $D_{L_{CO}}$), 6分間歩行距離の変化については有意差を認めなかった。

シロリムス群, プラセボ群における FEV_1 の改善した患者の割合は, それぞれ46%と24%で

あった($p<0.001$)。血清 VEGF-D 値, 健康関連 QOL(quality of life;生活の質)も投与期間中のシロリムス群において有意に改善した。

以上に述べたようにシロリムスは12カ月の投与期間中, 中等度の肺機能障害をもつ LAM 患者の肺機能(FEV_1, FVC)を安定化させたことが証明された。安全性については後程詳しく述べるが, 有害事象としてプラセボ群に比してシロリムス群で頻度が高かったものとしては皮疹, 口内炎, 下痢などであった。呼吸器症状を含む重症な有害事象はシロリムス群に比べプラセボ群において多く, シロリムス投与と明らかに関連のある重症な有害事象は認められなかった。

日本人 LAM 患者におけるシロリムスの安全性を証明した MLSTS 試験

MILES 試験[6]によってシロリムスは LAM 患者の肺機能低下を抑制し安定化させることが示された。しかし, 当時シロリムスのライセンスを有していた製薬会社が FDA へのシロリムスの LAM へ対する適用拡大を申請しなかった背景もあり, 日本においてシロリムスを LAM に対する保険適用薬とするには医師主導治験を行う必要があった。そこで施行されたのが MLSTS 試験[7]であった。LAM 患者を対象として24カ月のシロリムス投与を行うこととし, 安全性が主要評価項目と

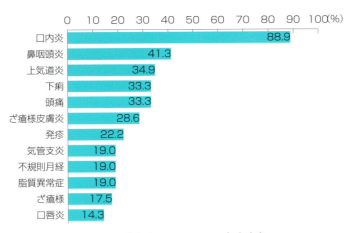

図4 MLSTS試験で高頻度に認められた有害事象

された。試験デザインは非盲検，非対称，多施設共同治験であった。LAMの診断はMILES試験に準じ，主要評価項目である有害事象およびその発生頻度に加え，副次評価項目としてMILES試験において改善が認められたFEV_1やFVCなどの肺機能に対する有効性についても同時に評価が行われた。MLSTS試験は国内9施設で実施され，全登録症例71例のうち，63例が解析対象（12カ月中間解析）とされた。シロリムスの投与量についてはMILES試験と同様にトラフ濃度が5〜15 ng/mlを維持するように調節された。全投与予定期間は24カ月であったが，12カ月時点の中間解析の結果をもって薬事承認の評価が行われた。

本試験では主要評価項目が安全性であったが，軽症も含めた有害事象は63例全例でみられた。しかし，グレード3以上の有害事象が認められたのは63例中13例のみ（20.6％）であり，その結果12カ月の中間解析時点での薬事承認へつながった。頻度の高かった有害事象の内訳を図4（MLSTS試験の有害事象の表）に示すが，特に多かったのもとしては口内炎56例（88.9％），鼻咽頭炎18例（28.6％），上気道の炎症22例（34.9％），頭痛21例（33.3％），下痢21例（33.3）などであった。重篤な有害事象のうち，本薬剤との関連が否定できない副作用としては，口内炎，小腸閉塞，腸炎，腹痛，気管支炎，歯槽骨炎，肺炎，急性呼吸不全，胸水，呼吸困難，肺障害および食欲減退がそれぞれ1.6％（1/63例）でみられた。なお，MLSTS試験においてグレード4以上に該当する副作用の報告はない。

コントロールがおかれていないMLSTS試験においてシロリムスの効果を評価することは難しいが，少なくとも肺機能を安定化させている可能性が示唆されている。その根拠のひとつとしてシロリムス投与開始後にFEV_1が改善した患者割合の数字がある。26週，52週のそれぞれにおけるFEV_1が改善した患者割合は49例中26例（53.1％），42例中26例（61.9％）であり，これはMILES試験の結果と矛盾しない。最終的な2年間投与時点でのMLSTS試験の結果について今後の発表が期待されている。

シロリムス投与によってLAMは治癒するのか？

シロリムスの登場によってLAMの治療は新しい時代を迎えた。しかし，シロリムスはLAMを治癒に導くのであろうか？ そもそも，抗腫瘍薬には殺細胞作用cytotoxicを有するものと細胞増殖抑制作用cytostaticを有するものがある。シロリムスは，細胞増殖抑制によって効果を発現する。それは，MILES試験[6]においてシロリムス内服中はFEV_1の低下が抑制された対象者が内服

を中止すると再びFEV₁が低下し始めることや，シロリムス内服中に肺葉切除を行われた症例において多数のLAM細胞が残存していたことからも明らかである[8]。したがって，シロリムス治療のみではLAMを治癒に導くことはできないと考えられている。現在，オートファジー阻害薬であるクロロキンの併用が *in vitro* では TSC2 null 細胞に殺細胞効果を示すことが報告されており[9]，臨床試験が進行中である。シロリムス投与によって新たな時代を迎えたLAM治療のさらなる発展を期待したい。

補助療法

前述のとおり程度はさまざまであるが，シロリムス投与による有害事象は高頻度に認められ個々の副作用に対する予防，対策を必要とする。いかに有効な治療薬であっても投与される患者本人のQOLが損なわれてしまっては服薬コンプライアンスが保たれず治療の継続が困難となってしまう。

副作用には医師によるスクリーニングによって早期発見が可能であり加療が必要なものと，投与される患者本人への教育によってコントロール可能となるものがある。前者の代表として間質性肺炎，感染症，血液障害などがある。間質性肺炎については海外で死亡症例の報告もあり，日本人は薬剤性肺障害を罹患しやすい点からも最も注意すべき有害事象である。咳嗽，呼吸困難，発熱などの症状に留意し，定期的な胸部CT，呼吸機能検査によるフォローを行うことや陰影の出現時にはニューモシスチス肺炎を含めた感染症の鑑別を速やかに行い，呼吸状態に応じてシロリムスの休薬やステロイド治療を考慮すべきである。感染症としてはシロリムスの免疫抑制作用による弱毒病原菌の日和見感染，B型肝炎ウイルスの再活性化による肝炎に留意すべきである。詳しくは「免疫抑制・化学療法により発症するB型肝炎対策ガイドライン」[10]を参照されたい。患者の教育，協力が必要な副作用としてはまず口内炎が挙げられる。

MLSTS試験[7]においても63例中56例（88.9％）に口内炎が認められた。口内炎の予防，治療にはまず口腔内の清潔保持が必要である。化学療法による口内炎の発症機序として口腔内細菌による増悪がいわれており，その対策として具体的には口腔内バイオフィルムに対するプラークコントロール，砂糖の摂取過多による不溶性グルカンの成立を予防するシュガーコントロール，ならびに咀嚼指導がある[11)12)]。セルフケアにも限界があるためシロリムスの投与前にあらかじめ歯科で治療を行うことが必要な場合もある。前述の予防は歯科領域におけるものであったが，口腔粘膜という点においては保湿が重要である。唾液の分泌が減少することによるドライマウスは口内炎の発症を来しやすいといわれている。口腔内の保湿には唾液分泌量確保のための水分補給，うがいや保湿剤の塗布，唾液分泌のトレーニングが重要である。うがいについては1日に6〜8回程度，うがいに用いる液体は生理食塩水やアズレン（アズレンスルホン酸ナトリウム）や半夏瀉心湯がよいとされており，ヨード製剤であるイソジンなどはアルコールによる刺激が強いため避けたほうがよいとされている[12)13)]。

なお，シロリムスに対する補助療法ではないが，慢性閉塞性肺疾患に準じた気管支拡張薬投与が実臨床では行われている。LAMにおいて病勢の進行から閉塞性換気障害を来した症例については有効であり，呼吸機能検査での評価，患者本人の自覚症状と合わせ使用を検討すべきである[14]。

おわりに：LAM治療の今後

LAMにおけるシロリムス治療についてこれまで述べたが，本邦で実際にシロリムスを処方するにはノーベルファーマ社のホームページでe-learningを受講する必要がある。このe-learningでは紙面の都合上割愛したLAMの疫

学などについてもわかりやすく解説してあり，処方の有無にかかわらずLAMの基礎学習のツールとして非常に有用であり活用していただきたい．また，口腔ケア，注意すべき自覚症状についてなどの患者向けの学習ツールもノーベルファーマ社で用意されており，副作用コントロールのためにも適切に使用されたい．

シロリムスの登場によって新たな時代を迎えたLAM治療であるが，課題は山積みである．まず，シロリムスの長期投与による耐性化の可能性がある．また，MILES試験[6]においても明らかなようにシロリムスにはresponder, non responderが存在するがその規定因子，予測因子も現在のところ不明である．LAMの病態についても未解明の点が多く残されており，近々ではLAMの構成要素に間葉系細胞が存在するという報告もある[15]．mTORの過剰な活性化の解明が現在のシロリムス治療へ結びついたように，シロリムスに続く治療法の発見，および実臨床への応用につながる新たな病態解明が今後期待される．

利益相反なし．

● 文献
1) Laplante M, Sabatini DM. mTOR signaling in growth control and disease. Cell 2012；149：274-93.
2) Bar-Peled L, Sabatini DM. Regulation of mTORC1 by amino acids. Trends in Cell Biology 2014；24：400-6.
3) Chellappa K, Baur JA. 老化におけるmTOR経路．実験医学 2013；31：3209-16.
4) 平尾 敦．がん治療標的としてのmTORシグナル．がん分子標的治療 2014；12：45-9.
5) Bissler JJ, McCormack FX, Young LR, et al. Sirolimus for angiomyolipoma in tuberous sclerosis complex or lymphangioleiomyomatosis. N Engl J Med 2008；358：140-51.
6) McCormack FX, Inoue Y, Moss J, et al. Efficacy and safety of sirolimus in lymphangioleiomyomatosis. N Engl J Med 2011；364：1595-606.
7) ノーベルファーマ．ラパリムス錠1mg．ラパリムス製造販売承認添付資料，第2部（モジュール2），2.7臨床概要，2014. URL：http://www.pmda.go.jp/drugs/2014/P201400096/620095000_22600AMX00763_K101_1.pdf
8) Suina K, Hayashi T, Mitani K, et al. What's the role of sirolimus on the treatment of lymphangioleiomyomatosis (LAM)?：Merely tuning up of LAM-associated dysfunctional lymphatic vessels rather than cytoreduction？ Respir Investig 2014；52：274-6.
9) Yu J, Parkhitko AA, Henske EP. Mammalian target of rapamycin signaling and autophagy：roles in lymphangioleiomyomatosis therapy. Proc Am Thorac Soc 2010；7：48-53.
10) 坪内博仁．免疫抑制・化学療法により発症するB型肝炎対策ガイドライン（2011改訂版）．URL：http://www.ryumachi-jp.com/info/news110926_gl.pdf
11) Sonis ST. A biological approach to mucositis. J Support Oncol 2004；2：21-36.
12) Lalla RV, Sonis ST, Peterson DE. Management of oral mucositis in patients who have cancer. Dent Clin North Am 2008；52：61-77.
13) Shida T, Kato T, Tomita Y, et al. Preventive effect of gargling with sodium azulene sulfonate on everolimus-induced stomatitis. Palliative Care Research 2014；9：122-7.
14) 林田美江，藤本圭作，久保惠嗣，ほか．リンパ脈管筋腫症lymphangioleiomyomatosis（LAM）の治療と管理の手引き．日呼吸会誌 2008；46：428-31.
15) Clements D, Dongre A, Krymskaya VP, et al. Wild type mesenchymal cells contribute to the lung pathology of lymphangioleiomyomatosis. PLoS ONE 2015；10：e0126025.

第4章

肺胞蛋白症
（肺胞蛋白症の治療とGM-CSF吸入療法の今後の展望）

高田俊範

ポイント

- 自己免疫性肺胞蛋白症の病因は，抗GM-CSF自己抗体である。
- 自己免疫性肺胞蛋白症の標準的治療は，全肺洗浄である。
- GM-CSFノックアウトマウスにヒト肺胞蛋白症類似の肺病変がみられ，この病変はGM-CSF補充療法によって改善した。
- GM-CSF補充療法（皮下注，吸入）は，自己免疫性肺胞蛋白症患者に有効である。
- 現在，自己免疫性肺胞蛋白症に対する酵母由来組換えGM-CSF吸入の多施設共同医師主導治験が進行中である。

はじめに

肺胞蛋白症（pulmonary alveolar proteinosis：PAP）は，サーファクタントの生成または分解過程の障害により，肺胞腔内や終末気管支内にサーファクタント由来リポ蛋白物質が集積する疾患群である。PAPには，主に遺伝子変異が原因の先天性，血液疾患や感染症などに続発する続発性，および従来原発性（あるいは特発性）と呼ばれていた自己免疫性PAP（autoimmune PAP：aPAP）の3病型がある。本邦でみられるPAPの約90％には抗GM-CSF自己抗体が検出され，aPAPに分類される[1]。重症あるいは低酸素血症が進行増悪するようなaPAPに対する標準的治療は，全肺洗浄である[2]。本章で取り上げるGM-CSF吸入療法は，最新の薬物療法ではあるが保険適用は得られていない。現在，aPAPに対する酵母由来組換えGM-CSF吸入の多施設共同医師主導治験が進行中である。

aPAPの病因

■健常肺におけるサーファクタント代謝

サーファクタント脂質と蛋白は，Ⅱ型肺胞上皮細胞から産生される。分泌されたサーファクタントは表面活性をもつが，徐々に物理的，生物的に不活化され，70～80％が再びⅡ型肺胞上皮細胞に取り込まれる。残りのサーファクタントは，肺胞マクロファージおよび肺間質マクロファージに取り込まれ異化を受ける。サーファクタントの異化は成熟したマクロファージが担当するが，マクロファージの成熟には顆粒球単球コロニー刺激因子（granulocyte macrophage colony-stimulating factor：GM-CSF）が必須である。健常肺では，GM-CSFはⅡ型肺胞上皮細胞から放出され，未熟な肺胞マクロファージのGM-CSF受容体に結合する。細胞内シグナル伝達によって転写因子PU.1が発現することにより，肺胞マクロファー

ジから成熟マクロファージに終末分化する。成熟マクロファージは，サーファクタントを取り込み分解することにより，肺胞のホメオスタシスを保つ。

■aPAPにみられるサーファクタント代謝の異常

1994年，GM-CSFノックアウト($GM^{-/-}$)マウスにヒトPAP類似の肺病変が発見された[3)4)]。その後，特発性PAPの肺胞洗浄液および血清中に，GM-CSFに対する自己抗体が大量に存在することが発見された[5)]。それまでは原因不明(特発性)であったが，自己抗体が発症に深く関わっていることから，従来特発性PAPと呼んでいた疾患をaPAPと呼ぶようになった。aPAPの肺では，II型肺胞上皮細胞はGM-CSFを産生するが，肺胞腔内の抗GM-CSF自己抗体により中和され生物活性を失う。肺胞腔内の未熟なマクロファージはGM-CSF受容体をもっているが，自己抗体で中和されたGM-CSFは受容体に結合できない。こうして終末分化が障害された肺胞マクロファージではサーファクタント代謝能が低下し，サーファクタントを蓄積して肥大化・破裂する。このため，肺胞内には分解されないサーファクタントや細胞断片が蓄積する[6)]。

aPAPの治療

■治療方針

aPAPでは，経過と病状に応じて以下のような治療方針とする(図1)。①無症状あるいは呼吸機能障害が軽微(拡散能あるいは労作時酸素飽和度の軽度の低下のみ)な場合，自覚症状，呼吸機能検査，画像所見を定期的にみながら経過観察とする。呼吸不全がみられるような重症aPAPでも，無治療で改善する例がある(図2)。②中等度の労作により呼吸困難を自覚したり労作時に酸素吸入が必要であったりする場合は，労作時のみ

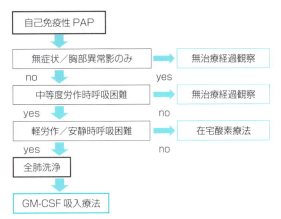

図1 自己免疫性肺胞蛋白症の治療方針
PAP：肺胞蛋白症，GM-CSF：granulocyte macrophage colony-stimulating factor(顆粒球単球コロニー刺激因子)。

在宅酸素療法に導入し，さらなる増悪がないかどうかを経過観察する。③軽度の労作や安静時にも呼吸困難があったり酸素吸入が必要であったりする場合，全肺洗浄を考慮する。

■全肺洗浄

aPAP(原著では「原発性」)では，1960年代早期から全肺洗浄が行われてきており，現在も標準的治療である[2)]。全肺洗浄は，①全身麻酔下で，②37℃加温生理食塩水を洗浄液として，③胸部タッピングを併用し，④ダブルルーメン挿管チューブを用いて片肺ずつの洗浄を繰り返す。低酸素血症が高度である場合は，体外式人工肺を用いながら行うこともある。通常1回1〜1.5Lの加温生理食塩水を用いて，洗浄液が透明になるまで10〜20回反復洗浄する。前向き無作為化比較試験は行われていないが，全肺洗浄により臨床的，生理学的，およびX線写真上の改善が得られる。また，気管支鏡による肺葉洗浄が有効であったという報告もあるが，臨床的有効性は明らかではない。

■その他の治療

血漿交換は，血中抗GM-CSF抗体価を下げるが臨床的改善はみられなかった[7)]。一方，抗CD20抗体であるリツキシマブを用いて10例の

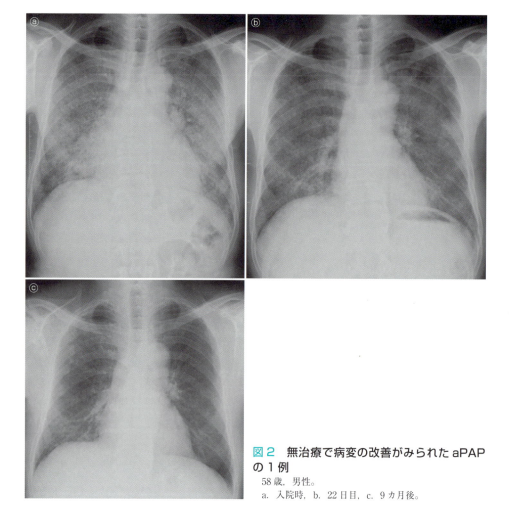

図2　無治療で病変の改善がみられたaPAPの1例
58歳，男性。
a. 入院時，b. 22日目，c. 9カ月後。

aPAP症例を治療したところ，血液ガス，呼吸機能検査，胸部高分解能CT所見が改善した[8]。

GM-CSF補充療法

本項で述べるGM$^{-/-}$マウスやヒトaPAPに見いだされた主要な発見，またGM-CSF補充療法に関する主な知見を表1に示す。本疾患の病因，病態，治療に関する研究はマウスとヒトでほぼ同時期に，補完的に進んできており，最も成功したトランスレーショナルリサーチの1例といってもよい。それぞれの発見，知見の詳細については，各原著論文にあたっていただきたい。

■GM-CSFノックアウトマウスに対するGM-CSF補充療法

「aPAPにみられるサーファクタント代謝の異常」(p. 247)で述べたように，GM$^{-/-}$マウスを作ったところ，ヒトPAP類似の肺病変が見いだされた[3)4)]。GM$^{-/-}$マウスに対して，GM-CSF吸入[9]，ダブルトランスジェニックマウスによる肺特異的GM-CSF遺伝子発現[10]，あるいはアデノウイルスを用いた肺特異的GM-CSF遺伝子発現[11]を行ったところ，いずれも肺病変の改善がみられた。これらの結果から，GM$^{-/-}$マウスにみられたヒトPAP様病変は，GM-CSF補充療法により治療できることが明らかになった。

表1 PAPと治療に関する主要知見

著者	発表年	主要知見	文献
Dranoff ら, Stanley ら	1994	GM$^{-/-}$マウスにPAP様肺病変を発見	3, 4
Reed ら	1999	GM$^{-/-}$マウスにGM-CSF吸入が有効	9
Huffman ら	1996	GM$^{-/-}$マウスにダブルトランスジェニックマウスによる肺特異的GM-CSF遺伝子発現が有効	10
Zsengeller ら	1998	GM$^{-/-}$マウスにアデノウイルスを用いた肺特異的GM-CSF遺伝子発現が有効	11
Kitamura ら	1999	ヒト特発性PAPの肺胞洗浄液および血清中に抗GM-CSF自己抗体を発見	5
Seymour ら	2001	ヒトaPAPにGM-CSF皮下注射が有効	12
Tazawa ら	2010	ヒトaPAPにGM-CSF吸入療法が有効	15
中田ら	進行中	ヒトaPAPに酵母由来組換えGM-CSF吸入の多施設共同医師主導RCT治験	

GM$^{-/-}$マウス:GM-CSFノックアウト,PAP:pulmonary alveolar proteinosis,GM-CSF:granulocyte macrophage-colony stimulating factor,aPAP:autoimmune PAP.

表2 aPAPに対するGM-CSF治療に関する主要文献

著者	発表年	症例数	主要所見	文献
Seymour ら	2002	14	毎日5μg/体重kgのGM-CSFを6〜12週間皮下注射。5名は平均A-aDO$_2$ 23.2Torr改善 改善しなかった症例のうち4名は,20μg/kgに増量したところ改善	12
Venkateshiah ら	2006	25	連日GM-CSF250μg皮下注射で開始,1月ごとに5→9μg/kgと増量し12カ月間治療 25名中12名に臨床的改善	13
Tazawa ら	2010	50	12週間改善がない35例に休薬日を含め250または125μgを12週吸入,52週観察 24例(62%)が改善(AaDO$_2$ 10Torr以上低下)	15
Tazawa ら	2014	35	GM-CSF吸入治療を終えた35例を30週間観察 追加治療が必要だった23例は治療前の%VCが高値	16

GM-CSF:granulocyte macrophage-colony stimulating factor.

■ヒトaPAPに対するGM-CSF補充療法(表2)

●GM-CSF皮下注療法

ヒトaPAPでは,1995年からGM-CSFを用いた臨床治験が試みられてきている。1995〜1998年にかけて行われたSeymourらによる初めての臨床研究では,14症例を対象にGM-CSF 5μg/kgを6〜12週間毎日皮下注射した。14名中5名は,平均AaDO$_2$が23.2Torr改善した。改善しなかった9例のうち4名は,20μg/kgに増量したところ改善した。残りの5名は高用量GM-CSFでも改善しなかった[12]。また,VenkateshiahらによるGM研究では,25名の成人発症PAPに対して,GM-CSF250μg連日皮下注射で治療を開始し,以降1カ月ごとに5μg/kg,9μg/kgと増量した。効果が不十分な場合には18μg/kgまでGM-CSFを増量し,12カ月間治療を継続した。この治療により25名中12名に臨床的改善がみられた[13]。

●本邦におけるGM-CSF吸入療法

本邦では,まず3例のaPAPを対象に,GM-CSF125μgを生理食塩水2mlに溶解して1日2回吸入する治療を試みた[14]。1週間吸入と1週間休薬するコースを12回施行したところ,3例ともAaDO$_2$が10Torr以上改善した。これに引き続き第Ⅱ相試験では,12週間の観察期間中不変または増悪がみられた39例を対象に,250μg/日吸入8日間と休薬6日間を6回行う導入治療に続いて,125μg/日吸入4日間と休薬10日間を6回追加する維持療法を行った[15]。本試験では35例が治療を完遂し,このうち24例でAaDO$_2$が

10Torr以上改善した（奏効率62％）。呼吸困難感，胸部CT所見，血清マーカーなどについても，治療前後で改善がみられた。治療経過中に，肺炎と結核性リンパ節炎の合併がみられたが，それぞれに対する治療により軽快した。重篤な有害事象はなかった。さらに，GM-CSF吸入治療を終えた35例を30週間観察したところ，治療前の％VCがGM-CSF治療の予後予測因子となることが示された[16]。

● 現在進行中のGM-CSF吸入療法研究

ヒトGM-CSF製剤は，現在国内では生産されておらず未承認薬のままである。そこでまず，CHO細胞および酵母由来のGM-CSF製剤を開発し，薬理学的特性と哺乳動物を用いた吸入毒性試験の方法を検討した（「肺胞蛋白症の吸入治療のための新規GM-CSF製剤の非臨床試験」，24〜26年度厚生労働省医療技術実用化研究事業，代表・田澤立之）。これによれば，CHO細胞，酵母，および大腸菌由来GM-CSFの3製剤は，薬理学的にほぼ同等の作用を示した。また，ネブライザーを用いてカニクイザルに単回投与したところ，血中GM-CSF濃度の推移が測定できた。さらに，スプレーを用いた長期反復投与でも，サルの一般状態は変わらなかった。この結果を受け，2015年5月からサルに対する慢性吸入毒性試験が開始された。

これと平行して，多施設共同偽薬対照医師主導治験が進行している（「自己免疫性肺胞蛋白症に対する酵母由来組換えGM-CSF吸入の多施設共同医師主導治験」，27〜30年度日本医療研究開発機構難治性疾患実用化研究事業，代表・中田光）。本研究では，PaO_2＜70TorrのaPAP60例を対象に，無作為化比較試験を行う。同時に付随研究として，治験初期に健常者9名に対して3薬用量のGM-CSFを単回投与し，血中濃度の薬物動態調査を行う。治験が順調に進めば，2018年4月以降に治験のデータを医薬品医療機器総合機構（Pharmaceutical and Medical Devices Angency：PMDA）に提出し薬事申請を行う予定である。

おわりに

GM-CSF治療は，患者に対する負担，有効性（欧米の皮下注治療では40〜50％，本邦の治験では60％の奏功率）などから極めて有望な治療である。GM-CSFの最適な投与経路，投与量，投与間隔，投与期間，さらに有効例と無効例の差異などが明らかになれば，本療法が全肺洗浄と並ぶ，本疾患に対するもう一つの標準的治療になると期待される。

利益相反なし。

● 文献

1) Inoue Y, Trapnell BC, Tazawa R, et al. Characteristics of a large cohort of patients with autoimmune pulmonary alveolar proteinosis in Japan. Am J Respir Crit Care Med 2008；177：752-62.
2) Seymour JF, Presneill JJ. Pulmonary alveolar proteinosis：progress in the first 44 years. Am J Respir Crit Care Med 2002；166：215-35.
3) Dranoff G, Crawford AD, Sadelain M, et al. Involvement of granulocyte-macrophage colony-stimulating factor in pulmonary homeostasis. Science 1994；264：713-6.
4) Stanley E, Lieschke GJ, Grail D, et al. Granulocyte/macrophage colony-stimulating factor-deficient mice show no major perturbation of hematopoiesis but develop a characteristic pulmonary pathology. Proc Natl Acad Sci U S A 1994；91：5592-6.
5) Kitamura T, Tanaka N, Watanabe J, et al. Idiopathic pulmonary alveolar proteinosis as an autoimmune disease with neutralizing antibody against granulocyte/macrophage colony-stimulating factor. J Exp Med 1999；190：875-80.
6) Trapnell BC, Whitsett JA, Nakata K. Pulmonary alveolar proteinosis. N Eng J Med 2003；349：2527-39.
7) Luisetti M, Rodi G, Perotti C, et al. Plasmapheresis for treatment of pulmonary alveolar proteinosis. Eur Respir J 2009；33：1220-2.
8) Kavuru MS, Malur A, Marshall I, et al. An open-label trial of rituximab therapy in pulmonary alveolar proteinosis. Eur Respir J 2011；38：1361-7.
9) Reed JA, Ikegami M, Cianciolo ER, et al. Aerosolized GM-CSF ameliorates pulmonary alveolar proteinosis in GM-CSF-deficient mice. Am J Physiol 1999；276：L556-63.
10) Huffman JA, Hull WM, Dranoff G, et al. Pulmonary epithelial cell expression of GM-CSF corrects the alveolar proteinosis in GM-CSF-deficient mice. J Clin Invest 1996；97：649-55.
11) Zsengeller ZK, Reed JA, Bachurski CJ, et al. Adenovirus-

mediated granulocyte-macrophage colony-stimulating factor improves lung pathology of pulmonary alveolar proteinosis in granulocyte-macrophage colony-stimulating factor-deficient mice. Hum Gene Ther 1998 ; 9 : 2101-9.
12) Seymour JF, Presneill JJ, Schoch OD, et al. Therapeutic efficacy of granulocyte-macrophage colony-stimulating factor in patients with idiopathic acquired alveolar proteinosis. Am J Respir Crit Care Med 2001 ; 163 : 524-31.
13) Venkateshiah SB, Yan TD, Bonfield TL, et al. An open-label trial of granulocyte macrophage colony stimulating factor therapy for moderate symptomatic pulmonary alveolar proteinosis. Chest 2006 ; 130 : 227-37.
14) Tazawa R, Hamano E, Arai T, et al. Granulocyte-macrophage colony-stimulating factor and lung immunity in pulmonary alveolar proteinosis. Am J Respir Crit Care Med 2005 ; 171 : 1142-9.
15) Tazawa R, Trapnell BC, Inoue Y, et al. Inhaled granulocyte/macrophage-colony stimulating factor as therapy for pulmonary alveolar proteinosis. Am J Respir Crit Care Med 2010 ; 181 : 1345-54.
16) Tazawa R, Inoue Y, Arai T, et al. Duration of benefit in patients with autoimmune pulmonary alveolar proteinosis after inhaled granulocyte-macrophage colony-stimulating factor therapy. Chest 2014 ; 145 : 729-37.

索引

数字・英文

2-ピリドン系薬　17

A〜G

AA139　20
ABCアプローチ　121，143
ACHN-975　20
ACOS　120
acute interstitial pneumonia（AIP）　150，166，169
AM-1977　17
ARDS　233，234，235，236，237，238
ASP2397　18
Aspergillus nodule　46
atovaquone（ATV）　51
AZD-0914　18
β_2アドレナリン受容体　85
β-D-グルカン　45
bronchiolitis obliterans organizing pneumonia（BOOP）　153
CA824　15
CD101　19
chronic fibrosing pulmonary aspergillosis（CFPA）　46
COPD　83，137
COPD増悪　142
CRE　15
cryptogenic organizing pneumonia（COP）　150
CTEPH　192，195，197
DAD　233
D-dimer　212
deep vein thrombosis（DVT）　212
de-escalation　9
definitive therapy　4
desquamative interstitial pneumonia（DIP）　151
DOTS　26
dry powder inhaler（DPI）製剤　76
empiric therapy　4
ESBL産生株　6
F901318　19
FPI-1465　17
GM-CSF補充療法　248
GPA　229
GSK-2140944　18

H〜N

heparin-incuded thrombo cytopenia（HIT）　214
HMGB-1　238
hospital-acquired pneumonia（HAP）　9
ICS　119
ICS/LABA　134
ICS/LABA配合薬　134
idiopathic interstitial pneumonias（IIPs）　152
idiopathic pulmonary fibrosis（IPF）　150
IgE受容体　102
INLIGHT-2試験　134
IPFの急性増悪　166，169
LABA　119，133
LAMA　119
LAMA/LABA配合薬　126，130
leukotriene receptor antagonist（LTRA）　89
loading dose　44
long acting β_2 agonist（LABA）　82
lymphoid interstitial pneumonia（LIP）　151
M_2蛋白阻害薬　55
MABA　128
methicillin resistant *Staphylococcus aureus*（MRSA）　10
MILES試験　241
MLSTS試験　242
mPSL　110
mTORC1　240
mTORC2　240
MTX　228
Mycobacterium avium　37
Mycobacterium kansasii　40
nonspecific interstitial pneumonia（NSIP）　150
novel oral anticoagulants（NOACs）　213，216
NPPV　112
N-アセチルシステイン　139

O〜W

OP0595　16
OTEMTO試験　132
PAH　192，194，197
pentamidine（PM）　51
pleuroparenchymal fibroelastosis（PPFE）　151
Pneumocystis pneumonia（PCP）　50
PPFE　162
pressurized metered-dose inhaler（pMDI）製剤　76
pulmonary embolism severity index（PESI）　213
PVOD/PCH　192，195，197
radiation recall reaction　188
respiratory bronchiolitis-interstitial lung disease（RB-ILD）　150
RNAポリメラーゼ阻害薬　56
RSウイルス　61
S-649266　16
SABA　109，118
SCY-078　19
SHINE試験　130
sideromycin　16
SMART療法　78
SPARK試験　131
ST合剤　52
subacute invasive aspergillosis（SAIA）　46
sulfamethoxazole（SMX）/trimethoprim（ST合剤）　50
TD-1607　20
TDM　44
Th2サイトカイン阻害薬　92
therapeutic use exemptions（TUE）　100
TNF阻害薬　41
TONADE1+2試験　132
tPA　222
*TSC1*遺伝子　240
*TSC2*遺伝子　240
TXA_2合成酵素阻害薬　93
TypeⅢ毒素分泌機構阻害薬　20

UPLIFT試験　124
VIVACITO試験　132
VXc-486　17
Wells score　212

和文

あ〜お

アクリジニウム　126
アスリート喘息　100
アセチルコリン　122
アゾール耐性株　48
アゾール系　44
アド・オン　116
アトバコン　51
アピキサバン　216
アムホテリシンB　43
アムホテリシンBリポソーム製剤　44
アレルギー性気管支肺アスペルギルス症　45
アレルギー性鼻炎合併症例　91
アンブロキソール　139
遺伝子検査　32
イトラコナゾール　44
インターフェロン　104
インターフェロンγ遊離試験　27
インダカテロール　134
院内肺炎　9
インフルエンザ　54
ウイルス　104
ウイルス感染症　146
右室機能障害　221
ウメクリジニウム　126
ウメクリジニウム/ビランテロール配合薬　131
ウロキナーゼ　222
上乗せ効果　117
運動誘発性喘息　91
エタンブトール　38
エドキサバン　216
エルゴステロール　43
オセルタミビル　55
オマリズマブ　102

か〜こ

加圧式定量噴霧式吸入器製剤　76
カスポファンギン　44
過敏性肺炎　182
カルシニューリン阻害薬　180
カルバペネム耐性腸内細菌科細菌　15
カルボシステイン　139
寛解維持治療　230
寛解導入療法　229
癌患者　222
ガンシクロビル　65
関節リウマチ　41
管理目標　116
気管支拡張薬　122, 143, 144
気管挿管　111
気道リモデリング　78
キャンディン系　44
急性間質性肺炎　150, 162
急性肺塞栓症　220
吸入ステロイド薬　76
急性間質性肺炎　166
去痰薬　138
筋症状を欠くDM　178
空気感染　22
クラリスロマイシン　38
グリコピロニウム　125
グリコピロニウム/インダカテロール配合薬　130
クリプトコックスグルクロノキシロマンナン　48
クレンブテロール　99
経口β2刺激薬　98
結核　22
結核菌　22
血栓溶解療法薬　220
減感作療法　39
検査の質の管理　33
抗GM-CSF自己抗体　246
抗IgE抗体　102
抗IL-5抗体　105
抗MDA5抗体　178
抗アミノアシルtRNA合成酵素抗体　178
抗インフルエンザ薬　54
抗凝固療法　237

抗菌薬　145, 147
抗結核薬　23
抗原回避　185
抗真菌薬　43
抗真菌薬の併用療法　46
抗線維化薬　153, 170, 174
好中球エラスターゼ　236
抗トポイソメラーゼI抗体　178
呼吸困難　71
呼吸細気管支炎を伴う間質性肺炎　150, 160

さ〜そ

サーファクタント　246
細菌性肺炎　3
最重症持続型　71
サイトメガロウイルス　61
再燃症状軽減型　183
細胞性免疫不全　48
ザナミビル　56
サルコイドーシス　226, 228, 231
シクロスポリン　165
視神経炎　39
市中肺炎　2
指定難病　192, 197
照射想起反応　188
上葉優位型肺線維症　155
シロリムス　240
新規経口抗凝固薬　213
人工呼吸器　111
侵襲性肺アスペルギルス症　45
迅速診断キット　62
診断の目安　69
深部静脈血栓症　212
ステップアップ　69
ステップダウン　69
ステロイド　234
ステロイド薬　144, 227
ストレプトキナーゼ　220
スルファメトキサゾール/トリメトプリム　50
生物学的製剤　41
潜在性結核感染症　27
潜在性発症型　183
全身性硬化症　176
喘息　83

喘息長期管理の進め方　73
喘息治療ステップ　71
喘息の発作治療ステップ　74
喘息発作の強度　73
「喘息予防・管理ガイドライン
　　2015」(JGL2015)　68
全肺洗浄　247
増悪　103

た〜と
退院基準　26
タクロリムス　165
多剤耐性結核　30
多臓器不全　234, 238
多発血管炎性肉芽腫症　228, 231
多発性筋炎　176
短時間作用性β₂刺激薬　87, 109
単純性肺アスペルギローマ　45
チオトロピウム　124
チオトロピウム/オロダテロール配
　合薬　131
中枢気道　79
長期管理　69
長期管理のアルゴリズム　70
長時間作用性β₂刺激薬　82
長時間作用性吸入β₂刺激薬　76
治療ステップ　69
ツロブテロール　99
テオフィリン　95, 97, 137
テオフィリン血中濃度　96
デラマニド　31
ドゥピルマブ　106
特発性間質性肺炎　150, 164
特発性器質化肺炎　150, 161
特発性肺線維症　150, 158, 164,
　　167, 170
特発性非特異性間質性肺炎　160
特発性リンパ球性間質性肺炎　162
ドライパウダー吸入器製剤　76
鳥関連過敏性肺炎　183

な〜の
夏型過敏性肺炎　183
難治性喘息　71
難治例への対応　72
入院基準　26
乳児喘息　97
ニューモシスチス肺炎　50
ニンテダニブ　153, 170, 172
ノイラミニダーゼ阻害薬　55
農夫肺　183

は〜ほ
肺MAC症　36
肺アスペルギルス症　45
肺クリプトコックス症　48
肺血管拡張薬　205
肺血栓塞栓症　212
肺高血圧症　205
肺高血圧症重症度分類　197
肺高血圧症臨床分類　194
肺サルコイドーシス　227
肺静脈閉塞症/肺毛細血管腫症
　192
肺塞栓症重症度スコア　213
肺動脈性肺高血圧症　192, 194
剥離性間質性肺炎　151, 161
パリビズマブ　64
バルガンシクロビル　65
「反応良好」の判定基準　73
非結核性抗酸菌　36
非侵襲的陽圧換気療法　112
非定型肺炎　3
非特異性間質性肺炎　150, 166,
　　167
ヒトメタニューモウイルス　61
ヒドロコルチゾン　112
皮膚筋炎　176
びまん性肺疾患　150
ピリミジン系　45
ピルフェニドン　153, 170, 171
ファビピラビル　56
フォンダパリヌクス　215
ブデゾニド/ホルモテロール配合薬
　134
フルコナゾール　44
フルシトシン　45
フルチカゾン/サルメテロール配合
　薬　134
フルチカゾンフランカルボン酸/ビ
　ランテロール配合薬　134
プロカテロール　99

ブロスミック®NTM　40
分類不能型(unclassifiable)IIPs
　151
分類不能型間質性肺炎　159, 169
分類不能型特発性間質性肺炎　162
平均粒子径　79
ペニシリン耐性肺炎球菌　5
ヘパリン　212, 213, 221
ヘパリン依存性血小板減少症　214
ペラミビル　56
ペンタミジン　51
放射性肺炎　182
発作強度　73, 108
発作治療ステップ　73, 109
発作治療のアルゴリズム　75
ポリエン系　43
ボリコナゾール　44
ポリミキシンB誘導体　15
ホルモテロール　134

ま〜も
マクロライド　120, 139
マクロライド耐性マイコプラズマ
　5
マクロロン　21
末梢気道　79
慢性壊死性肺アスペルギルス症　46
慢性空洞性肺アスペルギルス症　46
慢性血栓塞栓性肺高血圧症　192
慢性進行性肺アスペルギルス症　46
慢性肺アスペルギルス症　45
慢性排菌　34
慢性閉塞性肺疾患　137
ミカファンギン　44
ミコフェノール酸モフェチル　180
未治療患者　70
未分画ヘパリン　214
ムスカリン受容体　123
迷走神経　122
メチシリン耐性黄色ブドウ球菌　10
メチルプレドニゾロン　110
メポリズマブ　105
モンテプラーゼ　222

や〜わ
薬剤感受性検査　32

255

薬剤性間質性肺炎　182
薬剤リンパ球刺激試験　187
薬価　81
ラニナミビル　56
リコンビナントトロンボモジュリン
　　238
リバーロキサバン　216
リファンピシン　38
リモデリング　103
良好なコントロール　69
リンパ球性間質性肺炎　151
リンパ脈管筋腫症　240
レブリキスマブ　106
ロイコトリエン受容体拮抗薬　89
ワルファリン　215

呼吸器疾患―最新の薬物療法―
2. 感染症・免疫アレルギー・びまん性肺疾患ほか　〈検印省略〉

2017年1月6日　第1版第1刷発行
定　価（本体6,900円＋税）

編　集　川名明彦，江口研二
編集協力　副島研造，関　順彦
発行者　今井　良
発行所　克誠堂出版株式会社
　　　　〒113-0033　東京都文京区本郷3-23-5-202
　　　　電話　03-3811-0995　　振替　00180-0-196804
　　　　URL　http://www.kokuseido.co.jp/

印刷・製本：株式会社シナノパブリッシングプレス

ISBN 978-4-7719-0473-6 C3047　￥6,900E
Printed in Japan ©Akihiko Kawana, Kenji Eguchi, 2017

● 本書の複製権・翻訳権・上映権・譲渡権・公衆送信権（送信可能化権を含む）は克誠堂出版株式会社が保有します。
● 本書を無断で複製する行為（複写，スキャン，デジタルデータ化など）は，「私的使用のための複製」など著作権法上の限られた例外を除き禁じられています。大学，病院，診療所，企業などにおいて，業務上使用する目的（診療，研究活動を含む）で上記の行為を行うことは，その使用範囲が内部的であっても，私的使用には該当せず，違法です。また私的使用に該当する場合であっても，代行業者等の第三者に依頼して上記の行為を行うことは違法となります。
● [JCOPY]〈（社）出版者著作権管理機構　委託出版物〉
本書の無断複写は著作権法上での例外を除き禁じられています。複写される場合は，そのつど事前に（社）出版者著作権管理機構（電話 03-3513-6969, Fax 03-3513-6979, e-mail：info@jcopy.or.jp）の許諾を得てください。